# PILATES NA REABILITAÇÃO

# PILATES NA REABILITAÇÃO

## GUIA PARA RECUPERAÇÃO DE LESÕES E OTIMIZAÇÃO DE FUNÇÕES

Samantha Wood

Prefácio de Rael Isacowitz

Título original em inglês: *Pilates for Rehabilitation – Recover from Injury and Optimize Function.*
*Copyright* © 2019 by Samantha Wood. Todos os direitos reservados.
Publicado mediante acordo com Human Kinetics.

Produção editorial: Retroflexo Serviços Editoriais

Tradução: Douglas Arthur Omena Futuro
          Médico Ortopedista pela Universidade Gama Filho

Revisão de tradução e revisão de prova: Departamento editorial da Editora Manole
Projeto gráfico: Departamento editorial da Editora Manole
Diagramação: R G Passo
Ilustrações e fotografias do miolo: © Human Kinetics
Adaptação da capa para a edição brasileira: Departamento de arte da Editora Manole
Imagem da capa: © Human Kinetics

CIP-BRASIL. CATALOGAÇÃO NA PUBLICAÇÃO
SINDICATO NACIONAL DOS EDITORES DE LIVROS, RJ

W853p

    Wood, Samantha
    Pilates na reabilitação : guia para recuperação de lesões e otimização das funções / Samantha Wood ; tradução Douglas Arthur Omena Futuro. - 1. ed. - Santana de Parnaíba [SP] : Manole, 2022.

    Tradução de: Pilates for rehabilitation : recover from injury and optimize function
    ISBN 9786555766486

    1. Medicina de reabilitação. 2. Fisioterapia. 3. Pilates, Método. I. Futuro, Douglas Arthur Omena. II. Título.

21-74718                             CDD: 613.7192
                                    CDU: 615.825

Meri Gleice Rodrigues de Souza - Bibliotecária - CRB-7/6439

Todos os direitos reservados.
Nenhuma parte desta obra poderá ser reproduzida, por qualquer processo,
sem a permissão expressa dos editores.
É proibida a reprodução por fotocópia.

A Editora Manole é filiada à ABDR – Associação Brasileira de Direitos Reprográficos.

Edição brasileira – 2022

Direitos em língua portuguesa adquiridos pela:
Editora Manole Ltda.
Alameda América, 876
Tamboré – Santana de Parnaíba – SP – Brasil
CEP: 06543-315
Fone: (11) 4196-6000
www.manole.com.br | https://atendimento.manole.com.br/

Impresso no Brasil
*Printed in Brazil*

# Dedicatória

Dedico este livro à minha mãe, Joni Gray. Ela sempre acreditou que você pode fazer qualquer coisa, basta apenas focar sua mente nisso. Ela era um exemplo vivo de coragem, força e amor. Sempre minha maior fã, ela estava muito animada para dizer a todos que sua filha estava escrevendo um livro! Parte meu coração o fato de ela não estar aqui para ver o produto acabado. Espero que ela esteja olhando para mim com orgulho.

Também gostaria de dedicar este livro a Rael Isacowitz – meu professor, meu mentor e, mais importante, meu amigo. Sem seus ensinamentos, incentivo e apoio contínuo, este livro nunca teria acontecido. A dedicação de Rael ao método Pilates e o generoso compartilhamento de seu conhecimento e experiência por meio de seus cursos e livros é uma verdadeira inspiração. Por sua gentileza ao me permitir incluir seus exercícios originais e palavras eloquentes em minha prática e neste livro, sou eternamente grata. Foi uma honra estudar e trabalhar ao lado dele. Estou ansiosa para continuar nossa jornada.

Durante o processo de edição desta obra, foram tomados todos os cuidados para assegurar a publicação de informações técnicas, precisas e atualizadas conforme lei, normas e regras de órgãos de classe aplicáveis à matéria, incluindo códigos de ética, bem como sobre práticas geralmente aceitas pela comunidade acadêmica e/ou técnica, segundo a experiência do autor da obra, pesquisa científica e dados existentes até a data da publicação. As linhas de pesquisa ou de argumentação do autor, assim como suas opiniões, não são necessariamente as da Editora, de modo que esta não pode ser responsabilizada por quaisquer erros ou omissões desta obra que sirvam de apoio à prática profissional do leitor.

Do mesmo modo, foram empregados todos os esforços para garantir a proteção dos direitos de autor envolvidos na obra, inclusive quanto às obras de terceiros, imagens e ilustrações aqui reproduzidas. Caso algum autor se sinta prejudicado, favor entrar em contato com a Editora.

Finalmente, cabe orientar o leitor que a citação de passagens da obra com o objetivo de debate ou exemplificação ou ainda a reprodução de pequenos trechos da obra para uso privado, sem intuito comercial e desde que não prejudique a normal exploração da obra, são, por um lado, permitidas pela Lei de Direitos Autorais, art. 46, incisos II e III. Por outro, a mesma Lei de Direitos Autorais, no art. 29, incisos I, VI e VII, proíbe a reprodução parcial ou integral desta obra, sem prévia autorização, para uso coletivo, bem como o compartilhamento indiscriminado de cópias não autorizadas, inclusive em grupos de grande audiência em redes sociais e aplicativos de mensagens instantâneas. Essa prática prejudica a normal exploração da obra pelo seu autor, ameaçando a edição técnica e universitária de livros científicos e didáticos e a produção de novas obras de qualquer autor.

Editora Manole

# Sumário

Sobre a autora .................................................................................................................... ix
Prefácio ............................................................................................................................... xi
Agradecimentos ................................................................................................................ xv
Introdução .......................................................................................................................... xvii

## PARTE I
## CASOS DE PILATES

**1** A ciência por trás do Pilates para reabilitação ................................................... 3
   Estudos recentes que mostram como o Pilates pode ser uma ferramenta eficaz para a reabilitação de lesões

**2** Princípios orientadores do Pilates ........................................................................ 16
   A base do Pilates como uma forma única de condicionamento para a mente e o corpo

**3** Integrar Pilates à reabilitação ................................................................................ 25
   Guia para pacientes desde os primeiros estágios da fisioterapia até o condicionamento em longo prazo, otimizando o alinhamento e criando padrões de movimento corretos com o Pilates

**4** Metodologia e equipamentos necessários para uma prática efetiva ......... 40
   Como a combinação de métodos de Pilates, conceitos terapêuticos e uso de uma variedade de opções de equipamentos leva ao máximo potencial de movimento

## PARTE II
## EXERCÍCIOS

**5** Exercícios no *mat* ..................................................................................................... 61
   Exercícios fundamentais no *mat* com técnica e alinhamento adequados

**6** Exercícios no Reformer ............................................................................................ 95
   Variedade de movimentos para fortalecer e alongar

**7** Exercícios no Cadillac .............................................................................................. 189
   O corpo em vários planos de movimento com o Cadillac

**8** Exercícios na Wunda Chair ............................................................................................ 223
Exercícios na versátil Wunda Chair para melhorar o equilíbrio e a propriocepção no movimento funcional

## PARTE III
## PILATES PARA LESÕES E PATOLOGIAS COMUNS

**9** As partes cervical e torácica da coluna .................................................................. 255
Reabilitação de lesões cervicais e alívio da dor cervical com exercícios que enfatizam a boa postura e o alongamento muscular

**10** A parte lombar da coluna .......................................................................................... 268
Redução da alta incidência de dor lombar e deficiência decorrentes de condições como osteoartrite e dor ciática

**11** O ombro .......................................................................................................................... 284
Estabilidade escapular e coordenação muscular para ombros fortes e saudáveis

**12** O quadril ........................................................................................................................ 294
A mobilidade e a força da articulação do quadril com movimentos multiplanares e de cadeias aberta e fechada

**13** O joelho .......................................................................................................................... 307
A estabilidade dinâmica e o controle por meio de treinamento funcional e neuromuscular

**14** O pé e o tornozelo ....................................................................................................... 323
A estabilidade, o controle e a força na reabilitação de entorses, tendinopatias e condições crônicas, como a fascite plantar

Referências bibliográficas ..................................................................................................... 333

Índice remissivo ....................................................................................................................... 337

# Sobre a autora

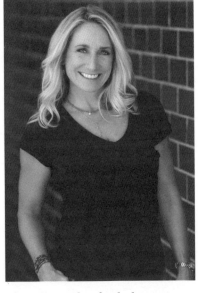

**Samantha Wood, MPT, MBA, PMA-CPT, RYT**, é fisioterapeuta licenciada, instrutora de Pilates certificada pela Pilates Method Alliance, professora certificada pela Yoga Alliance e membro associado do corpo docente da BASI Pilates. Ela é membro da American Physical Therapy Association (APTA) desde 1997 e da Pilates Method Alliance (PMA) e Yoga Alliance desde 2010. É proprietária do The Cypress Center em Pacific Palisades, Califórnia, onde ela e sua equipe integram Pilates à fisioterapia para pessoas de todas as idades e habilidades. Sua experiência clínica inclui reabilitação baseada em Pilates, ioga, ortopedia, fisioterapia esportiva e reabilitação funcional.

Wood recebeu seu diploma de bacharel em ciências do exercício pela University of Southern California (USC) em 1991, onde trabalhou como instrutora esportiva com atletas de todos os esportes, especializando-se em vôlei, futebol americano e atletismo. Após a formatura, trabalhou como instrutora de *fitness* para o Golden Door Spa a bordo dos cruzeiros da Cunard. Dois anos depois, ela obteve o mestrado em fisioterapia (MPT) pela Western University of Health Sciences. Também possui MBA pela USC. Já trabalhou com muitas celebridades e atletas profissionais. Quando trabalhou na HealthSouth no Arizona, era fisioterapeuta dos Phoenix Suns, Phoenix Coyotes, Phoenix Mercury e Arizona Rattlers. Em 2010, foi selecionada como fisioterapeuta para o EAS Unstoppable Tour, onde suas responsabilidades incluíam manter o atleta de elite Sam Tickle em condição física superior enquanto completava sua jornada de 30 esportes, 30 cidades e 30 dias.

Wood começou seus estudos de Pilates em 2001 com Rael Isacowitz e participou de muitos de seus cursos avançados, incluindo os prestigiosos programas *mentor* e *master*. Ela criou e ministra dois cursos de educação avançada para BASI Pilates: *Pilates for Injuries and Pathologies* (para professores de Pilates) e *Pilates: Integration into Therapeutic*

*Practice* (para profissionais de reabilitação). Ela vem apresentando esses cursos, além de oferecer outros *workshops* e palestras em conferências de Pilates em todo o mundo, desde 2010.

Wood foi destaque na coluna "Ask the Expert", na revista *Pilates Style*, e escreveu e serviu de modelo para um artigo intitulado "Check In to (Injury) Rehab". Ela também escreveu um artigo sobre a integração do Pilates em uma prática de fisioterapia para a revista *Advance for Physical Therapists*.

# Prefácio

Comecei a investigar o Pilates no final dos anos 1970. Não posso dizer que me tornei imediatamente um devoto do sistema; o que não aconteceu por vários anos. Entretanto, vi de imediato um enorme valor no método Pilates. Desde cedo estive envolvido em atividades esportivas e de movimento. Essas incluíam natação competitiva, prática de ioga e estudo de dança. Sempre tive um profundo amor pela natureza e as atividades ao ar livre; então *surf*, *windsurf*, *mountain bike*, esqui, *snowboard* e, mais recentemente, *kiteboarding* e *stand up paddle* são estimados em meu coração. Meu bacharelado foi em educação física (Wingate Institute, Israel) com forte ênfase em fisiologia do exercício e biomecânica. Posteriormente passei a fazer parte do corpo docente do Wingate por vários anos. Tinha um forte fascínio pela ciência do movimento humano, o que foi o impulso dos meus estudos. Entretanto, tornei-me cada vez mais atraído pela dança e pela arte do movimento. Isso levou a uma longa carreira como dançarino e à conclusão do meu mestrado em estudos de dança (University of Surrey, Inglaterra). Em meados da década de 1980, comecei a reconhecer o valor imenso e único que o Pilates poderia ter para populações diversas. Foi essa diversidade que capturou minha imaginação e, provavelmente, a de muitos outros que testemunharam o crescimento astronômico do Pilates no início do novo milênio.

Mudei-me da Inglaterra para a Austrália em 1989; depois de trabalhar quase exclusivamente com dançarinos, também comecei a acompanhar de perto atletas de alto nível de outras disciplinas. Inevitavelmente, meu caminho se fundiu com fisioterapeutas, médicos, osteopatas, quiropráticos e outros que tratavam dançarinos e atletas. O Pilates tornou-se o ponto de encontro, o denominador comum, o programa abrangente de exercícios que todas essas profissões finalmente desejavam. Foi particularmente com os fisioterapeutas que formei um relacionamento e vínculo de trabalho muito próximos.

Ao chegar aos Estados Unidos em 1991, a convite de um cirurgião ortopédico, esforcei-me para continuar essa abordagem multifacetada e empolgante do bem-estar. Entretanto, testemunhava uma tendência interessante e um tanto perturbadora. Os fisioterapeutas estavam adotando o Pilates e integrando-o a suas práticas. (Com sua crescente popularidade, eles dificilmente poderiam deixar de fazê-lo.) Porém, não estavam adotando o sistema em si. Eles estavam pegando aparelhos selecionados, escolhendo alguns exercícios isolados do vasto repertório e alegando ensinar Pilates. Alguns até declararam que você precisava ser um fisioterapeuta qualificado para estudar e praticar esse tipo "único" de Pilates. Joseph Pilates, o inventor desse método, *não* era fisioterapeuta; nem os professores talentosos de primeira geração com quem tive o prazer e a honra de estudar.

Eu ansiava por colaborar com um fisioterapeuta altamente qualificado e com formação para criar uma ponte de mão dupla entre praticantes de Pilates e fisioterapeutas. Como a popularidade do Pilates continuou a crescer, os praticantes de Pilates precisavam de mais conhecimento sobre lesões e patologias. Eles precisavam de orientação e, ainda, de saber como utilizar as centenas de exercícios e construir programas eficazes para necessidades específicas. Por outro lado, os fisioterapeutas precisavam estudar esse vasto sistema e não apenas selecionar partes do sistema. Esse processo de fragmentação do Pilates resultou na perda do que o tornou tão atraente para fisioterapeutas e médicos em primeiro lugar – sua natureza abrangente.

Tive a sorte de ser apresentado a Samantha (Sam) Wood por minha esposa em meados da década de 1990. Não demorou para descobrir que Sam era altamente inteligente, habilidosa e com excelente formação acadêmica. Porém, o que mais me impressionou desde o início foi a motivação de Sam para estudar Pilates a partir do zero; ela não presumiu que já conhecia Pilates pelo fato de ser fisioterapeuta. O fato de Sam ter passado anos ampliando sua experiência de movimento pelo estudo de ioga nos deu um ponto em comum, e ela podia se relacionar com o que havia se tornado a abordagem BASI (Body Arts and Science International): uma visão holística do Pilates, que integra corpo, mente e espírito – como o Sr. Joseph H. Pilates pretendia. O poder do corpo é finito, mas o poder que existe dentro da mente não tem limites.

Sam e eu discutimos longamente minha visão, que logo se tornou nossa visão compartilhada. Ela não hesitou em mergulhar e completar o treinamento abrangente do BASI, um programa rigoroso e exigente. Ela então passou a trabalhar no programa de formação de professores do BASI. Sam dedicou anos para aperfeiçoar suas habilidades de Pilates, assim como fez com suas habilidades de fisioterapia. A seguir, ela integrou a fisioterapia e o Pilates na mais perfeita união das duas disciplinas que eu testemunhei até hoje. Os resultados falam por si.

Como parte de nossa visão, Sam criou (com minha orientação e contribuição) um curso avançado de estudos intitulado "Lesões e patologias". Sam ministrou esse curso ao redor do mundo com uma resposta esmagadora e aclamação retumbante. Os exercícios apresentados nesse curso são adaptados do vasto conjunto de trabalhos ensinados em nossos programas, que incluem tanto os exercícios clássicos de Pilates como muitas de minhas próprias criações. Sam magistralmente adaptou o repertório, até mesmo o repertório de alto nível, às necessidades das populações selecionadas a que se dirigia.

Então, quando a Human Kinetics, editora de dois de meus livros, *Pilates* e *Pilates Anatomy* [*Anatomia do Pilates*, publicado pela Editora Manole] (coautoria de Karen Clippinger), me procurou em busca de um autor em potencial para um livro de Pilates voltado para o trabalho com lesões e patologias, imediatamente recomendei minha amiga e colega Samantha Wood.

BASI é uma abordagem contemporânea baseada em evidências para um sistema fenomenal que nos foi oferecido por Joseph e Clara Pilates – um método de condicionamento físico e mental que tocou e mudou muitas vidas. Quando perguntamos como funciona, somos tentados a dizer: "Funciona. Não sabemos o porquê e não precisamos saber como; basta fazê-lo, e você verá os resultados!" Entretanto, o fato é que precisamos nos esforçar para entender. Precisamos coletar informações de pesquisas e de terapeutas que trabalham na vanguarda. Precisamos reunir as centenas de anos acumulados de experiência dos profissionais com o conhecimento acadêmico de mentes jovens e brilhantes que estão se formando em universidades de todo o mundo.

O Pilates é um método abrangente com o objetivo final de alcançar o bem-estar. Curiosamente, Joseph Pilates poucas vezes, ou nunca, falava *apenas* de exercício. Os exercícios são veículos em direção ao objetivo final de saúde e harmonia física, mental e espiritual. Ignorar essa visão holística é ignorar os próprios fundamentos e princípios do Pilates. Samantha criou um livro que honra essa visão, integrando seus muitos anos de experiência ao campo da fisioterapia e seu vasto conhecimento da ciência humana. Se você é fisioterapeuta, praticante e/ou entusiasta de Pilates, atleta, ou está simplesmente interessado em aprender como integrar com sucesso o Pilates ao mundo da terapia, sem dúvida, você se beneficiará deste livro importante e profundo.

— Rael Isacowitz

# Agradecimentos

Gostaria de agradecer a todos da equipe de Human Kinetics que me ajudaram com este livro. Um agradecimento especial a Michelle Maloney, minha editora de aquisições, por sua orientação paciente, encorajamento entusiástico e valiosas críticas. Eu não consigo imaginar uma pessoa mais gentil. E agradeço a Ann Gindes, minha editora-gerente, por acreditar neste livro e ajudar a aperfeiçoá-lo durante o processo de edição.

Um grande obrigado aos meus modelos maravilhosos e talentosos, Alonzo Cannon, Ena Kirima, Sheri Long e Jeff Rozic. Suas habilidades, tempo e entusiasmo para fazerem parte deste livro são muito estimados.

Gostaria de expressar meu agradecimento a Kirk Fitzik por seu excelente trabalho fotográfico. Sua vasta experiência em trabalhar com professores de Pilates foi muito valiosa. A sessão de fotos fluiu suavemente graças a seu profissionalismo, perspicácia e sugestões úteis.

Gostaria de agradecer à BASI Pilates International Headquarters por nos permitir usar seu lindo estúdio e os incríveis equipamentos BASI Systems Pilates. A assistência prestada por Stella Hull-Lampkin na coordenação da logística foi muito apreciada.

Também gostaria de agradecer às muitas pessoas que ajudaram a validar e aperfeiçoar os exercícios deste livro: os pacientes que estiveram dispostos a me deixar reabilitar suas lesões com o Pilates, e os professores de Pilates e profissionais de reabilitação que participaram dos meus cursos e *workshops* ao longo dos anos. Foi um privilégio trabalhar e aprender com todos – eles são a inspiração para este livro!

Um agradecimento especial à minha parceira de negócios e amiga, Rachel Clark, por facilitar a minha estadia no nosso centro de bem-estar para trabalhar neste projeto. Sou muito grata por sua paciência, gentileza, apoio e encorajamento. E agradeço sua disposição em compartilhar seu conhecimento e as valiosas sugestões de melhoria que ela proporcionou.

Finalmente, um grande obrigado à minha equipe de suporte em casa que me manteve sã durante todo esse processo: Jeff e Kai. Sou muito grata por sua paciência e amor todos os dias.

# Introdução

Como fisioterapeuta especializada em reabilitação baseada no Pilates, normalmente não trabalho com pacientes cujo objetivo é ficar em forma. Meus pacientes me procuram em virtude de uma lesão ou patologia específica que está limitando suas atividades. No meu centro de bem-estar em Pacific Palisades, Califórnia, integramos o Pilates em tratamentos para pacientes por mais de 16 anos, com excelentes resultados. Testemunhei em primeira mão que o Pilates pode ser uma ferramenta altamente eficaz para fins terapêuticos quando usado de forma adequada, e a pesquisa apoia esses achados. Exercícios e princípios de Pilates podem ajudar os pacientes a se recuperar de lesões e cirurgias, bem como otimizar a função em pacientes que sofrem de condições crônicas. O método Pilates ajuda a controlar a dor e a disfunção experimentadas por muitos pacientes, especialmente quando combinado com fisioterapia tradicional ou outras técnicas de reabilitação.

Por que isso? Pilates não é apenas um processo físico; é uma forma de condicionamento mente-corpo. Eu tenho visto muitos pacientes ao longo dos anos alcançarem um potencial muito maior quando o condicionamento mental é integrado ao aprendizado motor e ao processo de reeducação neuromuscular. Pilates não é simplesmente exercício; é uma abordagem holística para otimizar o movimento humano (Isacowitz, 2014). Pilates é versátil e adaptável, por isso é apropriado para quase qualquer paciente ou cliente. Ele oferece uma solução para indivíduos em todo o espectro de mobilidade e condicionamento físico – desde a mulher de 93 anos com osteoporose e uma artroplastia total do quadril até o atleta profissional com uma reconstrução de LCA. É tão motivador para os homens como para as mulheres, e é seguro para todas as idades quando usado corretamente.

O que é o Pilates? É um método de exercícios baseado no trabalho de um homem chamado Joseph Pilates. Sua filosofia orientadora na criação dos equipamentos e dos movimentos era de que o todo deve ser exercido para alcançar uma boa saúde. Há um grande repertório de movimentos em cada aparelho, desenvolvendo-se do nível fundamental (básico) ao nível elevado. Utilizando molas e polias, que criam resistência progressiva, o equipamento ajuda a produzir contrações musculares concêntricas e excêntricas que simulam a ação muscular funcional. Ao mesmo tempo, os grupos musculares estabilizadores são encorajados a trabalhar isometricamente para manter o posicionamento e alinhamento corretos.

Glenn Withers, fundador do Australian Physiotherapy and Pilates Institute, relata que Joseph Pilates acreditava que as lesões eram causadas por desequilíbrios no corpo e padrões habituais de movimento; quando uma pessoa apresentava uma fraqueza ou área mal alinhada, ocorria uma compensação ou desenvolvimento excessivos de outra área, a fim de alcançar o movimento funcional desejado. Joseph sentiu que era essencial corrigir o desalinhamento e reeducar o corpo para prevenir a recorrência. Mais de 50 anos depois, essa teoria do desequilíbrio muscular é amplamente aceita no campo da fisioterapia (Withers e Bryant, 2011).

Joseph Pilates era claramente um homem à frente de seu tempo. Nascido em Düsseldorf, na Alemanha, em 1883, ele teve raquitismo, asma e febre reumática quando criança. Tentando superar essas doenças, ele adotou vários tipos de condicionamento físico: fisiculturismo, ginástica, mergulho, artes marciais e ioga. Durante a Primeira Guerra Mundial, ele foi internado em um campo de prisioneiros de guerra na Ilha de Man. Enquanto estava lá, ele ensinou e praticou seu programa de condicionamento físico. Foi nesse campo que ele começou a conceber equipamentos para ajudar na reabilitação de deficientes e doentes.

Depois da guerra, Joseph partiu para a América de barco. Na viagem, ele conheceu Clara, que mais tarde se tornou sua esposa. Em 1926, Joseph e Clara Pilates montaram o primeiro estúdio de Pilates em Nova York. Ao longo de sua carreira, Joseph Pilates desenvolveu mais de 600 exercícios para as várias peças de aparelhos que inventou. Ele projetou o equipamento para condicionar o corpo inteiro, usando posições e movimentos que corrigissem o alinhamento e o equilíbrio corporais. Joseph queria que seu método (que ele chamava de *contrologia*) fosse ensinado em todas as escolas, e ele acreditava que a profissão médica deveria abarcar os benefícios físicos e mentais de seu trabalho (Isacowitz, 2014). Infelizmente, ele morreu em 1967 antes de seu método se tornar bem conhecido e amplamente aceito.

Décadas depois, numerosos artigos foram publicados em revistas médicas que defendiam o uso do Pilates na reabilitação. Os dois principais benefícios geralmente mencionados são a melhoria do controle neuromuscular do *core* intrínseco e o aprimoramento do desempenho. Como fisioterapeutas, estamos sempre em busca de um sistema que possa levar os pacientes desde os primeiros estágios da reabilitação até o objetivo de longo prazo de um corpo condicionado e funcionando eficientemente. Pilates é esse sistema! Outros profissionais de reabilitação muitas vezes me perguntam por que eu acredito no método Pilates. O Capítulo 3 apresenta mais detalhes sobre isso, mas resumimos a seguir os pontos fortes do método:

- Pilates concentra-se nos músculos do *core* (também chamados de centro de força).
- Os exercícios de Pilates enfatizam a estabilidade e a mobilidade.
- Pilates inclui exercícios de cadeia cinética fechada e cadeia cinética aberta.
- Exercícios de Pilates trabalham os músculos de forma estática e dinâmica, enfatizando contrações musculares concêntricas e excêntricas.

- Exercícios de Pilates são funcionais.
- Pilates considera importante respirar adequadamente.
- Pilates é uma forma de condicionamento mente-corpo.
- O Pilates é adaptável para muitas populações diferentes de pacientes.
- O equipamento de Pilates é seguro e fácil de usar (com treinamento adequado).
- Pilates é uma escolha de negócio sábia para quem deseja expandir seus serviços de bem-estar.

Se você ainda não é bem versado no método, mas já viu alguns dos exercícios mais clássicos de Pilates realizados, pode duvidar que eles possam ser apropriados para a reabilitação de lesões. De fato, muitos dos exercícios devem ser modificados para fins de reabilitação – em alguns casos extremamente. Minha abordagem com os pacientes é a seguinte: os exercícios são escolhidos e sequenciados com base nas necessidades específicas do paciente, embora tentem manter a abordagem holística do trabalho. Os exercícios não são alterados para acomodar movimentos aos quais a pessoa possa estar acostumada; em vez disso, o indivíduo se adapta a correções e padrões positivos de movimento que são ensinados. O objetivo é alcançar a postura ideal, força funcional e equilíbrio no indivíduo, bem como reabilitar a lesão.

O objetivo deste livro é familiarizar os profissionais de reabilitação ortopédica com a filosofia do Pilates e ensiná-los a utilizar o Pilates como exercício terapêutico com populações específicas de pacientes. Seja o Pilates utilizado com entusiastas do condicionamento físico, atletas de elite, atletas de fim de semana, pessoas que trabalham em escritórios ou a população geriátrica, o Pilates pode beneficiar todos os pacientes e clientes. Sim, ele pode ser utilizado para reabilitar e curar lesões, mas também pode aumentar o nível global de condicionamento físico, melhorar o desempenho e proporcionar treinamento cruzado seguro e eficaz no período fora de temporada esportiva.

A metodologia e abordagem filosófica neste livro, bem como a maioria dos exercícios apresentados, são reunidas a partir do trabalho de Rael Isacowitz e dos cursos de Pilates da Body Arts e Science International (BASI). Eu fiz meu primeiro curso de treinamento de Pilates com Rael em 1999; desde então, completei todos os programas do BASI, incluindo o *Rael's Legacy Program*, que inclui os cursos *Mentor, Master I* e *Master II*. Alguns dos exercícios escolhidos para este livro são baseados no Pilates clássico, mas muitos são exercícios de Rael, que eu modifiquei a fim de adequá-los à reabilitação de lesões.

Na Parte I, é explicada a lógica por trás do Pilates na reabilitação e como ela difere de uma prática tradicional de Pilates. Essa parte revisa os princípios orientadores, examina a doutrina do Pilates e estabelece por que e como o Pilates pode ser uma ferramenta inestimável para o repertório dos profissionais de reabilitação.

A Parte II apresenta os movimentos físicos dos exercícios de Pilates. Existem mais de 600 exercícios apenas no Pilates clássico, por isso escolhi apenas os exercícios que considero mais benéficos para a reabilitação de lesões ortopédicas comuns. Assim, indicações patológicas e contraindicações, foco muscular e considerações biomecânicas e neuromusculares são abordados em relação a cada exercício. Os movimentos são descritos com instruções detalhadas, e as modificações e progressões são apresentadas conforme apropriado.

A Parte III incorpora tudo. São oferecidos programas de exercícios que podem ser utilizados para lesões e patologias específicas. O conteúdo é organizado por região anatômica: partes cervical e torácica da coluna, parte lombar da coluna, ombro, quadril, joelho, pé e tornozelo.

*Pilates na reabilitação* fornece um recurso de Pilates para fisioterapeutas, assistentes de fisioterapia, quiropráticos, treinadores, *personal trainers* e professores de Pilates. Embora eu recomende veementemente investir em uma educação abrangente de Pilates de uma escola respeitável, quando você terminar este livro terá as ferramentas para começar a integrar o Pilates de forma eficaz a planos de tratamento para todos os seus pacientes e clientes.

# PARTE I

## CASOS DE PILATES

# 1
# A ciência por trás do Pilates para reabilitação

Na última década e meia, foi observado um crescimento no corpo da literatura publicada em revistas médicas que defendem o uso do método Pilates como uma forma eficaz de tratamento conservador para a reabilitação de lesões no campo da fisioterapia. Foi demonstrado que o Pilates melhora a força da musculatura do *core* (Emery et al., 2010; Kloubec, 2010), aumenta a força muscular e a flexibilidade geral (Kao et al., 2015; Kloubec, 2010; Campos de Oliveira, Gonçalves de Oliveria e Pires-Oliveria, 2015; Sekendiz et al., 2007; Segal, Hein e Basford, 2004), promove movimentos eficientes (Emery et al., 2010; Herrington e Davies, 2005), melhora a postura e o equilíbrio postural (Alves de Araujo et al., 2012; Emery et al., 2010; Natour et al., 2015; Campos de Oliveira, Gonçalves de Oliveria e Pires-Oliveria, 2015), restaura a função e ajuda a controlar a dor (Campos de Oliveira, Gonçalves de Oliveria e Pires-Oliveria 2015; Rydeard et al., 2006; Wells et al., 2014). Para todos aqueles que buscam evidências científicas, as páginas a seguir resumem alguns dos melhores trabalhos publicados até o momento.

## Pilates para o *core*

Como todo movimento se origina do *centro* ou *core* (falaremos mais sobre isso adiante), este parece um local lógico para começar. A importância da musculatura abdominal mais profunda, o transverso do abdome (TrA), como estabilizador da coluna está bem estabelecida, tanto na literatura como na prática clínica. Em pacientes com lombalgia, muitas vezes observamos um início tardio da atividade muscular do TrA com o movimento dos membros em todas as direções, e essa mudança no controle do TrA ocorre independentemente da patologia específica (Hodges e Richardson, 1996, 1998). Assim, o retreinamento do TrA para aumentar a estabilização da coluna vertebral é um conceito amplamente aceito na reabilitação da dor lombopélvica (Comerford e Mottram, 2001; Hodges e Richardson, 1999). Além do TrA, os outros músculos profundos que se ligam diretamente ao tronco e oferecem estabilização (frequentemente chamados de "sistema muscular local") são os multífidos lombares, o diafragma e os músculos do assoalho pélvico.

Nos últimos anos, observou-se um aumento do foco na abordagem da dor lombar crônica a partir de uma perspectiva de controle motor, em vez de uma perspectiva de força pura. Em 2000, Jull e Richardson publicaram um estudo no *Journal of Manipulative Physiological Therapy* no qual reivindicavam uma nova direção para os exercícios terapêuticos – com base em pesquisas sobre disfunção muscular em pacientes com dor lombar, o que levou a descobertas de deficiências nos músculos profundos do tronco e das costas. Eles apontaram que esses músculos apresentam um papel funcional em melhorar o suporte segmentar e o controle da coluna e que os comprometimentos musculares observados em pacientes com dor na coluna estão no controle motor, não na força. A abordagem inicial desses autores foi a de um exercício específico com foco inicial no retreinamento da cocontração dos músculos profundos ligados à coluna. Seus resultados demonstraram que essa abordagem é eficaz na redução do comprometimento neuromuscular e no controle da dor em pacientes com dor lombar aguda e crônica.

Como podemos ativar esses músculos profundos do tronco? A manobra abdominal *drawing-in* (ADIM) é um exercício fundamental nos programas tradicionais de estabilização da dor lombar. A ADIM frequentemente é utilizada para facilitar a reeducação dos mecanismos de controle neuromuscular fornecidos pelos músculos estabilizadores locais profundos (Richardson, Jull e Hodges, 2004; Urquhart et al., 2005). Foi estabelecido que, durante um padrão de direcionamento interno (*draw-in*) da musculatura abdominal, o músculo multífido se cocontrai com o músculo TrA (Richardson et al., 2002). Um estudo realizado por Hides et al. em 2011 demonstrou a presença de uma contração deficiente do TrA relacionada a uma baixa capacidade de contrair o multífido, enquanto pacientes com uma forte contração do TrA apresentavam 4,5 mais chances de apresentar uma forte contração do multífido. Além disso, estudos com eletromiografia realizados por Sapsford et al. (2001) demonstraram que a atividade muscular abdominal é uma resposta normal ao exercício do assoalho pélvico em indivíduos sem disfunção da musculatura do assoalho pélvico e que exercícios abdominais isométricos submáximos ativam a musculatura do assoalho pélvico. Portanto, a chave para o recrutamento de todos esses músculos parece ser o TrA.

Então, o que tudo isso tem a ver com o Pilates? Os exercícios de Pilates envolvem a ativação dos músculos estabilizadores profundos e locais do tronco por meio de uma ação de *imprint*. Embora talvez seja diferente, essa ação é basicamente a mesma que a ADIM utiliza, de forma comprovada, para ativar o TrA no treinamento de estabilização da coluna. Consequentemente, foi considerado que os exercícios de Pilates seriam eficazes na estabilização da parte lombar da coluna e, portanto, no tratamento da dor lombopélvica, melhorando o controle neuromuscular desses músculos profundos com essa ação de direcionamento interno ou *imprint*. Mas há evidências para apoiar essa afirmação? A ação de *imprint* nos exercícios de Pilates ativa os músculos abdominais profundos? Sim, como evidenciado nos estudos explicados aqui.

## Revisão de pesquisa em Pilates: o *core*

### Pilates e ativação dos abdominais profundos

Um estudo de 2008 feito por Endleman e Critchley forneceu a primeira evidência de que exercícios específicos de Pilates ativam os músculos abdominais mais profundos. Os pesquisadores utilizaram ultrassonografia para medir a alteração na espessura do transverso do abdome (TrA) e oblíquo interno (OI) quando os indivíduos realizaram uma série representativa de exercícios clássicos de Pilates: *imprint* da coluna, o cem (*hundred*), rolamento para cima, círculo com a perna no *mat* e o cem no Reformer. Os pesquisadores descobriram um aumento significativo na espessura, o que representa atividade muscular, tanto no TrA como no OI, durante todos os exercícios de Pilates realizados corretamente em comparação com o decúbito dorsal em repouso. Outro achado interessante foi que a espessura do TrA durante o cem (p. 73) foi maior do que quando realizado em um *mat,* demonstrando que o uso do Reformer pode resultar em maior ativação do TrA em alguns exercícios.

Endleman, I. and D. J. Critchley. 2008. Transversus abdominis and obliquus internus activity during Pilates exercises: Measurement with ultrasound scanning. *Archives of Physical Medicine and Rehabilitation* 89: 2205-12.

### Pilates e controle lombopélvico

Um estudo de 2005 realizado por Herrington e Davies forneceu evidências de que indivíduos treinados em Pilates poderiam contrair o TrA e manter um controle lombopélvico melhor do que aqueles que realizam exercícios regulares de flexão abdominal ou nenhum exercício para a musculatura abdominal. Os pesquisadores utilizaram uma unidade de *biofeedback* por pressão para avaliar o desempenho do músculo TrA durante uma atividade de esvaziamento abdominal (teste de isolamento TrA) e sob carga de membros (teste de estabilidade lombopélvica) em três grupos de mulheres assintomáticas: 12 eram treinadas em Pilates, 12 praticavam exercícios abdominais regularmente, e as 12 restantes formavam o grupo de controle sem treinamento.

Dos 17 indivíduos que passaram no teste de isolamento TrA, 10 eram do grupo treinado em Pilates (83%), 4 eram do grupo que praticava abdominais regularmente (33%), e 3 eram do grupo de controle (25%). Apenas 5 dos 36 indivíduos (14%) passaram no teste de estabilidade lombopélvica e todos eram do grupo treinado em Pilates! Todos os indivíduos dos grupos de exercícios abdominais e do grupo de controle falharam no teste de estabilidade lombopélvica.

Herrington, L., and R. Davies. 2005. The influence of Pilates training on the ability to contract the transversus abdominis muscle in asymptomatic individuals. *Journal of Bodywork and Movement Therapies* 9 (1): 52-57.

## Pilates para dor lombar crônica inespecífica

Até o momento, os estudos revisados demonstraram que os exercícios de Pilates são eficazes no recrutamento dos estabilizadores profundos da coluna em indivíduos assintomáticos. Mas os exercícios de Pilates têm o mesmo efeito em pessoas com dor lombar?

## Revisão da pesquisa em Pilates: Pilates para dor lombar crônica

### Pilates para o tratamento da dor lombar crônica

Rydeard, Leger e Smith conduziram um estudo controlado randomizado em 2006 para investigar a eficácia do exercício terapêutico baseado no Pilates sobre dor e incapacidade funcional em uma população com dor lombar crônica inespecífica.

Nesse estudo, 39 sujeitos fisicamente ativos entre 20 e 55 anos de idade foram aleatoriamente designados para um grupo de treinamento físico e um grupo de controle. O grupo de treinamento foi submetido a um protocolo de tratamento de quatro semanas que consistia em exercícios específicos de Pilates em um *mat* e no Reformer três dias por semana na clínica e um programa de exercícios domiciliares de 15 minutos, seis dias por semana. O grupo de controle não recebeu treinamento específico e continuou com os cuidados habituais, definidos como consultas com um médico e outros especialistas, conforme necessário. Eles foram instruídos a continuar com suas atividades físicas anteriores.

Os resultados demonstraram um nível significativamente mais baixo de incapacidade funcional e intensidade média de dor no grupo Pilates do que no grupo de controle após o período de intervenção de tratamento de quatro semanas. Os escores de incapacidade no grupo Pilates foram mantidos durante o período de 12 meses de acompanhamento. O principal achado desse estudo foi que um programa de exercício específico direcionado a retreinamento do controle neuromuscular com base no método Pilates foi mais eficaz na redução da intensidade da dor e dos níveis de incapacidade funcional em comparação com os cuidados habituais ou nenhuma intervenção. É interessante notar, entretanto, que todos os participantes desse estudo receberam tratamento para dor lombar no passado. A maioria deles (90%) já havia tentado fisioterapia, 74% dos quais incluíam terapia por exercícios de algum tipo. Portanto, embora não especificamente investigado ou comprovado nesse estudo, é lógico que, para essa típica população ativa de indivíduos com lombalgia inespecífica, os exercícios baseados no Pilates foram mais eficazes do que outros tipos de exercícios e tratamentos para diminuir sua dor e incapacidade funcional.

Rydeard R., A. Leger, and D. Smith. 2006. Pilates-based therapeutic exercise: Effect on subjects with non-specific chronic low back pain and functional disability: A randomized controlled trial. *Journal of Orthopaedic & Sports Physical Therapy* 36 (7): 472-84.

### Pilates e qualidade de vida para pacientes com dor lombar crônica

Outro estudo publicado em 2015 na revista *Clinical Rehabilitation* teve como objetivo avaliar a eficácia do método Pilates sobre a dor, função e qualidade de vida em pacientes com dor lombar crônica inespecífica. Os pesquisadores selecionaram 60 pacientes de uma lista de espera de fisioterapia e os distribuíram aleatoriamente no grupo experimental ou grupo de controle. Ambos os grupos mantiveram o tratamento medicamentoso com o uso de anti-inflamatórios não esteroides (AINE). O grupo experimental teve aulas em um estúdio de Pilates duas vezes por semana durante 90 dias.

Em quatro intervalos durante o estudo (padrão, 45 dias, 90 dias e 180 dias), os seguintes parâmetros foram avaliados cegamente: dor, função, qualidade de vida, satisfação com o tratamento, flexibilidade e ingestão de AINE. A comparação entre os dois grupos ao longo do tempo demonstrou uma diferença significativa, favorecendo o grupo Pilates em relação à dor, função e alguns domínios da qualidade de vida. Os pacientes do grupo Pilates utilizaram menos medicação e gradualmente reduziram sua ingestão, enquanto os pacientes do grupo de controle tomaram a mesma quantidade de AINE até o final do estudo.

A partir desses resultados, Natour et al. concluíram que o método Pilates foi eficaz na redução da dor e na melhora da função e qualidade de vida em pacientes com dor lombar crônica inespecífica. Além disso, eles apontaram que os exercícios de Pilates não pioraram a dor no grupo experimental, demonstrando que o uso desse método não apresentou efeitos prejudiciais e adicionando apoio à crença de que o Pilates é uma opção de exercício seguro para pacientes com lombalgia.

Natour, J., L. Araujo Cazotti, L.H. Ribeiro, A.S. Baptista, and A. Jones. 2015. Pilates improves pain, function and quality of life in patients with chronic low back pain: A randomized controlled trial. *Clinical Rehabilitation* 29 (1): 59-68.

## Pilates para lesões lombares específicas

Os estudos revisados até o momento demonstraram que o Pilates é eficaz para dor lombar crônica inespecífica, mas também é eficaz em uma lesão traumática específica, como a espondilolistese?

### Revisão de pesquisa em Pilates: Pilates para lesões lombares específicas

#### Estudo de caso: espondilolistese traumática em L4-L5

Um estudo de caso de 2016 feito por Oliveira, Guedes, Jassi, Martini e Oliveira analisou os efeitos do método Pilates em um paciente com espondilolistese traumática em L4-L5. Essa é uma condição rara na qual uma vértebra (mais comumente L5-S1) desliza anterior ou posteriormente sobre outra. A intervenção cirúrgica frequentemente é recomendada mas, se o paciente apresentar um quadro estável (Wells et al., 2014), técnicas conservadoras que proporcionam melhor estabilidade lombopélvica, como o método Pilates, podem ser consideradas.

No estudo, três vezes por semana durante 12 semanas, o paciente, um homem de 45 anos de idade, realizou uma sequência de 60 minutos de exercícios específicos de Pilates utilizando o aparelho Ladder Barrel, o Cadillac e o Reformer. O paciente foi orientado pelo instrutor a seguir os princípios conhecidos do Pilates (ver Cap. 2). Os pré-e pós-testes foram realizados para avaliar a resistência muscular dos músculos flexores e extensores do tronco, força dos flexores e extensores do joelho, flexibilidade do quadril e do tronco, equilíbrio postural e nível de dor.

Após 12 semanas, os resultados dos testes demonstraram melhora significativa em todas as variáveis, com exceção do equilíbrio postural, que demonstrou apenas melhora leve. Os autores concluíram que o método Pilates foi eficaz em melhorar a resistência e a força musculares, a flexibilidade, o equilíbrio postural e a dor em um paciente com espondilolistese traumática em L4-L5. Eles destacaram que, como o método Pilates é um tratamento conservador e de baixo custo, pode ser uma boa opção para o tratamento de pacientes que apresentam um quadro estável de espondilolistese traumática.

Oliveira, L.C., C.A. Guedes, F.J. Jassi, F.A.N. Martini, and R.G. Oliveira. 2016. Effects of the Pilates method on variables related to functionality of a patient with traumatic spondylolisthesis at L4-L5: A case study. *Journal of Bodywork and Movement Therapies* 20 (1): 123-31.

## Pilates para a parte superior do tronco

A pesquisa apresentada até agora se concentrou na parte inferior da coluna e na eficácia do Pilates para a reabilitação de lesões de disfunções lombopélvicas. Mas e a parte superior do tronco? Os exercícios de Pilates também são benéficos para quem sofre de patologias da parte cervical da coluna ou do ombro? Embora estudos científicos sobre o uso do Pilates para o que chamamos de *core* superior não sejam tão prevalentes como para o *core* inferior (região lombopélvica), é animador observar que mais pesquisas vêm sendo publicadas recentemente. A maioria dos pesquisadores atribui os efeitos positivos do Pilates verificados em pacientes com lesões do *core* superior ao aumento da estabilização cervical, melhora da postura e adesão aos princípios do Pilates, como respiração e foco na coativação dos músculos do *core* (ver Cap. 2).

A dor cervical crônica afeta 11-20% dos adultos que trabalham (Cote et al., 2008), e a prevalência e o impacto dela estão aumentando (Hoy et al., 2014). A dor cervical tem sido associada a uma ineficiência dos músculos estabilizadores cervicais (flexores profundos do pescoço), o que pode levar a um aumento compensatório do uso e da força dos músculos superficiais do pescoço e do cíngulo do membro superior (Moffett e McClean, 2006). A fraqueza ou disfunção nesses músculos do *core* superior, ou estabilizadores cervicais, causa fadiga muscular mesmo sob cargas baixas prolongadas, como o ato de sentar-se à frente de um computador ou olhar para um *smartphone* por longos períodos de tempo. Foi demonstrado que os exercícios de estabilização cervical melhoram o desempenho da musculatura cervical, bem como diminuem a dor cervical e as cefaleias (Jull et al.,2002).

Além da inibição e fraqueza dos flexores profundos do pescoço, vários estudos apontam para a má postura torácica, a biomecânica anormal do ombro e a instabilidade escapular como causas ou efeitos de distúrbios na região do pescoço-ombro (Emery et al., 2010). A estabilidade ao redor das escápulas é crucial para o movimento eficiente dos braços e do pescoço. A reeducação dos músculos posturais (*core* superior) da coluna vertebral e do cíngulo do membro superior pode ser obtida utilizando exercícios de estabilização específicos, incluindo Pilates (Moffett e McClean, 2006).

## Revisão de pesquisa em Pilates: a parte cervical da coluna e o ombro

## Pilates para tratamento da postura anteriorizada da cabeça

Em 2016, o *Journal of Physical Therapy Science* publicou um estudo sugerindo que o Pilates deveria ser recomendado como um método apropriado para o tratamento e prevenção da postura anteriorizada da cabeça (PAC). A PAC está se tornando mais prevalente em função da quantidade de tempo que as pessoas passam olhando para dispositivos eletrônicos, como *smartphones*, *tablets* e computadores. A PAC clinicamente é definida como o posicionamento anterior da parte cervical da coluna e está associada a dores cervicais, cefaleias tensionais, fadiga, desequilíbrio muscular e redução do movimento da coluna cervical. Muitas vezes é precursora de patologias como hérnia discal cervical, dor lombar crônica e disfunção da articulação temporomandibular. Com base em estudos anteriores realizados por Kuo, Tully e Galea (2009), que relataram que o Pilates pode melhorar a cifose torácica em adultos de idade mais avançada, os autores presumiram que o Pilates pode melhorar a saúde da parte cervical da coluna, aliviando a PAC.

No estudo, 28 indivíduos sedentários do sexo feminino entre 23 e 39 anos de idade com PAC foram aleatoriamente distribuídos em um grupo de Pilates ou um grupo de exercícios combinados. Cada grupo realizou exercícios 50 minutos por dia, três dias por semana, com carga adicional a cada semana por 10 semanas. O programa de exercícios do grupo Pilates concentrou-se no alongamento dos músculos extensores do pescoço e peitorais, bem como no fortalecimento dos flexores profundos do pescoço, retratores do ombro, músculos das costas e músculos abdominais com coativação dos músculos do *core*, concentrando-se na técnica respiratória. O programa de exercícios do grupo de exercícios combinados consistiu em exercícios de alongamento e fortalecimento normalmente utilizados para melhorar a postura, embora sem coativação dos músculos do *core*.

Para quantificar a dimensão de PAC em cada sujeito, o ângulo craniovertebral foi medido por meio de radiografia da parte cervical da coluna. Outros resultados pré- e pós-intervenção medidos foram a amplitude de movimento (ADM) cervical; a fadiga muscular da parte descendente do trapézio, paraespinais de C4 e esternocleidomastóideo via eletromiograma de superfície; e relatos subjetivos de dor e incapacidade por meio da escala analógica visual e do questionário do índice de incapacidade cervical.

Após as 10 semanas, ambos os grupos relataram diminuição dos níveis de dor e incapacidade. Entretanto, apenas o grupo Pilates mostrou melhora significativa tanto no ângulo craniovertebral como na ADM cervical. Além disso, o grupo Pilates demonstrou uma redução significativa na fadiga do esternocleidomastóideo, enquanto o grupo de exercício combinado não apresentou redução da fadiga muscular em nenhum dos músculos medidos; na realidade, apresentou aumento da fadiga da parte descendente do músculo trapézio.

Os autores concluíram que o programa de Pilates foi mais eficaz na melhora do ângulo craniovertebral (e, portanto, alívio da PAC), aumentando a ADM cervical e diminuindo a fadiga muscular, do que a combinação de exercícios de alongamento e resistência. Eles consideraram que isso se deve ao foco no fortalecimento dos músculos do *core* no Pilates, o que melhora a postura geral e a percepção postural, aumentando, assim, a estabilidade global e local.

Lee S., C. Lee, D. O'Sullivan, J. Jung, and J. Park. Clinical effectiveness of a Pilates treatment for forward head posture. *Journal of Physical Therapy Science* 28 (7): 2009-13.

### Pilates para dor cervical crônica

A revista *Physiotherapy* publicou um estudo em 2016 que comparou a eficácia de grupos de exercícios com Pilates e ioga para redução da dor em indivíduos com dor cervical crônica. Os autores apontaram que ambos os métodos abordam a conexão mente-corpo, que é um componente reconhecido na abordagem da dor crônica (Lumley et al., 2011), e demonstraram vantagens de custo para o formato de classe de grupo utilizado nesse estudo.

Nesse estudo, 56 pessoas com dor cervical crônica (> 3 meses) foram determinadas para um dos três grupos: de controle, Pilates ou ioga. Os grupos de Pilates e ioga fizeram 12 sessões em pequenos grupos durante 12 semanas, com modificações e progressões supervisionadas por fisioterapeutas com treinamento avançado naquela disciplina. As medidas de resultado foram tomadas antes do início das aulas, após 6 semanas e após 12 semanas. O teste de acompanhamento foi realizado 6 semanas após a conclusão das aulas. A medida de desfecho principal foi a capacidade funcional utilizando o questionário do índice de incapacidade cervical. Outros desfechos testados foram avaliações da dor, amplitude de movimento e medidas posturais.

Após 12 semanas de sessões semanais de exercícios em grupo, tanto o grupo Pilates como o grupo ioga relataram uma redução significativa da incapacidade e da dor em comparação com um grupo de controle; e essas melhorias foram mantidas no acompanhamento de 6 semanas. Assim, os autores concluíram que tanto o exercício do grupo Pilates como o do grupo ioga podem ser métodos seguros e eficazes de curto prazo para tratar a dor cervical crônica. Entretanto, eles enfatizaram que esses programas devem ter supervisão por profissionais qualificados, incluir modificações apropriadas e passar por um processo de triagem rigoroso para garantir que os pacientes sejam adequados para as aulas em grupo.

Dunleavey, K., K. Kava, A. Goldberg, M.H. Malek, S.A. Talley, V. Tutag-Lehr, and J. Hildreth. 2016. Comparative effectiveness of Pilates and yoga group exercise interventions for chronic mechanical neck pain: Quasi--randomised parallel controlled study. *Physiotherapy* 102: 236-42.

### Pilates para prevenção de distúrbios cervicais e do ombro

Um estudo de 2010 analisou os efeitos de um programa de Pilates sobre a postura, força, flexibilidade e padrões biomecânicos da área do pescoço-ombro. Com base em estudos anteriores que demonstraram efeitos positivos do Pilates nas características biomecânicas do alinhamento da coluna e membros inferiores, os autores presumiram que um programa de 12 semanas melhoraria a postura, o movimento e padrões musculares do braço-tronco.

No estudo, 19 indivíduos saudáveis foram aleatoriamente distribuídos em um grupo experimental ou um grupo de controle e avaliados duas vezes: no início e após 12 semanas. A avaliação consistiu na postura sentada, força abdominal, ADM do ombro e flexão máxima do ombro, durante a qual a cinemática cervical, do ombro e do tronco, além da atividade de 16 músculos, foram registradas. O grupo Pilates fez duas sessões particulares de uma hora de Pilates por semana usando *mat*, Reformer e Cadillac. Os indivíduos do grupo de controle foram orientados a não iniciar nenhuma atividade física nova.

Após o treinamento, os participantes do grupo Pilates apresentaram menor cifose torácica durante períodos na posição sentada e maior força abdominal. Além disso, esses sujeitos foram capazes de realizar o teste de flexão máxima do ombro com menor movimento do cíngulo do membro superior e da parte superior das costas, sugerindo um aumento na capacidade de dissociar o movimento do membro e do *core* após o treinamento de Pilates. A redução dos deslocamentos escapulares indica melhor capacidade de estabilização da escápula. Com base em vários estudos que descobriram que má postura torácica, biomecânica anormal do ombro e instabilidade escapular frequentemente são causa ou efeito de distúrbios do pescoço-ombro, os resultados desse estudo apoiam a hipótese de que o treinamento de Pilates poderia ajudar a prevenir tais distúrbios.

Emery, K., S.J. De Serres, A. McMillan, and J.N. Cote. 2010. The effects of a Pilates training program on arm-trunk posture and movement. *Clinical Biomechanics* 25: 124-30.

## Pilates para o tratamento da tendinopatia do manguito rotador

Um estudo de 2016 feito por Akbas e Erdem na Turquia foi concebido para determinar se um programa clínico de exercícios de Pilates projetado especificamente para os músculos do ombro é superior a um programa tradicional de fisioterapia em pacientes com tendinopatia do manguito rotador. Referindo-se aos potenciais benefícios dos exercícios de Pilates sobre o tecido conjuntivo e lesões por uso excessivo que foram relatados na literatura (Anderson e Spector, 2000; Kloubec, 2010), os autores presumiram que o uso de princípios e exercícios de Pilates em pacientes com tendinopatia do manguito rotador produziria resultados positivos.

O estudo incluiu 19 voluntários com diagnóstico de tendinopatia do manguito rotador que foram aleatoriamente distribuídos em um grupo Pilates ou um grupo de controle. Ambos os grupos foram tratados com compressas quentes e ultrassom durante 15 sessões e foram orientados para um programa de exercícios domiciliares de exercícios tradicionais de parede e bastão para fortalecer e alongar os membros superiores. Em cada uma das 15 sessões, o grupo Pilates também foi submetido a um protocolo supervisionado de 20-30 minutos de exercícios de Pilates no *mat* com uma faixa de resistência e uma bola de acordo com suas habilidades.

Todos os pacientes do estudo preencheram os seguintes questionários de autoavaliação no início do estudo e após três semanas: escala analógica visual para avaliar a intensidade da dor; Disfunções do braço, ombro e mão (DASH) e Índice de dor e incapacidade do ombro

(SPADI) para avaliar o nível de incapacidade; o *Stanford Health Assessment Questionnaire e Disability Index* (HAQ-DI) para avaliar o nível geral de saúde; e Beck Anxiety Inventory (BAI) para avaliar o nível de ansiedade. Os escores pré-intervenção foram semelhantes nos dois grupos. Após as três semanas, ambos os grupos relataram diminuições significativas na dor noturna, dor na rotação medial e lateral e nos escores DASH e SPADI. Entretanto, apenas o grupo Pilates relatou diminuição da dor em repouso, da dor com flexão e abdução e escores HAQ e BAI.

Os autores apontaram que alguma melhora era esperada em ambos os grupos, pois todos os pacientes estavam em tratamento fisioterapêutico. Eles atribuíram o movimento menos doloroso experimentado pelos pacientes do grupo Pilates à ênfase dada aos princípios de respiração e concentração do Pilates durante a execução do exercício (Kloubec, 2010). Eles também consideraram que a redução da ansiedade foi um fator importante (como evidenciado pelas pontuações mais baixas do BAI no grupo Pilates). É amplamente aceito que a depressão e a ansiedade são causas que contribuem para pacientes com dor musculoesquelética. O Pilates está associado a melhores valores nos índices de qualidade de vida, especialmente nas dimensões de função física, saúde geral e saúde mental (Viera et al., 2013). Finalmente, os autores se referiram a um artigo de 2000 escrito por Anderson e Spector, que examina como teorias científicas atuais em aprendizagem motora e biomecânica se relacionam com os fundamentos teóricos do método Pilates. O caso demonstrou que os exercícios de Pilates proporcionam um ambiente de cadeia fechada que facilita as forças compressivas e descompressivas sobre os tecidos conjuntivos, melhorando, assim, a circulação. Eles propuseram que essa melhora na circulação ativou mecanismos de cura nos tendões, aumentando, assim, a elevação indolor do membro.

Akbas, E., and E.U. Erdem. 2016. Does Pilates-based approach provide additional benefit over traditional physiotherapy in the management of rotator cuff tendinopathy? A randomized controlled trial. *Annals of Sports Medicine and Research* 3 (6): 1083.

## Pilates para os membros inferiores

Descendo a cadeia cinética para os membros inferiores, há muito menos pesquisas publicadas disponíveis para revisão. Geralmente é aceito, entretanto, que a justificativa para o uso de um programa de Pilates para problemas nos membros inferiores se baseia no conceito de fortalecimento do *core* (Wilson et al. 2005). Um estudo de Zazulak et al. (2007) mediu as principais propriedades do controle neuromuscular do reposicionamento proprioceptivo ativo e do deslocamento do tronco em atletas universitárias do sexo feminino e, em seguida, acompanhou as lesões por três anos. Eles descobriram que a estabilidade deficiente do *core* do tronco era um fator de risco para a lesão do ligamento cruzado anterior. Tanto esse estudo como outras pesquisas sugerem que a diminuição da estabilidade do *core* pode predispor o indivíduo a lesões nos membros inferiores e sugere que a obtenção de estabilidade do *core* é crucial para estabelecer uma base estável para o movimento dos membros. Consequentemente, o Pilates, que melhora a força do *core* (Emery et al., 2010; Kloubec, 2010), é a modalidade de exercício ideal para o tratamento e prevenção de lesões nos membros inferiores.

## Revisão de pesquisa em Pilates: os membros inferiores

### Pilates para artroplastia total do quadril ou total do joelho

Os cirurgiões ortopédicos William Jaffe e Brett Levine, juntamente com a enfermeira e instrutora de Pilates Beth Kaplanek, desenvolveram um protocolo específico de Pilates para os pacientes seguirem após a artroplastia total do quadril ou do joelho. Os autores promoveram o Pilates como uma abordagem integrativa para um treino completo do corpo que pode ser facilmente modificada, dependendo das limitações individuais e das restrições impostas pelo cirurgião. Pacientes que manifestaram interesse em Pilates foram encorajados a iniciar um treinamento no pré-operatório com um instrutor certificado de Pilates e a iniciar o programa pós-operatório dentro de duas semanas após a alta hospitalar. Eles prescreveram um conjunto específico de exercícios modificados de Pilates no *mat* para pacientes submetidos a artroplastia total de quadril e artroplastia total de joelho a serem realizados no mínimo de três a quatro vezes por semana por pelo menos uma hora.

Após um ano, um grupo de 38 pacientes, incluindo 30 mulheres e 8 homens (21 artroplastias totais de quadril e 17 artroplastias totais de joelho) que seguiram o protocolo prescrito de Pilates, foi acompanhado por meio de avaliações e telefonemas e relatou os seguintes resultados: 25 estavam extremamente satisfeitos, 13 estavam satisfeitos e 0 estavam um pouco satisfeitos ou insatisfeitos. A maioria das mulheres no estudo (73%) relatou continuar com o Pilates de forma rotineira.

Além disso, o autor sênior relatou o uso de Pilates com seus pacientes nos últimos cinco anos, sem um único evento negativo e com um alto grau de satisfação do paciente, tanto do ponto de vista físico como emocional. Esse é um relato preliminar de uma pequena amostra de pacientes e, como tal, não procurou provar que o Pilates é melhor do que a terapia tradicional, mas sim oferecer o Pilates como uma opção viável para a reabilitação após a artroplastia total de quadril e joelho.

Levine B., B. Kaplanek, and W.L. Jaffe. 2009. Pilates training for use in rehabilitation after total hip and knee arthroplasty: A preliminary report. *Clinical Orthopaedics and Related Research* 467: 1468-75.

### Pilates após artroplastia total do quadril

Em 2007, Klein et al. desenvolveram uma pesquisa baseada na internet para avaliar as preferências dos cirurgiões de artroplastia articular sobre o retorno às atividades esportivas após a artroplastia total do quadril. Essa pesquisa listou 30 grupos de atividades (37 de esportes específicos) e foi enviada a todos os membros da Hip Society e da American Association of Hip and Knee Surgeons. O Pilates foi classificado como uma atividade esportiva da qual os pacientes podem participar após uma artroplastia total do quadril. Entretanto, os cirurgiões levam em consideração a experiência de Pilates; 58% dos cirurgiões pesquisados permitiram que seus pacientes participassem do Pilates no pós-operatório sem experiência prévia, e outros 24% recomendaram a participação apenas para aqueles com experiência anterior.

Klein, G.R., B.R. Levine, W.J. Hozack, E.J. Strausse, J.A. D'Antonio, W. Macaulay, and P.E. Di Cesare. 2007. Return to athletic activity after total hip arthroplasty. Consensus guidelines based on a survey of the Hip Society and American Association of Hip and Knee Surgeons. *Journal of Arthroplasty* 22: 171-75.

## Pilates para rupturas parciais do ligamento cruzado anterior (LCA)

Um estudo de 2017 realizado por Celik e Turkel analisou os efeitos do Pilates na força muscular, função e instabilidade do joelho em pacientes com ruptura parcial do LCA, em que o tratamento conservador foi indicado. Cinquenta participantes entre 20 e 45 anos de idade foram aleatoriamente distribuídos para o grupo de exercícios de Pilates ou o grupo de controle. Os autores projetaram um programa específico de exercícios básicos de Pilates no *mat* com foco na estabilidade do *core* e na força e flexibilidade dos membros inferiores. O grupo Pilates participou de uma aula em grupo de 60 minutos três vezes por semana durante 12 semanas. O grupo de controle não recebeu nenhum tratamento ou programa de exercícios domiciliares. Escores funcionais e a força isocinética foram avaliados no início e no final das 12 semanas por um fisioterapeuta.

Por meio do teste de força do quadríceps, o grupo Pilates experimentou melhora significativa em relação ao grupo de controle. Embora ambos os grupos tenham apresentado melhora na função do joelho (avaliada pela Lysholm Knee Scoring Scale e pelo Cincinnati Knee Rating System), os resultados do grupo Pilates apresentaram maior magnitude. De acordo com as respostas dos pacientes do grupo Pilates na escala de classificação global de mudança, 88% afirmaram que se sentiram muito melhor em termos de estabilidade e 12% relataram que estavam um pouco melhor. Os autores acreditavam que a diminuição da sensação de instabilidade do joelho relatada pelo grupo Pilates se devia à melhora da força do *core*. No grupo de controle, apenas 23% relataram pouca melhora, 38% consideraram não ter melhorado e 38% disseram que o problema piorou ligeiramente.

Esse estudo concluiu que a participação no Pilates resultou em recuperação superior quando comparada à ausência de participação no exercício. Os autores sugeriram que, como o Pilates demonstrou melhorar a força do quadríceps e aumentar subjetivamente a estabilidade e a função do joelho, isso pode dar aos profissionais de saúde uma nova opção de escolha de tratamento para a lesão parcial do ligamento cruzado anterior.

Celik, D., and N. Turkel. 2017. The effectiveness of Pilates for partial anterior cruciate ligament injury. *Knee Surgery, Sports Traumatology, Arthroscopy* 25 (8): 2357-64.

## Estudo de caso: Pilates para lesões recorrentes dos membros inferiores

A revista *Current Sports Medicine Reports* publicou um interessante estudo de caso de uma corredora de alto nível de 48 anos com 25 anos de lesões recorrentes nos membros inferiores. As lesões da atleta incluíam síndrome da dor patelofemoral, síndrome do trato iliotibial, fascite plantar, dor na virilha, disfunção da articulação sacroilíaca e, eventualmente, incapacidade de correr em virtude de quedas decorrentes de uma preensão do pé direito. Durante um período de 20 anos, ela realizou vários testes diagnósticos para determinar a causa desses problemas,

mas nenhuma explicação definitiva foi encontrada. Dessa forma, ela recebeu o diagnóstico de instabilidade proximal e disfunção do quadril, coluna e estabilizadores pélvicos, que resultaram em desalinhamento dos membros inferiores e um padrão de movimento incapacitante. Na época desse estudo, ela havia sido incapaz de correr por três anos, apesar de tentar várias abordagens de tratamento, incluindo uma prescrição de órteses, injeções de cortisona, AINE, fisioterapia manual e exercícios de fortalecimento das pernas com o uso de faixas elásticas e pesos.

Após avaliação fisioterapêutica pelos autores, constatou-se que a paciente apresentava fraqueza dos abdutores do quadril e dos rotadores laterais, um padrão típico visto em corredores de longa distância em virtude do trabalho principalmente no plano sagital. Para tratar esse problema, eles projetaram um protocolo de movimento funcional desenvolvido em Pilates com o objetivo de melhorar o controle e a força dos estabilizadores proximais em todos os planos de movimento. Após um ano desse programa (dois dias por semana de sessões de 60-90 minutos e um programa de exercícios domiciliares), seu padrão de movimento incapacitante desapareceu e ela voltou a correr regularmente. Assim, o programa de exercícios com base no Pilates resolveu o desalinhamento dos membros inferiores da corredora e restabeleceu sua capacidade de correr quando outras abordagens tradicionais de tratamento não tiveram êxito.

Lugo-Larcheveque N., L.S. Pescatello, T.W. Dugdale, D.M. Veltri, and W.O. Roberts. 2006. Management of lower extremity malalignment during running with neuromuscular retraining of the proximal stabilizers. *Current Sports Medicine Reports* 5 (3): 137-40.

As pesquisas revisadas neste capítulo fornecem evidências de que o Pilates é, de fato, eficaz na reabilitação de lesões e até na pré-reabilitação. Estudos como esses ajudam a estabelecer o caso para o uso do Pilates em fisioterapia e treinamento esportivo. Embora não exista uma quantidade excessiva de pesquisas sobre o Pilates especificamente para a reabilitação de lesões, é encorajador e estimulante ver mais publicações a cada ano. À medida que mais estudos científicos são conduzidos, tornamo-nos mais confiantes de que o Pilates continuará ganhando respeito como uma modalidade que oferece não apenas condicionamento e benefícios de força para o *core*, mas também inúmeras outras vantagens para lesões ortopédicas.

Como pessoas que utilizaram exercícios e princípios de Pilates para reabilitar inúmeros pacientes por muitos anos, sempre acreditamos que os excelentes resultados alcançados estão associados ao aumento da força da musculatura do *core* e à melhora da conexão mente-corpo. O próximo capítulo discute os princípios básicos do Pilates e aprofunda esse conceito de conexão mente-corpo. É amplamente aceito que são esses princípios que fazem do Pilates uma forma de condicionamento mente-corpo, e não apenas um processo físico.

# 2

# Princípios orientadores do Pilates

*O condicionamento físico (aptidão física) é o primeiro requisito da felicidade. Nossa interpretação para condicionamento físico é a manutenção de um corpo uniformemente desenvolvido com uma mente sã plenamente capaz de realizar de maneira natural, fácil e satisfatória nossas muitas e variadas tarefas diárias com prazer e entusiasmo espontâneos (Pilates, 1945, 15).*

No livro de Joseph Pilates, *Return to Life Through Contrology*, ele escreve que seu método não é apenas um regime de condicionamento físico de exercícios inconscientemente repetidos, mas uma abordagem holística do bem-estar e de um processo de aperfeiçoamento ao longo da vida. Além de descrever seus exercícios, ele dá conselhos sobre muitas coisas: condições ideais de sono, a importância da luz do sol e do ar fresco, de uma dieta adequada e em detrimento do excesso de alimentação para o seu nível de atividade, roupas apropriadas para exercícios, técnicas de postura e deambulação e até mesmo como alcançar, realmente, a limpeza completa com métodos de banho. Ele faz algumas declarações ousadas, mas sua filosofia é consistente: a mente, o corpo e o espírito estão intrinsecamente ligados.

*A contrologia é uma coordenação completa do corpo, mente e espírito. A contrologia desenvolve o corpo uniformemente, corrige posturas erradas, restaura a vitalidade física, revigora a mente e eleva o espírito (Pilates, 1945, 18).*

Uma exploração profunda de cada aspecto do método de Pilates, que ele chamou de "contrologia", está fora do escopo deste livro. Nosso foco se concentra nos benefícios da reabilitação e pré-reabilitação do Pilates, com o objetivo de demonstrar movimentos e posturas que ajudem um atleta a melhorar seu desempenho, reduzir o risco de novas lesões e maximizar o treinamento após a cura efetiva de uma lesão. Entretanto, não abordar os princípios clássicos do método seria injusto.

Dependendo da escola de Pilates, os princípios orientadores e a maneira como eles são apresentados podem variar um pouco; entretanto, é amplamente aceito que alguma versão desses princípios é o que faz do Pilates uma forma de condicionamento mente-corpo, e não apenas um processo físico. Consideramos importante introduzir os princípios como foram ensinados a mim pelo meu professor, Rael Isacowitz, no programa de treinamento de professores de Pilates de Body Arts and Science International (BASI). Além disso, acrescentamos conceitos sobre a relação com a fisioterapia na prática clínica ao longo dos anos.

---

**Três princípios superiores**
1. Coordenar completamente o corpo, a mente e o espírito.
2. Alcançar o ritmo interno natural associado a todas as atividades subconscientes.
3. Aplicar as leis naturais da vida ao dia a dia.

---

No livro de Isacowitz, *Pilates*, ele resume três temas que chamou de princípios superiores do método. Ele ressalta que, à medida que novas pesquisas são conduzidas e a tecnologia moderna é criada, certos elementos do trabalho e a maneira como descrevemos ou executamos os movimentos podem mudar, mas "a filosofia englobada nesses três princípios nunca muda... É a essência do próprio sistema" (Isacowitz, 2014, 5).

A partir desses princípios superiores, Isacowitz identificou 10 princípios de movimento que formam a base do método BASI Pilates. Esses princípios são uma fusão daqueles citados nos escritos e ensinamentos de Joseph Pilates e aqueles que evoluíram a partir de mais de 40 anos de experiência de Isacowitz na prática e no ensino. São esses princípios que tornam o método Pilates único e o diferenciam de outras formas de condicionamento. Isacowitz enfatiza que, para realmente colher os benefícios desse método, devemos manter todos esses princípios em mente ao praticá-lo e ensiná-lo aos outros.

---

**Os 10 princípios de BASI Pilates**

1. Consciência
2. Equilíbrio
3. Respiração
4. Concentração
5. Centro de força (*core*)
6. Controle
7. Eficiência
8. Fluxo
9. Precisão
10. Harmonia

---

## Consciência

*O Pilates é praticado em um ambiente que estimula a conexão mente-corpo, começando com a consciência do corpo (Isacowitz, 2014, 6).*

Sem consciência, a mudança não pode ocorrer. Todos nós desenvolvemos desalinhamentos posturais, padrões incorretos de movimento e compensações ao longo do tempo. Se não estamos cientes disso, como podemos corrigi-los? Quanto menos consciente uma pessoa estiver, mais graves essas questões podem se tornar. Muitas vezes, ao trabalhar com um paciente em decúbito dorsal no Reformer, notamos que seus quadris estão desviados alguns centímetros para a esquerda. Quando pedimos para endireitar o corpo, a resposta é: "Eu estou reto". Se permitirmos que esse paciente continue a pensar que o torto é reto, como vamos alcançar o alinhamento correto, o equilíbrio muscular e o movimento adequado? Como a lesão dele vai ser curada?

## Equilíbrio

*Você deve se esforçar para alcançar o equilíbrio, em todos os sentidos da palavra, e torná-lo parte integrante da sua prática de Pilates (Isacowitz, 2014, 6).*

O princípio de alcançar o equilíbrio no Pilates significa muitas coisas. Sendo fisioterapeutas, quando ouvimos o termo *equilíbrio*, pensamos se um paciente pode ou não ficar apoiado em uma perna com os olhos fechados, ou qual será sua pontuação na Escala de Equilíbrio de Berg. Embora o Pilates realmente ajude com esse tipo de equilíbrio, também estamos nos referindo a um programa equilibrado no qual a estabilidade e a mobilidade são abordadas, bem como a garantia de que todas as áreas do corpo sejam trabalhadas. Além disso, o equilíbrio ou bem-estar da pessoa como um todo (corpo, mente e espírito) é considerado.

No campo da reabilitação, entretanto, aplicamos mais frequentemente este princípio à simetria do corpo. As condições musculoesqueléticas frequentemente demonstram padrões de desequilíbrio. Alguns estão associados a dominância lateral simples ou lateralidade, já que a maioria de nós tem um lado mais forte e um lado mais fraco. Desequilíbrios também são criados por posições e movimentos recreativos e profissionais. Criamos hábitos de movimento nos quais certos músculos são recrutados excessivamente enquanto outros são subutilizados. Um exemplo que vemos com demasiada frequência no mundo moderno é alguém que permanece sentado atrás de uma mesa o dia todo. O paciente frequentemente se apresenta com flexores do quadril superativos e tensos, mas com músculos glúteos inativos e fracos. Frequentemente, os desequilíbrios são causados pelo corpo ao utilizar mecanismos compensatórios para proteger certas áreas ou para reduzir a dor, resultando na facilitação de alguns músculos e na inibição de outros. Por exemplo, um paciente com uma ruptura do manguito rotador no ombro frequentemente desenvolve um retesamento da porção descendente do trapézio e do levantador da escápula. Cada pessoa apresenta desequilíbrios únicos, e estes estão quase sempre relacionados com a lesão ou padrão disfuncional. Identificar, abordar esses desequilíbrios e descobrir como aliviá-los é o primeiro passo para o bem-estar.

## Respiração

*Respirar é sinônimo de vida e de movimento. É abrangente: o elo entre o corpo, a mente e o espírito... é o motor que impulsiona todo movimento e está na origem do método Pilates (Isacowitz, 2014, 7).*

*Respirar é o primeiro e o último ato da vida. Nossa vida depende disso. A respiração preguiçosa converte os pulmões, figurativamente falando, em um cemitério para a deposição de germes doentes, agonizantes e mortos (Pilates, 1945, 23).*

Além de nos manter vivos, a respiração tem muitas vantagens fisiológicas, incluindo:

- Oxigenar o sangue.
- Liberar toxinas.
- Melhorar a circulação.
- Acalmar a mente e o corpo.
- Facilitar a concentração.
- Proporcionar ritmo para o movimento.
- Ajudar na ativação dos músculos-alvo.

Por todos esses motivos, a respiração correta é muito importante no Pilates e na reabilitação para alcançar os melhores resultados.

A respiração natural ou diafragmática estimula o relaxamento dos músculos abdominais durante a inspiração. No Pilates, a respiração lateral ou intercostal é utilizada. Com esse tipo de respiração, um esforço é feito para enfatizar a expansão lateral e posterior da caixa torácica durante a inspiração, o que promove uma tração interna consistente da parede abdominal. Como músculos acessórios da expiração, os abdominais se contraem mais durante essa fase da respiração para auxiliar o diafragma e os músculos intercostais a expelirem o ar. Assim, com a respiração lateral, a manutenção da contração do músculo abdominal é facilitada durante todo o ciclo respiratório, que, por sua vez, ajuda a estabilizar o tronco (ver Fig. 2.1).

É amplamente aceito pelos profissionais de Pilates que o uso da respiração tem importância significativa na prática do método; entretanto, muitas vezes há discordâncias sobre qual padrão de respiração é o melhor. No método BASI Pilates, o padrão respiratório básico utilizado é expirar durante a flexão da coluna vertebral e inspirar com a extensão da coluna vertebral. Por quê? Além de proporcionar um ritmo natural para os movimentos, os abdominais são os flexores do tronco, bem como os músculos acessórios na expiração. O TrA, em particular, é recrutado primeiro e possui um limiar mais bai-

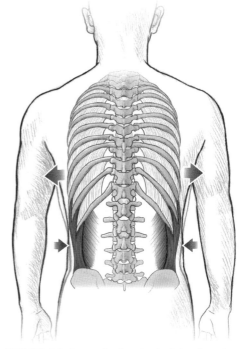

**FIGURA 2.1** Expansão da caixa torácica durante a inspiração com o uso da respiração lateral.

xo para recrutamento durante a expiração ativa (Abe et al., 1996; De Troyer et al., 1990; Hodges e Gandavia, 2000). Como discutido no Capítulo 1, o TrA é um dos principais músculos na estabilização da coluna. Então, teoricamente, se uma expiração durante a flexão da coluna maximiza a ativação do TrA, estamos maximizando a estabilidade do tronco. Seguindo esse raciocínio, estudos mostraram que o latíssimo do dorso é um músculo acessório da inspiração (Cala, Edyvean e Engel, 1992; Orozco-Levi et al., 1995), então nós podemos maximizar a ativação dos extensores da coluna ao inspirar ativamente. Nos exercícios em que não estamos especificamente flexionando ou estendendo a coluna, o padrão da respiração é expirar durante o esforço.

Embora classicamente haja ênfase na técnica de respiração fixa, muitas vezes, ao trabalhar com pacientes, percebemos que enfatizar demais a respiração correta pode ser contraproducente. Alguns padrões de movimentos funcionais exigem um tempo que pode ser interrompido se for colocado foco excessivo na respiração. Além disso, muitos pacientes já são desafiados o suficiente – por lidar com uma lesão e aprender novos movimentos –, então ter que pensar em como respirar também pode ser uma experiência frustrante. Muita ênfase no padrão da respiração dificulta ou até impossibilita o foco na técnica, diminuindo, assim, os benefícios neuromusculares de reeducação do exercício. Então, com frequência, a maior prioridade é aprender a executar o movimento com segurança e corretamente, e o padrão de respiração sendo introduzido mais tarde.

## Concentração

*Eu vejo a concentração como a ponte entre a consciência e o movimento (Isacowitz, 2014, 9).*

*Sempre mantenha sua mente totalmente concentrada no propósito dos exercícios enquanto os executa. Isso é de vital importância para que você obtenha os resultados desejados (Pilates, 1945, 20).*

Em virtude da conexão mente-corpo, simplesmente tocar ou concentrar-se em um determinado músculo ou grupo muscular pode resultar em sua ativação mais precisa e intensa. Para que os exercícios de Pilates sejam eficazes, é importante se concentrar não apenas no recrutamento de músculos específicos, mas também no alinhamento corporal correto.

A concentração na manutenção do alinhamento e estabilização corretos durante os exercícios garante o recrutamento dos grupos musculares apropriados para a ação desejada e evita esforços desnecessários. Em muitas circunstâncias, concentrar-se no padrão de respiração ajuda a manter o ritmo do movimento e a concentração. No Pilates, entretanto, não queremos que a concentração seja tão intensa que provoque o tensionamento dos músculos ou a restrição da respiração. Isso seria contraproducente para o que estamos tentando alcançar.

## Centro de força (*core*)

*No Pilates, centralização significa mais do que encontrar o seu centro de gravidade; significa unir corpo, mente e espírito (Isacowitz, 2014, 9).*

Fisicamente falando, encontrar o centro de alguém refere-se simplesmente ao local em que está o centro de gravidade do seu corpo. Ele será um pouco diferente para cada indivíduo, com base em sua anatomia específica. No Pilates, porém, a palavra *centro* significa muito mais. O conceito de que todo movimento se origina a partir do centro ou *core* é um tema comum no Pilates. Muitas vezes, ele é denominado *centro de força* no Pilates; é descrito por Isacowitz como o sistema de suporte interno; e, por vezes, é descrito como o sistema muscular local no campo da reabilitação (ver Fig. 2.2). Seja qual for o termo que você preferir, estamos falando dos músculos profundos e intrínsecos do tronco. Esses músculos – transverso do abdome, multífido, diafragma e músculos do assoalho pélvico – se ligam diretamente à coluna e oferecem estabilização. Observe que nenhum desses músculos pode ser facilmente acessado, pois eles são profundos e não são desenvolvidos da mesma forma que outros músculos esqueléticos, como o bíceps ou o quadríceps. Talvez seja por isso que a abordagem mente-corpo do Pilates funciona tão bem na estabilização da coluna; ela facilita e permite que nos aprofundemos nessa conexão neuromuscular.

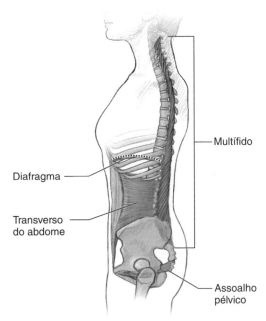

**FIGURA 2.2** O sistema muscular local ou sistema de suporte interno.

## Controle

*A contrologia começa com o controle da mente sobre os músculos (Pilates, 1945, 19).*

*O refinamento do controle é inerente ao domínio de uma habilidade. O controle refinado requer uma grande quantidade de prática, o que pode ajudar a desenvolver a força e a flexibilidade necessárias dos principais músculos, além de permitir o desenvolvimento de programas motores mais refinados (Isacowitz e Clippinger, 2011, 2).*

Inicialmente, obter controle sobre nossos movimentos é um processo consciente e requer muita prática. Entretanto, uma vez dominado, ele pode se tornar inato. Pense em um velocista olímpico correndo, em comparação com uma criança que está aprendendo a andar. O atleta claramente tem um nível de controle maior do que a criança e, portanto, um menor risco de lesão. Aprender quais são os músculos necessários para controlar nossos movimentos e ser capaz de manter o controle durante os exercícios é um conceito importante no Pilates. Tem que se evitar o descontrole. Não se utiliza impulso nem força bruta – mas sim controle neuromuscular preciso dos músculos apropriados – para realizar um movimento.

## Eficiência

*Durante uma sessão de Pilates não fazemos caretas durante o esforço, nem grunhimos quando os movimentos se tornam difíceis e exigentes. Nós concentramos o trabalho onde é necessário, exercendo a quantidade necessária de energia, nem mais nem menos (Isacowitz, 2014, 10).*

Esse princípio do Pilates nos ensina a conservar energia e a usar apenas os músculos necessários para realizar a tarefa ou objetivo funcional. A ineficiência em nossos padrões de movimento é contraproducente para a tarefa funcional e pode levar a resultados menos excelentes, além de desequilíbrios, dores e lesões. Tomemos como exemplo o movimento de *swing* do golfe. Estudos demonstram que os golfistas profissionais apresentam 50% menos atividade eletromiográfica do que um amador. O que eles dominaram é um movimento altamente refinado, que requer atividade muscular eficiente (Donatelli, 2009).

## Fluxo

Como todos os princípios do Pilates, o fluxo possui conotações físicas e mentais. Em psicologia positiva, é definido pelo psicólogo Mihaly Csikszentmihalyi como "estar completamente envolvido em uma atividade por si só. O ego desaparece. O tempo voa. Toda ação, movimento e pensamento prosseguem inevitavelmente do anterior, como tocar *jazz*. Todo o seu ser está envolvido, e você está utilizando suas habilidades ao máximo" (Gierland, 1996). É como fluir.

Fisiologicamente, o fluxo pode ser entendido como "o momento imaculado do recrutamento muscular" (Isacowitz, 2014, 11), ou o que chamamos de disparo muscular ou sequência de ativação muscular. Para cada movimento, há uma sequência ideal na qual os músculos devem ser ativados. Quando essa sequência não é observada, a sensação de tensão ou dor frequentemente é sentida porque certos músculos se tornam sobrecarregados e tensionados. Na reabilitação de lesões, é importante restaurar a sequência correta de ativação muscular, ou o fluxo.

Os aspectos físicos e mentais do fluxo são lindamente demonstrados em atletas como Michael Phelps ou Simone Biles. Esses atletas fazem com que movimentos extremamente difíceis pareçam muito simples. É para isso que nos empenhamos, e é o que pode ser obtido com a prática do Pilates.

## Precisão

*Quanto maior a precisão, maior a probabilidade de o objetivo ser alcançado e maior o benefício obtido pelo exercício (Isacowitz e Clippinger, 2011, 2).*

A precisão é uma das diferenças mais óbvias entre o Pilates e outros tipos de exercício. Da mesma forma que o praticante de ioga se torna apenas um calistênico quando executa os movimentos sem respiração profunda e atenção plena, os exercícios de Pilates sem precisão tornam-se quase sem sentido.

A precisão pode ser definida como a maneira exata de como uma ação deve ser executada. Muitos dos exercícios de Pilates por si sós não são tão diferentes das versões tradicionais aprendidas na escola de fisioterapia, mas a maneira como eles são executados é muito diferente. Tomemos como exemplo o exercício de elevação do tórax (p. 67). O movimento real pode parecer igual ao de um exercício abdominal. Em uma academia ou em um campo de treinamento, observamos pessoas fazendo centenas de repetições sem fadiga aparente, utilizando muitos músculos e impulsos, para realizar o movimento. Entretanto, pacientes muitas vezes comentam que sentem o abdome mais do que nunca depois de apenas algumas repetições, em função da precisão com que a elevação do tórax do Pilates é executada. A integração muscular completa, que frequentemente é acompanhada pelo isolamento de certos músculos ou grupos musculares, é necessária para obter precisão. O trabalho é sentido mais profundamente e é mais eficaz quando cada movimento é executado com precisão.

## Harmonia

*A harmonia é o todo, a culminação de tudo o que nos esforçamos para alcançar. Isso significa estar focado, centrado e no controle, movendo-se de forma eficiente juntamente com o fluxo e a precisão (Isacowitz, 2014, 12).*

A maneira como se interpreta e integra esses princípios na prática do Pilates irá variar. Para aqueles de nós com experiência médica ou científica, os aspectos físicos desses princípios são enfatizados à medida que utilizamos o Pilates para reabilitar lesões e melhorar o desempenho esportivo. Em outros (talvez nossos pacientes), os aspectos mentais ressoarão e permitirão que alcancem um potencial maior. De qualquer forma, o importante é entender que o Pilates não é simplesmente exercício; é uma abordagem holística para otimizar o movimento humano. Para realmente colher os benefícios desse método, devemos manter todos esses princípios em mente ao praticá-lo e ensiná-lo aos outros.

Já vimos muitos pacientes ao longo dos anos atingirem um potencial muito maior quando o aspecto mental desses princípios está integrado ao aprendizado motor e ao processo de reeducação neuromuscular. Quando administramos programas tradicionais de exercícios domiciliares aos pacientes, é raro que eles continuem a praticá-los após (ou mesmo durante) a reabilitação de lesão prescrita. Entretanto, os pacientes geralmente desfrutam dos exercícios de Pilates e sentem tanto os benefícios que continuam após a reabilitação, matriculando-se em sessões privadas ou em aulas em grupo. Assim, não apenas reabilitamos sua lesão, mas também apresentamos uma nova forma de exercício e os encorajamos a manter um estilo de vida saudável.

# 3

# Integrar Pilates à reabilitação

Os Capítulos 1 e 2 discutiram os princípios nos quais o método Pilates se baseia e revisaram pesquisas que apoiam seu uso em fisioterapia. Este capítulo explicará por que o Pilates é tão eficaz – não apenas para reabilitar e curar lesões, mas também para aumentar o nível geral de condicionamento físico, melhorar o desempenho ou fornecer treinamento cruzado seguro e eficiente no período fora de temporada. Mas, primeiro, gostaria de compartilhar com você como e quando descobri o Pilates e comecei a integrá-lo à minha prática.

Antes de minha carreira como fisioterapeuta, fui profissional de educação física por muitos anos, então tinha ouvido falar de Pilates mas, além de uma ou duas aulas, tinha pouca experiência com isso. Enquanto trabalhava no Rancho La Puerta Spas, pouco antes de iniciar a faculdade de fisioterapia, tive a sorte de conhecer Rael Isacowitz, o fundador do BASI Pilates. Lembro-me dele dizer que seria uma ótima ideia eu aprender Pilates, pela sua eficácia na reabilitação de lesões. Mas meu objetivo era muito claro: queria me especializar em ortopedia e medicina esportiva e trabalhar com atletas. Esse negócio de Pilates era para dançarinos, certo?

Alguns anos depois, eu estava trabalhando como fisioterapeuta com o time de basquete Phoenix Suns quando nosso armador quebrou o tornozelo. Como ele estava se recuperando de uma cirurgia, sua esposa, já praticante de Pilates, perguntou se eu tinha alguma experiência com esse método. Eles tinham um Reformer em casa, e ela achava que seria ótimo se pudéssemos usá-lo para ajudar a reabilitar o tornozelo dele. Eu rapidamente encontrei um estúdio de Pilates e fiz uma sessão. Fiquei maravilhada! Tantos exercícios diferentes poderiam ser feitos em um equipamento, e ficou imediatamente claro para mim como poderia ser adaptável e apropriado o uso desses exercícios para fins de reabilitação.

Foi então que decidi que precisava ser devidamente treinada no método Pilates. Felizmente, eu já havia encontrado meu professor. Isacowitz é um dos profissionais mais respeitados de Pilates e reconhecido mundialmente, e o BASI Pilates já oferecia uma educação abrangente nessa área fazia mais de 20 anos. Então eu me mudei de volta para a Califórnia, estudei e treinei com Rael em seu estúdio em Newport Beach, e logo depois comecei a integrar o Pilates aos tratamentos de meus pacientes. Isso foi há mais de 17 anos, e desde então estamos utilizando o Pilates como uma modalidade de tratamento em nosso centro de fisioterapia e bem-estar, com excelentes resultados para os pacientes.

## Por que o Pilates atua na reabilitação e prevenção de lesões?

O Pilates é uma ótima ferramenta para ajudar ou mesmo aprimorar um programa de fisioterapia para alguém que está se recuperando de uma lesão. Ao fortalecer os músculos mais profundos do *core*, otimizando o alinhamento e criando padrões de movimento corretos, também podemos ajudar a prevenir o agravamento dessas lesões e o desenvolvimento de novas. Os fisioterapeutas estão sempre em busca de um sistema que possa levar os pacientes desde os estágios iniciais da reabilitação até o objetivo de longo prazo de um corpo condicionado, funcionando eficientemente. O Pilates é esse sistema! Outros profissionais de reabilitação sempre me perguntam: por que você acha que o Pilates funciona tão bem na reabilitação e prevenção de lesões? A seguir, descrevo o que eu considero as dez razões fundamentais, dos pontos de vista científico e prático, para o porquê do Pilates ser tão eficaz na reabilitação e prevenção de lesões.

### 1. O Pilates se concentra nos músculos do centro ou *core*

Como discutido no Capítulo 2, o *core* é muitas vezes referido como a "centro de força" ou o sistema de apoio interno no Pilates, e como o sistema muscular local no campo da reabilitação. Seja qual for o termo preferido, estamos falando dos músculos intrínsecos mais profundos do tronco, que se ligam diretamente à coluna e oferecem estabilização: transverso do abdome, multífido, assoalho pélvico e diafragma. A importância desses músculos profundos na reabilitação, principalmente para pacientes com patologias lombares, está bem estabelecida tanto na literatura como na prática clínica. Entretanto, o termo *força do core* é frequentemente usado em quaisquer rotinas de exercícios, resultando em alguma ambiguidade no seu significado.

**Dez razões fundamentais para o Pilates ser eficaz na reabilitação e prevenção de lesões**

1. O Pilates concentra-se nos músculos centrais ou do *core*.
2. Os exercícios de Pilates enfatizam a estabilidade e a mobilidade.
3. O Pilates inclui exercícios de cadeia cinética fechada e de cadeia cinética aberta.
4. Os exercícios de Pilates trabalham os músculos de forma estática e dinâmica – enfatizando as contrações musculares concêntricas e excêntricas.
5. Os exercícios de Pilates são funcionais.
6. O Pilates considera importante respirar adequadamente.
7. O Pilates é adaptável para muitas populações diferentes de pacientes.
8. O Pilates é uma forma de condicionamento mente-corpo.
9. O equipamento de Pilates é seguro e fácil de usar (com treinamento adequado).
10. O Pilates é uma opção sábia de negócio para expandir seus serviços de bem-estar.

O método BASI Pilates define a força do *core* como:

*a força dos músculos que sustentam a região lombopélvica e a capacidade destes músculos de trabalharem sinergicamente, de forma integrada e eficiente. É a força funcional dos músculos intrínsecos mais profundos do tronco; aqueles músculos que sustentam a coluna e oferecem estabilização e movimento que emanam do centro do corpo (Isacowitz, 2006, 1).*

Esse conceito de que todo movimento se origina do centro ou *core* é um tema comum no Pilates, e grande ênfase é colocada no recrutamento dos músculos do *core* para vários exercícios, senão todos eles. É claro que o movimento é possível sem ativar o sistema de suporte interno; entretanto, suporte interno, proteção e função eficiente não estarão presentes (Isacowitz, 2014).

## Abdominais – transverso do abdome

As quatro camadas de músculos abdominais, da superficial para a profunda, são formadas pelo reto do abdome, oblíquos externos, oblíquos internos e transverso do abdome (TrA). Todos esses músculos estão envolvidos no fornecimento de estabilidade e força do *core*. Entretanto, o músculo que foi estabelecido como o mais importante em termos de suporte ou estabilização da coluna vertebral é o TrA.

O TrA vai da caixa torácica até o púbis, e suas fibras são orientadas horizontalmente. Ele envolve toda a cavidade abdominal e se liga posteriormente à fáscia toracolombar como uma cinta. Quando o TrA se contrai, ele puxa a parede abdominal para dentro, comprimindo a cavidade abdominal e, assim, proporcionando estabilidade lombopélvica. Esse músculo não move nenhuma articulação, por isso pode ser difícil de recrutar ou isolar (ver Fig. 3.1).

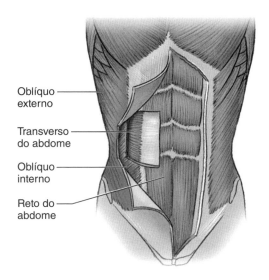

**FIGURA 3.1** Os músculos abdominais

## Extensores das costas – multífidos

Dispostos em camadas semelhantes aos músculos abdominais, os extensores das costas incluem o eretor da espinha, o semiespinal e os grupos posteriores profundos (ver Fig. 3.2). Todos esses músculos estão envolvidos no fornecimento de força e estabilidade ao *core*, mas os músculos que podem ser destacados em termos de estabilização da coluna são os multífidos, parte do grupo posterior profundo. Cada multífido abrange dois a três segmentos articulares e funciona para estabilizar as vértebras em cada nível segmentar. Essa estabilidade segmentar local faz com que cada vértebra trabalhe de forma mais eficaz, reduzindo assim a degeneração das articulações. A disfunção do multífido foi demonstrada em pacientes com lombalgia em comparação com indivíduos normais. Diferenças são observadas nos padrões de ativação muscular, fatigabilidade, composição muscular, bem como tamanho e consistência musculares (Richardson, Jull e Hodges, 2004). Pesquisas demonstraram que, durante uma manobra abdominal *drawing-in*, o músculo multífido cocontrai com o TrA (Richardson, Jull e Hodges, 2004). Hides et al. (2011) demonstraram clinicamente que a capacidade de contrair o multífido está relacionada à capacidade de contrair o TrA, com chance de uma boa contração do multífido quatro vezes e meia maior para aqueles que têm uma boa contração do TrA.

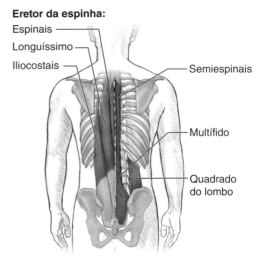

**FIGURA 3.2** Os extensores das costas.

## Músculos do assoalho pélvico

Os músculos do assoalho pélvico consistem no grupo levantador do ânus (iliococcígeo, pubococcígeo e puborretal) e no coccígeo. Eles fornecem um suporte para as vísceras internas e se adaptam às mudanças na pressão interna da cavidade abdominal (ver Fig. 3.3). Quando são recrutados, aumentam a pressão intra-abdominal, aliviando a carga da coluna. Estudos de eletromiograma de Sapsford et al. (2001) demonstraram que a ativação do TrA está neurofisiologicamente ligada à ativação dos músculos do assoalho pélvico. A atividade muscular abdominal é uma resposta normal ao exercício do assoalho pélvico (em indivíduos sem disfunção do assoalho pélvico), e, inversamente, exercícios abdominais isométricos submáximos ativam os músculos do assoalho pélvico.

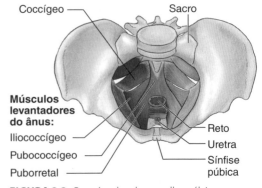

**FIGURA 3.3** Os músculos do assoalho pélvico.

## Diafragma

O diafragma, um músculo respiratório responsável pela aspiração de ar para os pulmões, forma a tampa do sistema de suporte interno (ver Fig. 3.4). Pesquisa de Hodges e Gandevia (2000) demonstrou que a coativação do diafragma e dos músculos abdominais provoca um aumento prolongado da pressão intra-abdominal. Assim, o diafragma auxilia na estabilização mecânica da coluna em conjunção com a contração dos músculos abdominais e do assoalho pélvico (Kolar et al., 2012).

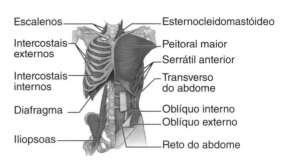

**FIGURA 3.4** Os músculos do diafragma.

## Músculos do core superior

Até agora falamos sobre a importância da força do *core* apenas em relação à parte inferior da coluna. Mas a força do *core* também é importante na parte superior da coluna. Muitas pessoas exibem anteriorização da cabeça e postura arredondada dos ombros associadas a desequilíbrios musculares e, não raramente, à dor no pescoço. Para esses pacientes, é importante dar mais um passo e considerar o que chamo de *core* superior: os flexores profundos do pescoço (FPP), a parte ascendente do trapézio e o serrátil anterior.

Há muitos anos, o Dr. Vladimir Janda se referiu aos padrões específicos de desequilíbrio muscular geralmente observados em pacientes com *síndrome cruzada superior* com disfunção cervical (Page, Frank e Lardner, 2010). As alterações posturais específicas observadas nesse tipo de síndrome incluem postura anteriorizada da cabeça, aumento da lordose cervical e cifose torácica, ombros elevados e protraídos e rotação ou abdução e alamento da escápula. Para ajudar um paciente com esse tipo de síndrome, devemos abordar os desequilíbrios musculares e corrigir a postura defeituosa (ver Fig. 3.5).

Com base nos ensinamentos clínicos do Dr. Janda, uma das áreas onde esses pacientes têm fraqueza acentuada ou inibição muscular são os flexores profundos do pescoço (longo do pescoço e longo da cabeça). As pesquisas de Jull, O'Leary e Falla (2008) confirmaram que pacientes com dor cervical têm a estratégia de controle neuromotor alterada durante a flexão craniocervical, caracterizada por atividade re-

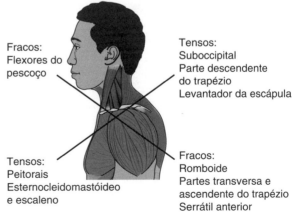

**FIGURA 3.5** Síndrome cruzada superior.

duzida nos flexores profundos do pescoço e aumento de atividade nos flexores superficiais (esternocleidomastóideo e músculos escalenos anteriores). Seus estudos indicam que esse comprometimento é genérico para distúrbios da dor cervical, independentemente da patologia específica. Conforme estabelecido por essa pesquisa e pelas subsequentes, o treinamento dos flexores profundos do pescoço é eficaz na redução dos sintomas de dor cervical. Amplamente utilizado na prática clínica, esse treinamento neuromuscular é realizado por meio de flexão isolada da parte superior da parte cervical da coluna: um movimento de aceno suave com o queixo (geralmente conhecido como aceno de cabeça ou abaixamento do queixo) seguido por uma pausa isométrica de 10 segundos sem ativar o esternocleidomastóideo ou os músculos escalenos (ver Cap. 4).

Além da inibição e fraqueza dos flexores profundos do pescoço, vários estudos apontam para má postura torácica, biomecânica anormal do ombro e instabilidade escapular como causas ou efeitos de distúrbios na região do pescoço-ombro (Emery et al. 2010). A estabilidade ao redor das escápulas é crucial para o movimento eficiente dos braços e do pescoço. Embora existam muitos músculos envolvidos na estabilização da escápula, os principais estabilizadores são o serrátil anterior, o romboide, o levantador da escápula e o trapézio. Desequilíbrios nesses músculos podem levar ao posicionamento anormal da escápula, distúrbios no ritmo escapuloumeral e disfunção generalizada do complexo do ombro (Kamkar, Irrgang e Whitney, 1993).

Um problema comum observado em pessoas com dor cervical ou no ombro é a elevação excessiva da escápula ao levantar o braço. Assim, a força e o funcionamento adequado dos abaixadores escapulares, da parte ascendente do trapézio e do serrátil anterior são fundamentais (ver Fig. 3.6). Consistente com a teoria da síndrome cruzada superior de Janda, pesquisas mais recentes demonstraram que o serrátil anterior e a parte ascendente do trapézio são os músculos mais comumente enfraquecidos ou inibidos da articulação escapulotorácica que podem levar a esse movimento anormal (Paine e Voight, 2013).

É interessante notar que nenhum desses músculos do sistema de suporte interno pode ser facilmente acessado, pois eles são profundos. Assim, recrutar e isolar esses músculos é difícil, exigindo foco men-

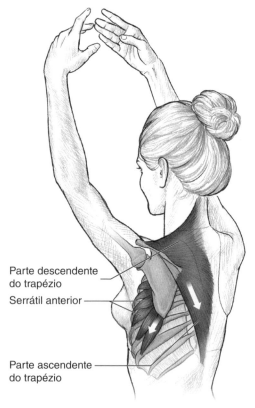

**FIGURA 3.6** Força e funcionamento adequado dos abaixadores da escápula são necessários para evitar a elevação excessiva das escápulas ao levantar os braços acima da cabeça.

tal, consciência e concentração. Esses músculos profundos também não podem ser desenvolvidos da mesma maneira que outros músculos esqueléticos, como o bíceps ou o quadríceps. Talvez seja por isso que a abordagem mente-corpo do Pilates funciona tão bem na estabilização e reabilitação da coluna vertebral, pois permite aprofundar e facilitar essa conexão neuromuscular de difícil alcance. Pesquisas recentes apontam para um controle motor em vez de uma perspectiva de força pura na abordagem da dor e indicam que o controle neuromotor prejudicado não se recupera automaticamente mesmo com a resolução da dor. Recomenda-se o retreinamento específico (Hides et al., 1996; Jull et al., 2002). Assim, o desenvolvimento neuromuscular desses músculos profundos, que pode ser obtido por meio dos princípios e exercícios do Pilates, serve como base sobre a qual uma força do *core* verdadeira e funcional pode ser construída.

*Assim como pequenos tijolos são empregados para construir grandes edifícios, o desenvolvimento de pequenos músculos ajuda a desenvolver grandes músculos (Pilates, 1945, 25).*

## 2. Os exercícios de Pilates enfatizam a estabilidade e a mobilidade

Um corpo forte e que funciona de maneira ideal deve ser estável e móvel. A estabilização adequada proximal nos permite atingir uma função ideal distalmente. Vamos citar, por exemplo, um tenista: ele deve ter força e estabilidade proximais de seu cíngulo do membro superior, mas uma tremenda mobilidade no braço para poder acertar a bola com eficiência. Se o ombro estiver fraco ou instável, é provável que ocorra uma lesão ao longo do tempo. A epicondilite lateral comum do tênis, ou cotovelo de tenista, frequentemente é causada pelo impacto tardio em virtude da falta de estabilidade escapular, que impõe muito estresse sobre as articulações do cotovelo e do punho. Uma das maneiras de tratar esse problema é fortalecer os músculos do braço, ombro e parte superior das costas para ajudar a eliminar o estresse sobre o cotovelo. Podemos fazer isso com exercícios de Pilates? Certamente! Entretanto, se o cíngulo do membro superior está tão estável que não se move, não é possível elevar o braço acima da cabeça até a posição adequada para fornecer um saque poderoso. Assim, exercícios que mobilizam o complexo do ombro também são importantes, e há muitos deles no repertório do Pilates também.

Um movimento muito solto (hipermobilidade) ou muito restrito (hipomobilidade) pode levar a lesões e patologias. Os exercícios de levantamento de peso geralmente enfatizam a estabilidade até o ponto em que a pessoa é tão estável que não consegue se mover. Certos tipos de ioga ou programas de alongamento, por outro lado, se concentram tanto no alongamento que as pessoas acabam com um *core* fraco e hiperflexibilidade, o que pode levar a condições de instabilidade.

No Pilates, alguns dos exercícios concentram-se na estabilidade (apoio frontal, p. 81), alguns focam na mobilidade (círculos de braço ajoelhado, p. 151) e muitos fornecem uma combinação perfeita de ambos (puxada diagonal p. 148). Assim, o Pilates enfatiza a estabilidade e a mobilidade, permitindo alcançar o desempenho ideal e ajudando a prevenir lesões.

*Estabilidade + Mobilidade = Agilidade (Brourman, 2010)*

## 3. O Pilates inclui exercícios de cadeia cinética fechada e de cadeia cinética aberta

O exercício de cadeia cinética aberta é aquele em que o segmento distal (mão ou pé) se move livremente no espaço, como uma rosca bíceps com um peso livre ou uma flexão dos posteriores da coxa em decúbito ventral com o uso de uma faixa de resistência. No Pilates há muitos exercícios de cadeia aberta: séries laterais com uma perna – círculos (p. 206), séries de braços em decúbito dorsal (p. 106) e séries de trabalho para os quadris (p. 120), para citar alguns. Exercícios de cadeia aberta são maravilhosos para aumentar a mobilidade articular e para condições como a osteoartrite, na qual o fortalecimento dos músculos em uma postura sem apoio de peso é importante.

Um exercício de cadeia cinética fechada é aquele em que o segmento distal está fixo e não pode se mover. A mão ou o pé permanece em contato constante com uma superfície, geralmente o solo ou a base de uma máquina. Um exemplo clássico de exercício de cadeia fechada para o membro superior é a flexão de tronco (chamada de apoio frontal no Pilates, p. 81). Para a extremidade inferior, um exemplo tradicional é o agachamento ou *leg press*. No repertório do Pilates existem muitos exercícios de cadeia fechada. Por exemplo: trabalho com os pés (p. 96), *leg press* em pé (p. 242) e descida de degraus para trás (p. 246). Como os exercícios de cadeia fechada exigem a cocontração dos músculos ao redor da articulação, eles promovem a estabilidade da articulação. Portanto, exercícios de cadeia fechada são recomendados para condições de instabilidade – por exemplo, entorse de tornozelo ou subluxação do ombro. O fato de os exercícios de cadeia fechada ocorrerem com apoio de peso torna-os muito úteis no manejo de patologias como a osteoporose, nas quais a carga ajuda a reconstruir a massa óssea.

Funcionalmente, em sua maioria as nossas atividades da vida diária são tanto de cadeia aberta como fechada. Andar, por exemplo, é um exercício de cadeia fechada na perna de apoio, mas de cadeia aberta na perna de balanço. Exercícios de Pilates, como o *scooter* (p. 177) e o *leg press* em pé (p. 242), simulam esse tipo de ação, tornando-os tipos de exercício muito funcionais. O conceito de funcionalidade é importante na reabilitação e será discutido em detalhes mais adiante neste capítulo.

## 4. Os exercícios de Pilates trabalham os músculos de forma estática e dinâmica – enfatizando as contrações musculares concêntricas e excêntricas

Uma contração estática ou isométrica é aquela em que não há alteração visível no comprimento do músculo nem movimento articular observável. Embora o músculo esteja gerando tensão, o efeito da contração muscular é exatamente contrabalançado pelo efeito da resistência, resultando em nenhum movimento remanescente (Isacowitz e Clippinger, 2011). Normalmente os músculos estabilizadores do corpo (p. ex., TrA) funcionam de forma isométrica.

Uma contração isotônica ou dinâmica é aquela em que o músculo se contrai ao longo de uma amplitude de movimento contra uma força resistiva. O comprimento do músculo e o ângulo da articulação mudam. Uma contração concêntrica é considerada um movimento positivo; o músculo encurta e o ângulo da articulação diminui. Uma contração excêntrica envolve o alongamento do músculo (a distância entre os pontos de fixação aumenta) com o movimento na direção oposta àquela da ação do músculo primário. Uma contração excêntrica é utilizada como um meio de desacelerar uma parte do corpo ou objeto, ou abaixar uma carga suavemente em vez de deixá-la cair. A carga excêntrica pesada resulta em maior dano muscular, e, muitas vezes, a dor muscular de início tardio ocorre um a dois dias após o treinamento. O treinamento excêntrico tem se mostrado uma intervenção bem-sucedida para a recuperação de lesões pós-reabilitação, especialmente as lesões na parte inferior do corpo (Alfredson e Lorentzon, 2000; Bahr et al., 2006; Mafi et al., 2001).

Em virtude das características inerentes aos exercícios e equipamentos, grande parte do repertório de Pilates envolve contrações isométricas e isotônicas e enfatiza as fases concêntrica e excêntrica do movimento. Exercícios tradicionais de levantamento de peso tendem a enfatizar uma ou outra, mais comumente a fase concêntrica. Por exemplo, quando alguém utiliza o equipamento de rosca bíceps, o corpo e a parte superior do braço estão apoiados na estrutura da máquina, e o indivíduo simplesmente flexiona o cotovelo contra a resistência para uma contração concêntrica do bíceps. Não há ênfase na fase excêntrica, pois a máquina auxilia no abaixamento do peso. Essa situação não é comum nas atividades da vida real e, portanto, não é um exercício funcional. Compare isso com o Pilates: por causa das características do equipamento, os músculos são trabalhados de forma concêntrica e excêntrica ao longo da amplitude de movimento. Com o uso de molas e polias que criam resistência progressiva, o equipamento ajuda a produzir contrações musculares (excêntricas, concêntricas e isométricas) que simulam a ação muscular funcional.

A quantidade de força muscular produzida varia de acordo com o tipo de contração. Contrações excêntricas produzem mais força do que contrações isométricas ou concêntricas. A força excêntrica máxima é estimada entre uma e meia e duas vezes a força concêntrica máxima (Bullock, Boyle e Wang, 2001). Esse é um conceito importante para ter em mente ao selecionar os exercícios de reabilitação. Para um paciente cujos tecidos ainda estão se recuperando de uma cirurgia recente do manguito rotador, por exemplo, a primeira fase da reabilitação consistiria, basicamente, em exercícios isométricos e concêntricos, de modo que menor quantidade de força fosse produzida. Conforme o ombro cicatriza e os músculos começam a recuperar a força, progredimos para exercícios excêntricos. O repertório do Pilates oferece opções para todos esses tipos de contração, facilitando a seleção dos exercícios corretos para o estágio de cura do paciente.

## 5. Os exercícios de Pilates são funcionais

Os três fundamentos anteriores estabelecem que os exercícios de Pilates aumentam a estabilidade e a mobilidade; incluem exercícios de cadeia aberta e fechada; e trabalham os músculos de forma estática e dinâmica (enfatizando fases concêntricas e excêntricas). Tudo isso nos leva a raciocinar sobre o item 5: o Pilates é um tipo de exercício muito funcional.

Quando movimentos funcionais, como caminhar ou correr, são realizados, um único músculo não funciona isoladamente. Tais movimentos frequentemente envolvem diversos músculos – alguns trabalham de forma concêntrica, outros de forma excêntrica e outros de forma isométrica – de maneira altamente coordenada para alcançar a ação desejada. Muitos exercícios de Pilates simulam as atividades diárias, o que os torna perfeitos para a reabilitação e prevenção de lesões. Olhando novamente para o exemplo de um aparelho de rosca bíceps na academia, o indivíduo está sentado em uma cadeira com o tronco completamente apoiado e os braços repousados em uma plataforma. O movimento é dobrar o cotovelo contra a resistência, resultando no isolamento do músculo bíceps e ênfase apenas na fase concêntrica do movimento. Com que frequência na vida precisamos desse tipo de força? Não muita, a menos que sejamos praticantes de queda de braço! Com maior frequência precisamos ser capazes de executar tarefas como levantar a nossa bagagem de mão e colocá-la no compartimento superior de um avião em movimento. Isso utiliza não apenas a força dinâmica (concêntrica e excêntrica) do membro superior, mas também a estabilização escapular e a estabilização do *core*. Um exercício para o bíceps ajoelhado no Reformer (p. 153) simula esse tipo de ação.

O conceito de funcionalidade na reabilitação também significa que devemos observar a necessidade do paciente e tornar a nossa tarefa de exercícios específica. Seu paciente é um bailarino que precisa de flexibilidade, um jogador de rúgbi que precisa de força, um radialista que precisa de exercícios posturais para reverter os efeitos de ficar sentado o dia todo ou uma mulher idosa que precisa levantar-se da posição sentada? O enorme repertório de exercícios de Pilates oferece infinitas opções que nos permitem elaborar os exercícios apropriados para todos os tipos de pacientes. Se o exercício não existe no repertório, podemos projetar um exercício apropriado, utilizando o equipamento para fornecer suporte ou criar um desafio adicional.

## 6. O Pilates considera importante respirar adequadamente

Conforme discutido durante nossa revisão dos princípios orientadores no Capítulo 2, o Pilates dá importância à respiração de forma adequada, o que, entre outras coisas, nos permite ativar os principais músculos. A respiração lateral é utilizada para manter a contração abdominal ao longo do ciclo respiratório. O padrão respiratório específico utilizado (expirar durante a flexão do tronco, inspirar durante a extensão do tronco) nos permite enfatizar a ativação dos músculos principais na estabilização do *core*. Mais detalhes e a justificativa para o uso dessa técnica de respiração são abordados no Capítulo 2. Existem muitos outros benefícios da respiração profunda e adequada que contribuem para o processo de reabilitação da lesão.

### Respiração
- Oxigena o sangue e nutre o corpo no nível celular
- Expele as toxinas do corpo
- Melhora a circulação
- Acalma a mente e o corpo
- Incentiva a concentração
- Proporciona ritmo para o movimento

## 7. O Pilates é adaptável para muitas populações diferentes de pacientes

O Pilates é versátil e adaptável e, portanto, apropriado para praticamente qualquer paciente que possamos ter. Ele oferece uma solução para aqueles com mobilidade restrita e para atletas de elite – desde a mulher de 93 anos com osteoporose e artroplastia total do quadril até o atleta profissional com reconstrução do ligamento cruzado anterior. O sistema de Pilates facilita uma experiência positiva de movimento, independentemente do nível, tamanho ou limitações do paciente. O equipamento nos permite selecionar ou criar os exercícios apropriados com base na condição do paciente, se requer mais apoio ou maior desafio. É tão motivador para os homens como para as mulheres e é seguro para todas as idades quando utilizado corretamente. Quais tipos de diagnósticos podem se beneficiar do Pilates? Aqui está uma lista de exemplos.

- Dor lombar.
- Dor cervical.
- Dor, rigidez ou instabilidade após acidente automobilístico.
- Síndrome do piriforme.
- Síndrome da dor patelofemoral.
- Esclerose múltipla.
- Esclerose lateral amiotrófica.
- Artrite.
- Disfunção da articulação sacroilíaca.
- Artroplastia total (joelho, quadril, ombro).
- Reparo do manguito rotador.
- Cirurgia artroscópica (joelho, tornozelo, quadril, ombro).
- Entorse de tornozelo.
- Escoliose.
- Síndrome do impacto do ombro.
- Acidente vascular encefálico.
- Doença de Parkinson.
- Flexibilidade insatisfatória.
- Fraqueza generalizada.

## 8. O Pilates é uma forma de condicionamento mente-corpo

Na nossa experiência, os pacientes podem alcançar um potencial muito maior quando o condicionamento mental é integrado ao aprendizado motor e ao processo de reeducação neuromuscular. Isso é facilmente alcançado seguindo os 10 princípios orientadores do Pilates apresentados no Capítulo 2. É amplamente aceito que alguma versão desses princípios é o que faz do Pilates uma forma de condicionamento mente-corpo, e não apenas um processo físico. Como afirma o fisioterapeuta, terapeuta ocupacional e professor de instrutores de Pilates Wayne Seeto (2011): "O movimento consciente e a respiração diafragmática adequada fornecem consciência cinestésica e uma base estável a partir da qual se mover. A ideia de focar a mente no que o corpo está fazendo pode trazer benefícios profundos".

## 9. O equipamento de Pilates é seguro e fácil de usar (com treinamento adequado)

O aparelho de Pilates é seguro e amigável para aqueles que são devidamente treinados. Entretanto, ele é potencialmente perigoso se não for utilizado de forma correta e com discrição. As molas são expostas, as cordas e as correias ficam suspensas livremente e há muitos ajustes no aparelho. Se estiver posicionado incorretamente, o paciente poderá sofrer lesões, e, se o professor estiver parado em uma posição errada, também corre o risco de se machucar. O equipamento não suporta completamente o usuário, então este precisa se sustentar. Isso, é claro, torna os exercícios muito funcionais e é parte do motivo pelo qual o Pilates é tão eficaz no condicionamento esportivo; entretanto, também é potencialmente perigoso para o usuário inexperiente. O treinamento e a experiência adequados com um aparelho são, portanto, cruciais antes de se trabalhar com pacientes. Informações específicas sobre segurança ao utilizar o equipamento serão abordadas no capítulo seguinte.

## 10. O Pilates é uma opção sábia de negócio para expandir seus serviços de bem-estar

As despesas gerais para uma clínica de medicina desportiva ou centro de reabilitação podem ser muito altas. O aluguel de um espaço grande o suficiente e a compra do equipamento necessário para fornecer serviços de bem-estar de qualidade podem custar muito caro. O uso integrativo do Pilates, entretanto, torna esse custo muito mais acessível. O equipamento de Pilates não é barato, mas centenas de exercícios podem ser feitos no mesmo aparelho. Compare isso com uma academia onde existem várias máquinas, cada uma isolando um certo grupo muscular ou área do corpo. No Reformer, o aparelho de Pilates mais comum, existem exercícios para todas as áreas do corpo. A adição de um Cadillac e de uma Wunda Chair torna as opções de exercícios infinitas. Cadillacs e Reformers estilo torre podem até ser utilizados como base para tratamentos manuais. Como apenas um ou alguns aparelhos são necessários, ao contrário de 10 ou 20 em um ambiente tradicional de academia, você pode ajustar tudo o que uma clínica de reabilitação de lesões ou centro de bem-estar precisa em um espaço relativamente pequeno. O resultado dessas vantagens é uma redução significativa na metragem quadrada necessária nas despesas gerais.

Além de integrar o Pilates durante as sessões de tratamento de fisioterapia, oferecer um programa de Pilates pós-reabilitação oferece muitas vantagens para os profissionais de reabilitação. Primeiro, permite o crescimento dos negócios por meio de uma estratégia dupla de aumento do número de pacientes e expansão dos serviços oferecidos. Supondo que você já tenha equipamentos de Pilates, com a contratação de instrutores qualificados e o desenvolvimento de um programa, você pode perceber aumentos significativos de receita sem incorrer em grandes aumentos nas despesas. Estabilizar o fluxo de caixa é um benefício ainda maior. Quando você fatura por meio das empresas de serviços de saúde, pode ser difícil gerenciar o fluxo de caixa, já que os pagamentos dos planos de saúde tendem a ocorrer em um intervalo de 30-60 dias. Os pacientes do Pilates pagam antecipadamente pelas sessões, o que produz um fluxo de caixa previsível para ajudar a compensar despesas gerais e incrementais. Muitos pacientes que utilizam o Pilates na reabilitação veem os benefícios dessa forma de exercício. Eles também se divertem, por isso se mostram dispostos e até mesmo ansiosos para pagar por esses serviços, mesmo depois que o plano de saúde deixa de cobrir as sessões (Wood, 2004).

Ao oferecer serviços pós-reabilitação de Pilates, você aumenta a visibilidade de sua clínica e pode trazer mais pacientes para o seu negócio principal de reabilitação. Os pacientes também se beneficiam dessa união. Pacientes que passam por reabilitação ou pré-reabilitação em sua clínica e continuam ou retornam como clientes do Pilates depois que deixam de ser pacientes têm a certeza de que o instrutor de Pilates sabe sobre suas lesões porque houve comunicação com o fisioterapeuta, quiroprático ou treinador esportivo. Além disso, os clientes trabalham em um ambiente de cura confortável e seguro, em vez do tradicional ambiente de academia. Além disso, eles têm um instrutor de Pilates totalmente qualificado, treinado e supervisionado por seu especialista em reabilitação. E, finalmente, tanto o paciente como o instrutor podem consultar o fisioterapeuta, o quiroprático ou o treinador esportivo sempre que necessário (Wood, 2004).

## Importância de uma avaliação precisa

O principal objetivo da reabilitação é produzir uma mudança na condição do paciente, tanto física como mentalmente. É nosso objetivo como especialistas de reabilitação permitir que as pessoas funcionem de modo ideal e sem dor. Para fazer isso, precisamos primeiro identificar os problemas e limitações do paciente, tanto subjetiva como objetivamente, para estabelecer metas apropriadas com base nessas limitações. Podemos então planejar e direcionar o tratamento real e exercícios específicos. Só é possível prescrever um plano de tratamento eficaz quando se realiza uma avaliação precisa.

No nosso centro de fisioterapia e bem-estar, fazemos uma avaliação abrangente na visita inicial do paciente, durante a qual preenchemos um histórico subjetivo completo, avaliamos a postura e a mecânica corporais, medimos a amplitude de movimento e a força e realizamos testes especiais aplicáveis à lesão ou patologia. Durante essa sessão, aplicamos também quaisquer modalidades necessárias (como gelo, calor, ultrassom, estimulação elétrica ou fita) e realizamos quaisquer tratamentos manuais que sejam apropriados para a lesão do paciente, como mobilização articular ou dos tecidos moles. Ensinamos a postura correta e a mecânica corporal para as atividades diárias do paciente e orientamos o programa de exercícios domiciliares. Muitas vezes esse programa inclui uma introdução a alguns dos princípios orientadores (consciência, envolvimento do *core*, respiração etc.) e eventualmente alguns exercícios básicos de Pilates no *mat*, mas muito raramente começamos a integrar o exercício terapêutico no equipamento de Pilates no primeiro dia. O mais importante nessa visita inicial é realizar uma avaliação precisa e criar um plano de tratamento para atender às necessidades do paciente. Além disso, é importante reavaliar continuamente os pacientes nas visitas subsequentes para garantir a adequação dos exercícios escolhidos e poder modificá-los conforme necessário.

Mesmo que duas pessoas tenham exatamente o mesmo diagnóstico, sua apresentação e problemas específicos podem ser muito diferentes. Um comprometimento mais significativo após artroplastia total do joelho de um paciente poderia ser fraqueza e edema, enquanto o de outro poderia ser rigidez muscular e controle neuromuscular prejudicado. O conhecimento fisiológico e biomecânico adequado e o desempenho de uma avaliação precisa são necessários para garantir que fiquem claras quaisquer precauções ou contraindicações para a patologia ou lesão do paciente. É crucial que elas sejam levadas em consideração ao prescrever os exercícios específicos. Precauções gerais e contraindicações serão abordadas nos próximos capítulos, mas, como exemplo, os pacientes geralmente entram com um diagnóstico de lombalgia. Com base nisso, não podemos prescrever exercícios apropriados. Um histórico subjetivo completo e uma avaliação objetiva precisa devem ser realizados para determinar a origem da dor lombar. Se a dor for secundária a uma hérnia de disco, excluiremos exercícios de flexão do tronco; mas, se for causada por uma espondilolistese, evitaremos a extensão do tronco.

Esse raciocínio também se aplica aos atletas. Só porque uma pessoa é atleta não significa que prescrevemos os mesmos exercícios de Pilates para todas. Os esportes têm diferentes mecânicas, então tratá-los todos da mesma forma seria totalmente errôneo. Cada esporte tem demandas únicas, portanto os atletas precisam de condicionamento e tratamento específicos para o esporte. Precisamos identificar os músculos mais vulneráveis para alongá-los e fortalecê-los adequadamente com base no esporte do atleta. Entretanto, não importa qual seja o esporte, a pesquisa mostrou que os músculos do *core* iniciam e atenuam as forças geradas pelos movimentos rotacionais do desempenho esportivo (Donatelli, 2009). Assim, os princípios do Pilates podem ajudar todos os atletas a melhorar o desempenho, reduzir o risco de novas lesões e maximizar seu treinamento após uma cura efetiva.

## Pilates como ferramenta

Na fisioterapia, os exercícios de Pilates são considerados reeducação neuromuscular, exercício terapêutico ou atividade terapêutica. O repertório e o aparelho de Pilates são utilizados como ferramentas de trabalho e adaptados às necessidades de cada indivíduo e seus objetivos únicos. A abordagem que uso com os pacientes é a seguinte: os exercícios são escolhidos e sequenciados com base nas necessidades específicas do paciente, embora se tente manter a abordagem holística do trabalho. Os exercícios não são alterados para acomodar os movimentos aos quais a pessoa pode estar acostumada, mas, em vez disso, o indivíduo se adapta às correções e padrões positivos de movimento que estão sendo ensinados. O objetivo, então, é alcançar a postura ideal, força funcional e equilíbrio no indivíduo, bem como reabilitar a lesão.

Os dois primeiros capítulos explicaram os princípios orientadores nos quais o método Pilates se baseia e apresentaram pesquisas científicas que defendem o uso do Pilates no campo da reabilitação de lesões. Neste capítulo, compartilhamos as razões fundamentais pelas quais acreditamos que o Pilates funciona tão bem para a reabilitação e a prevenção de lesões. Algumas dessas razões são científicas, outras práticas, e outras têm mais a ver com a conexão espiritual ou mente-corpo. Também compartilhamos como integramos o Pilates aos planos de tratamento na clínica de fisioterapia e bem-estar. Esperamos que, depois de ler até aqui, você concorde que o Pilates pode ser uma ferramenta valiosa para o repertório dos profissionais de reabilitação. No próximo capítulo, entraremos na metodologia e no equipamento utilizados no Pilates.

# 4

# Metodologia e equipamentos necessários para uma prática efetiva

Os capítulos anteriores apresentaram os fundamentos sobre o que é o Pilates e por que ele é eficaz na reabilitação de lesões. Este capítulo explicará como integramos o Pilates aos programas dos pacientes para ajudá-los a se curar de lesões e impedir que novas ocorram. Antes de entrar nos exercícios reais, é essencial entender e aprender a ensinar o que chamamos de metodologia pré-Pilates. Existe um consenso entre pesquisadores, profissionais de saúde e praticantes de que a conexão mente-corpo enfatizada no Pilates é uma explicação para sua eficácia. Lembre-se dos princípios orientadores: consciência, equilíbrio, respiração, concentração, centro, controle, eficiência, fluxo, precisão e harmonia. Se fôssemos ignorá-los e mergulhar direto nos exercícios, estaríamos simplesmente realizando movimentos físicos e, assim, perdendo alguns dos principais benefícios do Pilates. Isso seria uma injustiça com o método e os nossos pacientes.

## Metodologia pré-Pilates

Entender e incorporar totalmente todos os princípios orientadores leva tempo. Eles não podem ser ensinados em uma sessão, um mês ou mesmo um ano, mas podemos começar com o básico: alinhamento (consciência e equilíbrio), respiração do Pilates (respiração), encontrar e ajustar o *core* (concentração e centro); o restante fluirá a partir daí. É importante ter em mente que há uma diferença entre ensinar o Pilates simplesmente como uma forma de exercício ou usá-lo como uma forma de terapia. Nesta seção, explicamos passo a passo como utilizamos uma combinação de princípios de Pilates, conceitos científicos e técnicas terapêuticas a fim de preparar os pacientes para uma prática eficaz.

### Alinhamento

Antes de um paciente começar os exercícios reais do Pilates, é importante que ele entenda o que é um bom alinhamento e como alcançá-lo. Com um bom alinhamento, há menos estresse sobre a coluna e outras articulações, e a atividade muscular é mais eficiente. No Pilates e na reabilitação da região lombar da coluna, o alinhamento começa com a posição neutra da pelve. A pelve neutra é uma posição que pode ser definida e que é a mesma para todos. Diz respeito à posição obtida quando a espinha ilíaca anterossuperior (EIAS) em cada lado da pelve e a sínfise púbica (SP) estão no mesmo plano horizontal em decúbito dorsal (plano coronal com o paciente em pé), e cada EIAS está no mesmo plano transverso. A inclinação anterior ocorre quando cada EIAS está mais alta (ou anteriorizada com o paciente em pé) do que a SP, resultando em um aumento da curvatura lombar. A inclinação posterior ocorre quando a SP está mais elevada (ou anteriorizada com o paciente em pé) do que a EIAS, resultando em uma redução da curvatura (ver Fig. 4.1).

Quando estamos em posição pélvica neutra, a posição resultante da coluna é chamada de coluna neutra. Ela se refere à posição da coluna em que todas as três curvas naturais estão presentes; assim, pode ser diferente para cada pessoa. É bem aceito na biomecânica que a posição em que as curvaturas da coluna são mantidas é a posição mais eficiente em termos energéticos para que o corpo permaneça ereto contra as forças da gravidade e para suportar forças adicionais aplicadas sobre a coluna (Richardson, Jull e Hodges, 2004). Quando a coluna está em posição neutra, a pelve também deve estar em posição neutra. Entretanto, quando a pelve está em posição neutra, a coluna não está. Por exemplo, quando estamos em decúbito dorsal e em posição neutra da pelve, também estamos em uma posição neutra da coluna; mas, uma vez que a cabeça é levantada do solo como em um movimento de abdominal, a pelve pode ainda estar neutra, mas não a coluna, pois agora ela está em flexão.

A pelve neutra e a coluna neutra são pontos de referência, a base a partir da qual podemos comparar e descrever outras posições. É importante que os pacientes saibam como encontrar a posição neutra, mas isso não significa que todos os exercícios devam ser feitos nessa posição. De fato, em certas circunstâncias é melhor desviar-se da neutra. Por exemplo, tentar manter a pelve neutra durante exercícios como a elevação do tórax (p. 67) pode causar estresse excessivo na parte inferior das costas. É contraproducente trabalhar com a pelve neutra quando o corpo não consegue manter a posição em virtude

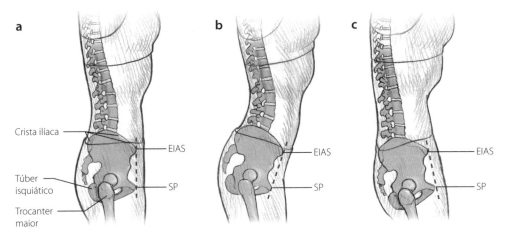

**FIGURA 4.1** Alinhamento pélvico (*a*) pelve neutra, (*b*) inclinação anterior e (*c*) inclinação posterior.

de fraqueza, pouca flexibilidade, rigidez muscular, problemas estruturais ou lesões. A pelve neutra pode ser a ideal, mas com muitos pacientes pode ser necessário, pelo menos no começo, trabalhar em uma inclinação posterior para relaxar os músculos extensores lombares e facilitar o acesso aos músculos abdominais.

Como resumido por Rael Isacowitz em seu *workshop* "Pilates, biomecânica e realidade" (2006), trabalhar na posição neutra é ideal por algumas razões: é a posição mais eficiente para gerar força; é a posição mais segura de trabalho para proteger o corpo contra lesões; estimula o recrutamento correto e equilibrado dos músculos do *core* (locais), bem como o dos músculos globais que atuam nos membros; e ensina e reforça a postura eficiente e o alinhamento ideal, permitindo, assim, padrões funcionais e positivos de movimento. Além disso, estudos mostraram que a ativação do TrA é mais independente se não há movimento da pelve ou da coluna (Richardson et al., 2004; Urquhart et al., 2005). Entretanto, forçar um paciente a trabalhar com a coluna em posição neutra antes que ele esteja pronto pode resultar em trabalho abdominal ineficaz, bem como na exacerbação de condições existentes, tais como tensão sobre o pescoço ou retesamento dos músculos da região lombar. A posição neutra é, portanto, algo pelo qual nos empenhamos no Pilates, mas alguns indivíduos podem nunca alcançá-la.

Uma vez que o paciente tenha sido treinado para uma posição neutra da pelve e da coluna, é importante olhar para outras áreas do corpo. Preferencialmente, o posicionamento ideal e o alinhamento de todas essas áreas são obtidos antes do início dos exercícios. Dependendo do tipo de corpo, padrões habituais e lesões ou patologias, cada pessoa terá desvios do ideal. A Figura 4.2 ilustra o alinhamento ideal, e a Tabela 4.1 sugere algumas dicas para ajudar os pacientes a alcançá-lo.

## Respiração no Pilates

Conforme discutido nos capítulos anteriores, a respiração correta é muito importante no Pilates e na reabilitação para alcançar os melhores resultados.

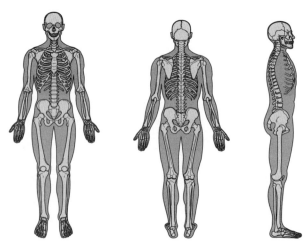

**FIGURA 4.2** Alinhamento em pé.

**TABELA 4.1** Dicas para obter um alinhamento ideal

| Área | Alinhamento ideal | Dicas para ajudar a alcançar o alinhamento |
|---|---|---|
| Cabeça, parte cervical da coluna | Neutro, com ligeira flexão cervical superior, de modo que o queixo não se projete para a frente<br>Orelhas alinhadas com os ombros | Aceno de queixo leve<br>Decúbito dorsal: deslize a cabeça ao longo do *mat*, alongando a coluna<br>Na vertical: movimento de "alcançar" por cima da cabeça |
| Cíngulo do membro superior | Ombros alinhados com as orelhas<br>Ombros abertos, não arredondados para a frente<br>Escápulas em posição neutra – não elevadas, abaixadas ou protraídas, retraídas | Mova as escápulas para baixo e para trás<br>Afaste as clavículas |
| Caixa torácica | Direcionado para dentro, não para fora | Decúbito dorsal: pressione a parte de trás de sua caixa torácica para baixo no *mat* ou pressione a faixa do sutiã na direção do *mat*<br>Ereta (contra a parede): pressione a parte de trás das costelas na direção da parede |
| Partes torácica e lombar da coluna | Neutro | Sem necessidade: quando a posição neutra da pelve é obtida, a posição neutra da coluna (curvatura natural) é o resultado |
| Pelve | Neutro | Decúbito dorsal: EIAS e SP no mesmo plano horizontal e EIAS no mesmo plano transverso<br>Em pé: EIAS e SP no mesmo plano coronal e EIAS no mesmo plano transverso |
| Joelhos | Articulação do joelho diretamente abaixo da articulação do quadril e diretamente acima da articulação do tornozelo<br>Paralelo – sem bater um no outro (valgo) ou direcionados para fora (varo)<br>Patela alinhada com o espaço entre o segundo e o terceiro dedos | Coloque uma pequena bola entre os joelhos ou imagine uma bola entre os joelhos.<br>Imagine-se esquiando morro abaixo |
| Pés | Paralelos, afastados à distância dos quadris<br>Articulação subtalar neutra – pés não rolados para dentro (pronados) ou para fora (supinados) | Role os tornozelos para dentro e para fora, a seguir encontre o ponto médio e mantenha<br>Imagine-se esquiando morro abaixo |

No BASI Pilates, o padrão respiratório básico utilizado é expirar durante a flexão e inspirar durante a extensão da coluna vertebral. Isso proporciona um ritmo natural para o movimento, além de auxiliar na ativação de grupos musculares específicos.

Para ensinar a respiração do Pilates, geralmente começamos com o paciente em uma posição confortável e em decúbito dorsal. Pedimos para o paciente cruzar os braços sobre o abdome e colocar as mãos na caixa torácica. Depois, instruímos o paciente a respirar fundo e a sentir a caixa torácica se expandir em suas mãos. Ao expirar, o paciente deve sentir o abdome afundar. Para pacientes com dor cervical, o uso excessivo dos músculos cervicais anteriores durante a respiração (esternocleidomastóideo [ECM] e músculos escalenos) frequentemente é um problema. Depois de ensinar a esses pacientes a respiração lateral em decúbito dorsal, faça-os colocar uma mão à frente do pescoço enquanto a outra continua sobre o abdome. Embora o abdome e a caixa torácica ainda se expandam durante a inspiração e se contraiam na expiração, o paciente não deve sentir nenhum movimento ou tensão nos músculos anteriores do pescoço.

## Força do *core*: ajustando o *core*

Depois que o paciente aprende o alinhamento e a respiração apropriados, é hora de aprender a ajustar o *core*. A importância dos músculos estabilizadores profundos (*core*) na reabilitação de lesões está bem estabelecida tanto na literatura como na prática clínica. Conforme discutido nos capítulos anteriores, o conceito de que todo movimento se origina do centro ou *core* é um tema comum no Pilates, e grande ênfase é colocada no recrutamento desses músculos do *core* para muitos exercícios, senão todos eles. A próxima seção orienta você por meio da metodologia que utilizo para ensinar os pacientes a encontrar e ajustar o *core* (Withers e Bryant, 2011).

### Core *inferior (*core *lombopélvico)*

**Posição do paciente:** decúbito dorsal, posição em gancho (joelhos flexionados, pés retos); pelve em posição neutra, se esta for uma posição atingível e não dolorosa.

**Posição do instrutor:** ao lado do paciente, com dois dedos de uma das mãos palpando a aproximadamente 2,5 cm do umbigo (medial) e a 2,5 cm na direção da EIAS, idealmente entre os músculos reto do abdome e oblíquos (ver Fig. 4.3).

**Instruções para o paciente:**
**Método 1 (dica para a parte inferior do abdome)**
Imagine uma corda presa a um dos ossos do quadril (EIAS), cursando ao longo do abdome e conectando-se ao outro osso do quadril. Ao expirar, afaste o abdome dessa corda (o paciente deve ser capaz de sentir e o instrutor deve ver e sentir o abdome afundar). O paciente continua respirando normalmente por 10 segundos enquanto o abdome se mantém afastado da corda (Withers e Bryant, 2011).
**Método 2 (dica para o assoalho pélvico)**
Recrute os músculos do assoalho pélvico, fazendo um Kegel. Mantenha o Kegel enquanto respira por 10 segundos. Se o paciente não entender o que é um Kegel, outras imagens para alcançar a ativação dos músculos do assoalho pélvico podem ser usadas (interromper o fluxo de urina no meio da micção, puxar os testículos para cima, tentar unir os ossos da pelve etc.).

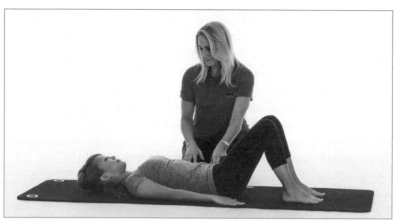

**FIGURA 4.3** Ajustando o *core*.

Depois que o paciente tentar praticar os dois métodos de recrutamento do *core*, decida qual resultou na ativação mais isolada do TrA. Como o TrA é a camada mais profunda dos músculos abdominais, é difícil ou, em alguns casos, impossível realmente vê-lo ou senti-lo, portanto, para saber se ele está funcionando adequadamente, precisamos sentir e observar outras atividades musculares. Um forte abaulamento ou posicionamento em cúpula do abdome indica a ativação dos músculos abdominais mais superficiais. Uma contração isolada do TrA é sentida como uma contração lenta, suave e minimamente perceptível. Deve ser sentido como se a pele estivesse se retesando sob as pontas dos dedos, não como um músculo se expandindo.

Conforme discutido no Capítulo 3, podemos postular que, com essa ativação do TrA, estamos obtendo a cocontração dos outros músculos do *core* (multífidos, assoalho pélvico e diafragma). Essa manobra abdominal *drawing-in*, ou *imprinting*, requer prática para obter os padrões corretos de ativação, porque esses músculos profundos frequentemente são inibidos pela dor ou pela inatividade. Então, assim que o paciente entende o que deve ser feito e como fazê-lo, esse passo se torna uma prática diária. O objetivo é que, quando o paciente for orientado a ajustar o centro ou *core* durante os exercícios de Pilates, ele saiba exatamente o que fazer.

É claro que o decúbito dorsal em posição neutra não é uma posição funcional, mas é importante começar nessa posição apoiada e indolor para permitir uma atividade mais isolada do TrA (Richardson, Jull e Hodges, 2004), bem como o retreinamento muscular e a reorganização do córtex motor (Tsao e Hodges, 2007). Assim que o paciente conseguir realizar a manobra em decúbito dorsal na posição neutra, podemos avançá-lo para posições mais funcionais e desafiadoras, como sentar, ficar em pé ou deitar-se em uma superfície instável (rolo de espuma, bola ou o carrinho deslizante do Reformer).

### Core *superior (região cervicotorácica)*

Para pacientes com dor ou disfunção cervical, a capacidade de encontrar e ativar o *core* superior (discutido no Cap. 3) é muito importante. Lembrando os princípios do

Pilates: a boa postura começa a partir do *core*, então primeiro o paciente deve saber como recrutar corretamente o TrA e, assim, ativar o *core* inferior, conforme instruído anteriormente neste capítulo. Entretanto, o TrA se estende somente da caixa torácica até o púbis; por esse motivo, quando se trabalha especificamente com disfunções da parte cervical da coluna, devemos também abordar o *core* superior. Se esse *core* estiver funcionando de forma adequada, não há razão para os músculos que geralmente já são muito tensionados (ECM, parte descendente do trapézio e levantador da escápula) terem que trabalhar demais e causar tensão cervical. Portanto, da mesma forma que ensinamos os pacientes a ativar o *core* inferior, podemos ensiná-los a ativar o *core* superior.

## Parte I: flexores profundos do pescoço (FPP)

Assim como ocorre com o TrA, também não podemos ver nem sentir os FPP; por isso, para saber se eles estão funcionando corretamente, precisamos sentir por outra atividade muscular. Então, neste exercício, assim como ensinamos o paciente a isolar o TrA sem utilizar os músculos abdominais mais superficiais, nós o orientamos a isolar os FPP sem utilizar os músculos cervicais mais superficiais (ECM e escalenos anteriores [EA]).

**Posição do paciente:** decúbito dorsal, posicionamento em gancho. Parte cervical da coluna em posição neutra, se necessário sobre uma pequena almofada para reduzir a lordose excessiva e para conforto.

**Posição do instrutor:** na cabeceira do paciente, com uma pegada tipo gatilho na posição suboccipital (dedos mínimos sob o occipital, dedos médios nas laterais do pescoço). Isso permite que o instrutor guie o movimento levemente, ao mesmo tempo que sente a ativação muscular e observa o recrutamento excessivo do ECM e do EA (ver Fig. 4.4).

**Instruções para o paciente:**

**Etapa 1** (*ativação dos músculos superficiais anteriores do pescoço*): coloque uma mão na frente do pescoço, sobre os músculos cervicais anteriores. Levante a cabeça do *mat*, sentindo o enrijecimento e o abaulamento do ECM e do EA. Suavemente, abaixe a cabeça de volta para o *mat*.

*Nota para o instrutor*: o objetivo desta etapa é que o paciente aprenda quais músculos ele *não* deve sentir ao fazer o aceno de queixo.

**Etapa 2** (*aceno de queixo* para ativar os FPP): pressione suavemente a parte de trás da sua cabeça no *mat*, trazendo o queixo para uma posição de leve aceno, enquanto alonga a parte posterior do pescoço. Faça esse movimento *sem* sentir o abaulamento do ECM e do EA.

*Nota para o instrutor*: assim como acontece com o TrA, a contração isolada dos FPP é sentida como uma contração lenta, suave e minimamente perceptível. Você deve sentir como a pele é tensionada sob as pontas dos dedos, não como um músculo saliente.

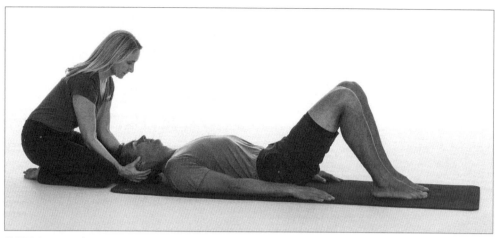

**FIGURA 4.4** Avaliação e ativação dos flexores profundos do pescoço.

**Etapa 3** (*programa de exercícios domiciliares para aumentar a força e a resistência dos FPP*): faça um mínimo de 10 acenos de queixo, sustentando por 10 segundos a cada dia. Quando isso se tornar fácil, progrida para posições mais funcionais, como na posição sentada e em pé.

A capacidade de fazer esse exercício simples indica corretamente que os FPP estão funcionando de maneira apropriada, e agora podemos passar para a próxima parte do *core* superior.

## Parte II: parte ascendente do trapézio e serrátil anterior

**Posição do paciente:** decúbito ventral apoiado sobre os cotovelos (pose da esfinge), cotovelos ligeiramente à frente dos ombros. Olhos voltados para o solo, de modo que a cabeça fique levemente para baixo e a parte cervical da coluna se posicione entre uma postura neutra e uma ligeira flexão.

**Posição do instrutor:** sentado ao lado do paciente, com o polegar e o indicador de uma mão nos ângulos inferiores das escápulas do paciente, polegar e indicador da outra mão sobre o esterno do paciente (opcional) (ver Fig. 4.5).

**Instruções para o paciente:**
  **Etapa 1:** ajuste o *core* inferior.
  **Etapa 2:** ative os FPP executando um aceno de queixo.
  **Etapa 3:** ative a parte ascendente do trapézio puxando as escápulas para baixo e para trás, como se as colocasse no bolso traseiro oposto. Visualize uma expansão na região das clavículas. Certifique-se de fazer isso *sem* contrair os músculos anteriores do pescoço, a parte descendente do trapézio ou o levantador da escápula.
  **Etapa 4:** para ativar o serrátil anterior, apoie o paciente sobre os cotovelos e afaste o tórax do chão (ou da mão do instrutor, se estiver palpando o esterno), man-

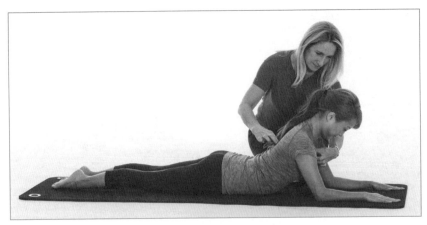

**FIGURA 4.5** Ativação da parte ascendente do trapézio e serrátil anterior.

tendo a posição do queixo e da escápula. O paciente não deve levantar a cabeça ou tensionar os músculos cervicais.

*Nota para o instrutor:* às vezes a dica do osso do tórax faz as pessoas abaularem os ombros e usarem excessivamente os peitorais. Se isso acontecer, retire os dedos do esterno do paciente e peça, em vez disso, que o paciente empurre os cotovelos para baixo no *mat*, à medida que a parte de trás da caixa torácica se eleva.

Esta seção explicou o que o paciente precisa aprender e praticar antes de iniciar um programa de Pilates. Quer você use a metodologia exata que orientamos ou crie a sua própria, o importante é que o paciente aprenda os fundamentos pré-Pilates – alinhamento, respiração, localização e ajuste do *core* – antes de iniciar os exercícios reais. Lembre-se também de que existe uma diferença entre ensinar o Pilates simplesmente como uma forma de exercício e utilizá-lo como uma forma de terapia. Se os exercícios não forem utilizados em conjunto com os conceitos terapêuticos e técnicas discutidos, podem agravar lesões.

Após abordarmos o que, por que e como integrar o Pilates a tratamentos terapêuticos, estamos quase prontos para aprender os exercícios reais. Mas, primeiro, é importante ser apresentado aos equipamentos e aprender a utilizá-los com segurança.

## Equipamento

Atualmente existem muitas peças diferentes de equipamentos para Pilates – tanto as inventadas pelo próprio Joseph Pilates como as inovações mais recentes. Além do equipamento maior, existem muitos acessórios atualmente utilizados nos estúdios de Pilates (bolas, rolos de espuma etc.). Todos eles são maravilhosos, mas nesta seção abordaremos somente os equipamentos principais de Pilates utilizados na Parte II deste livro. São os mais adequados em uma reabilitação de lesões e em um cenário terapêutico ou de prevenção.

## Tensão de mola

O equipamento de Pilates é único no uso de molas em vez de pesos, como nos equipamentos tradicionais de ginástica. O tipo de resistência fornecida por molas é denominado *resistência progressiva*. A quantidade de resistência é determinada pela espessura ou resistência da mola e pela quantidade de estiramento ou tensão sobre ela. Ao levantar pesos, o peso (resistência) permanece constante ao longo da amplitude de movimento, mas, em virtude do princípio da vantagem ou desvantagem mecânica, o esforço muscular requerido muda de acordo com os ângulos variáveis da(s) articulação(ões). Com a resistência de molas, entretanto, a resistência aumenta à medida que a mola é tensionada, resultando no desafio do músculo ao longo de toda a amplitude do movimento. Ambos os tipos de resistência, embora diferentes, são eficazes e importantes para o desenvolvimento muscular.

Uma vantagem das molas em relação aos pesos é que elas podem ser mais facilmente adaptadas para simular muitas outras atividades e, portanto, são mais funcionais (Isacowitz, 2005). Para a reabilitação de lesões, a resistência da mola é mais segura, porque na fase inicial de uma repetição a resistência pode ser liberada, aliviando qualquer compressão na articulação ou pressão sobre o músculo.

Uma das dificuldades de se trabalhar com molas, entretanto, é que as configurações das molas variam de um equipamento para outro, e até o mesmo equipamento varia de um fabricante para outro. Infelizmente, não há um padrão universal. Por esse motivo, em vez de fornecer uma configuração exata de mola para cada exercício, utilizamos uma amplitude de resistência, que se traduz em um número limitado de posições de ajuste de mola.

Também é importante perceber que os termos pesado ou leve são relativos e variam de acordo com o exercício: duas molas no Reformer são leves para os pés, mas pesadas para o trabalho com os braços. A tensão adequada da mola para qualquer exercício varia de pessoa para pessoa, dependendo de altura, peso, proporções corporais, nível de habilidade e lesão ou patologia. Por exemplo, séries de braços em decúbito dorsal no Reformer (p. 106) podem exigir de 2 a 3 molas para um jogador de rúgbi masculino de 90 quilos, mas de meia a uma mola para uma mulher de 50 quilos que se recupera de cirurgia do manguito rotador. Ao utilizar o método Pilates com seus pacientes, é crucial que você esteja intrinsecamente familiarizado com as configurações de resistência em cada peça de equipamento para que possa determinar a resistência correta da mola para cada pessoa e cada exercício.

## *Mat*

Embora talvez não seja verdadeiramente um aparelho, o trabalho no *mat* é a base do sistema de Pilates, por isso merece menção aqui. Os exercícios no *mat* são sempre os primeiros que são ensinados aos nossos pacientes – não porque sejam os mais fáceis, mas porque são a raiz de todos os outros exercícios do repertório do Pilates. Se alguém não está familiarizado com o trabalho no *mat*, falta-lhe a base necessária para desenvolver uma prática poderosa de Pilates. Do ponto de vista prático, exercícios no *mat* podem ser praticados em qualquer lugar, a qualquer hora. A maioria das pessoas não possui um Reformer ou outro equipamento de Pilates em suas casas, de modo que os exercícios no *mat* servem como um programa de exercícios domiciliares. Se o paciente praticar alguns exercícios fundamentais entre as sessões, será capaz de internalizar os princípios e movimentos do Pilates muito mais rápido. Isso naturalmente nos permite progredir com segurança para o equipamento.

## Reformer

O aparelho mais comumente reconhecido e popular usado no Pilates é o Reformer (ver Fig. 4.6). Embora a maioria dos estúdios de Pilates e centros de reabilitação baseados no Pilates possua o conjunto completo de equipamentos, se você puder adquirir apenas uma peça, recomendamos o Reformer. De todos os equipamentos de Pilates, o Reformer oferece a maior variedade de movimentos e acomoda o movimento em toda a amplitude, pois os ajustes podem ser feitos de acordo com o tamanho e as limitações do paciente. Os exercícios realizados no Reformer vão dos fundamentais aos extremamente avançados e incluem todas as posições: decúbito dorsal, decúbito ventral, sentada, ajoelhada e em pé. O Reformer permite a execução até mesmo de exercícios cardiovasculares e pliométricos com o uso do acessório da plataforma de salto. As possibilidades são vastas no Reformer, limitadas apenas pela nossa compreensão do equipamento e, claro, a nossa criatividade.

> **Genialidade do equipamento**
> - Permite diferentes orientações para a gravidade (decúbito ventral → decúbito dorsal → posição sentada → ajoelhada → em pé).
> - Oferece opções de superfície estável e móvel.
> - Extrema capacidade de ajuste.
> - Cria suporte e resistência.
> - Ensina propriocepção e equilíbrio, além de força e flexibilidade.

Do ponto de vista da reabilitação, preferimos trabalhar no Reformer, especialmente nos estágios iniciais de reabilitação ou pré-reabilitação, porque ele proporciona uma perspectiva maravilhosa, tanto para o paciente como para o instrutor, que consegue observar o alinhamento e a padronização muscular. Ele também permite que o paciente seja posicionado de forma a ajudar a remover a gravidade da equação, permitindo um apoio de carga progressiva mais precoce. Por exemplo, em um exercício de trabalho com os pés no Reformer (p. 96), o alinhamento vertical natural do corpo é reforçado, e podemos iniciar exercícios funcionais como o agachamento sem nos preocuparmos com o excesso de compressão sobre as articulações do paciente. Isso é inestimável para pacientes com dificuldade para ficar em pé ou caminhar em decorrência de articulações artríticas, restrições cirúrgicas ao apoio de peso, fraqueza generalizada ou problemas de equilíbrio. Ainda podemos trabalhar na postura ereta e no alinhamento, bem como na força dos membros inferiores, sem estressar as articulações ou colocar o paciente em risco de cair. Isso permite que os padrões funcionais exatos e a memória muscular sejam retreinados, e, assim que o paciente estiver pronto para apoiar peso sobre o membro em um agachamento ou afundo, o movimento já foi aprendido.

## Partes do Reformer (ver Figura 4.6)

*Estrutura:* a estrutura rígida que envolve o aparelho. Feita de madeira ou alumínio, dependendo do fabricante e do modelo. Disponível em diferentes alturas.
*Carrinho:* a plataforma deslizante.
*Barra de molas:* a barra à qual as molas se ligam. Geralmente há duas ou três configurações disponíveis.
  Mais perto do carrinho = menor tensão da mola.
  Mais perto da estrutura = maior tensão da mola.
*Travas:* bloqueios removíveis que podem ser inseridos em buracos nos trilhos da estrutura. Colocar as travas nos orifícios mais próximos da barra para pés permite maior amplitude de movimento do carrinho, enquanto a colocação das travas nos orifícios mais distantes da barra para pés permite menor amplitude de movimento do carrinho.
*Molas:* as molas fornecem resistência, conforme discutido anteriormente. A tensão da mola no Reformer é a seguinte:

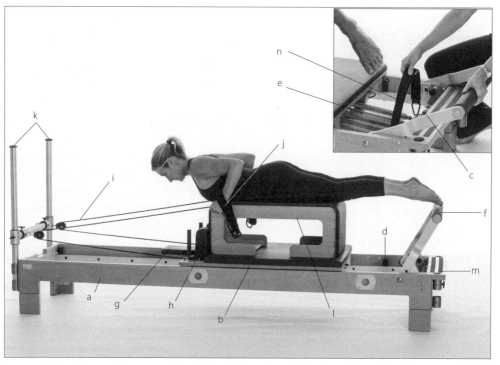

**FIGURA 4.6** Reformer: *(a)* estrutura; *(b)* carrinho; *(c)* barra de molas; *(d)* travas; *(e)* molas; *(f)* barra para pés; *(g)* encosto de cabeça; *(h)* apoios para ombros; *(i)* cordas; *(j)* alças e cabos; *(k)* tirantes de polias; *(l)* caixa; *(m)* base; *(n)* correia para o pé.

Extraleve = meia mola (25-50%)
Leve = uma a uma mola e meia
Média = duas a três molas
Pesada = três e meia a quatro molas
Extrapesada = quatro e meia a cinco molas
Alguns fabricantes codificam molas individuais com cores para designar a resistência:
Amarela = um quarto ou extraleve
Azul = meia ou leve
Vermelha = uma ou média
Verde = uma e meia ou pesada

*Barra para pés:* uma barra para pés geralmente tem três ou quatro configurações diferentes, dependendo do fabricante e do modelo. Ela pode ser ajustada para acomodar o tamanho do paciente, as restrições de amplitude de movimento ou a meta do exercício. Por exemplo, a barra pode ser colocada na posição mais baixa quando se trabalha com uma pessoa mais alta ou um paciente em pós-operatório de artroplastia total do quadril, para mantê-lo com < 90 graus de flexão do quadril. Por outro lado, a barra pode ser colocada na posição mais alta para uma pessoa com pernas mais curtas ou quando a meta é aumentar a amplitude de movimento de flexão ativa para um paciente no pós-operatório de uma artroplastia total de joelho.

*Encosto de cabeça:* o encosto de cabeça geralmente tem três configurações – alta, neutra ou baixa. Para a maioria dos exercícios, é mantido em posição neutra, mas pode ser ajustado para acomodar postura, lesão ou patologia. Por exemplo, a posição alta é mais confortável para um paciente com cifose grave, mas a baixa é melhor para alguém com patologia de disco cervical. Se não houver contraindicações, preferimos utilizar a posição alta na maioria dos exercícios para encorajar a conexão neuromuscular, o que muitas vezes falta em pacientes com lesões.

*Apoios para ombros:* classicamente imóveis, alguns fabricantes agora os fazem ajustáveis em até seis posições. Isso permite espaçamentos mais largos e mais estreitos para indivíduos maiores ou menores, bem como alívio da compressão do ombro para certas patologias (p. ex., síndrome do impacto do ombro). Apoios para ombros ajustáveis também podem ser facilmente removidos para permitir uma variedade ainda maior de exercícios.

*Cordas*: nos aparelhos Reformer de estilo mais clássico, são tiras de couro. Elas podem ser ajustadas para ficar mais curtas ou mais longas.

*Alças e pegas:* existem diferentes variedades disponíveis – pegas, alças, alças acolchoadas (cobertas com pele de carneiro) e até alças que circundam os pulsos para pacientes que não conseguem segurar.

*Suportes de polias:* são geralmente deixados no centro, mas podem ser ajustados para alterar a altura e, portanto, a linha de tração nas cordas para acomodar exercícios específicos. O sistema aprimorado de polias da BASI Systems permite o ajuste fino dos ângulos das polias para permitir o isolamento dos grupos musculares desejados.

*Caixa*: é uma caixa longa colocada com o lado maior em paralelo ao eixo longo do Reformer e uma caixa curta colocada com o lado menor da caixa perpendicular ao eixo longo do Reformer. Geralmente é colocada à frente dos apoios para ombros.

*Base*: a pequena plataforma na extremidade do pé do Reformer. Um dos principais usos é para exercícios em pé. Entretanto, recomendo uma plataforma de grandes dimensões para aumentar o repertório de exercícios e a segurança.

*Correia para o pé*: uma cinta pendurada sob a barra de molas que pode ser colocada sobre os pés a fim de estabilizar o corpo para determinados exercícios.

*Plataforma de salto*: plataforma removível que se encaixa na extremidade da barra para pés ou na base do Reformer. Ela permite séries de exercícios de salto (pliométricos) e também é útil para pacientes que precisam de mais área de superfície e estabilidade do que a fornecida pela barra para pés (p. ex., aqueles com uma entorse de tornozelo ou condição neurológica, como esclerose múltipla ou doença de Parkinson). Para ver a plataforma de salto em uso, consulte as páginas 186-188, no Capítulo 6.

## Cadillac

O Cadillac é o maior e mais caro aparelho de Pilates e, como tal, não é tão comumente utilizado em centros de reabilitação baseados no Pilates. No entanto, se você puder comprá-lo, recomendamos fortemente. A altura e a largura tornam-no muito amigável e seguro para pacientes idosos ou frágeis, e aqueles com restrições de amplitude de movimento. Também é muito estável, o que é ótimo para pessoas que se sentem desconfortáveis com a plataforma deslizante do Reformer. Pode ser utilizado como uma base para mobilização de articulações e tecidos moles, facilitação neuromuscular proprioceptiva (FNP) ou alongamento manual. Uma enorme variedade de exercícios é possível – desde flexões suaves e assistidas pela mola até acrobacias avançadas. Em função de seu *design*, desafia o corpo em múltiplos planos de movimento. Como no Reformer e na Chair, os exercícios podem ser executados em posições de decúbito ventral, dorsal, lateral; sentada; ajoelhada; e em pé sobre o aparelho. Também existem alguns exercícios funcionais maravilhosos que são feitos em pé ao lado do Cadillac e utilizando suas molas ou barras para resistência ou suporte. As barras superiores permitem até mesmo que o paciente fique pendurado de cabeça para baixo, e os trilhos de velocidade possibilitam tração quando necessário (ver Fig. 4.7).

### Partes do Cadillac (ver Fig. 4.7)

*Estrutura ou hastes:* as hastes verticais e as hastes horizontais passam pelos lados e pela parte superior do aparelho. A barra de apoio é fixada em um lado das hastes laterais, e a barra transversal no outro. Correias para os pés e uma barra transversal (a partir da qual o trapézio fica pendente) estão nos trilhos superiores, o que permite alguns exercícios maravilhosos de suspensão e tração.

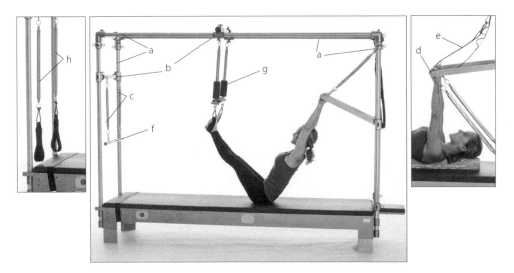

**FIGURA 4.7** Cadillac: *(a)* estrutura ou hastes; *(b)* barras transversais deslizantes (trilhos de velocidade); *(c)* molas; *(d)* barra de apoio (BA); *(e)* correia de segurança; *(f)* barra de rolagem; *(g)* trapézio ou balanço; *(h)* molas para perna.

*Barras transversais deslizantes (trilhos de velocidade):* as barras transversais deslizam para a esquerda e para a direita nas hastes superiores, ou para cima e para baixo nas hastes verticais. Ambas possuem orifícios onde são presas molas para fornecer resistência ou suporte para exercícios. A barra transversal nas hastes verticais funciona bem para melhorar a estabilidade e o posicionamento para certos exercícios e alongamentos.

*Molas:* as molas fornecem resistência para os exercícios. A maioria dos Cadillacs possui várias molas e diversos tipos de fixação. As molas do Cadillac são longas (molas para perna) e curtas (molas para braço), e com resistência variável.

*Molas para braço:* muito leve (amarela), leve (azul), média (vermelho) e pesada (verde).

*Molas para perna:* muito leve (amarela), média ou pesada (roxa).

*Barra de apoio (BA):* é uma barra oscilante muito forte e capaz de suportar muito peso, pois há exercícios em que o peso de todo o corpo depende da BA. As molas podem ser carregadas por cima (geralmente fornecendo assistência) ou na parte inferior (fornecendo resistência). A barra oscila para que possa ser utilizada na parte interna ou externa do aparelho, permitindo uma enorme variedade de exercícios.

*Correia de segurança:* uma correia de segurança deve ser utilizada para determinadas posições e exercícios, de modo que a barra acionada por mola não apareça e bata no paciente ou no instrutor. Ela também pode ser utilizada para manter a BA fora do caminho quando não estiver em uso.

*Barra de rolagem:* é uma barra de madeira em molas que se prende aos orifícios da barra cruzada ou hastes, fornecendo resistência ou, em alguns casos, suporte.

*Trapézio ou balanço*: uma barra de trapézio é utilizada para exercícios suspensos e para apoiar as pernas em exercícios como o de respiração com barra de apoio (p. 192).

*Nota*: opções que representam economia de espaço e custo incluem o Reformer com uma torre e uma combinação de Reformer-Cadillac, disponíveis em alguns fabricantes. Estes funcionam como um Reformer e um Cadillac em um equipamento conversível. A maioria, mas nem todos os exercícios de Cadillac podem ser feitos no Reformer com a torre, enquanto o Reformer se converte em um Cadillac completo com toda a funcionalidade do trapézio.

## Wunda Chair

A Wunda Chair de Pilates (*Wunda* é a palavra em alemão para *maravilha*) é basicamente uma cadeira em forma de caixa com um lado que pode ser pressionado contra a resistência de molas. A Chair original possuía um grande pedal único, mas evoluiu para uma versão de pedal dividido. Recomendamos essa versão para reabilitação, porque a parte do pedal é dividida em duas partes independentes, o que permite um trabalho unilateral e recíproco; isso é ótimo para pacientes com um lado mais fraco do que o outro em decorrência de lesão ou cirurgia, bem como para pacientes com um desequilíbrio estrutural, como escoliose. Os exercícios podem ser feitos na Chair em decúbitos dorsal, ventral, na posição sentada, ajoelhada e em pé, bem como a partir do chão adjacente à frente, atrás ou aos lados da Chair. A Wunda Chair é um equipamento essencial para um centro de reabilitação baseado no Pilates, porque é versátil, leve e relativamente barata; não ocupa muito espaço; e permite muitos exercícios funcionais com apoio de peso. Embora a Chair se preste a muitos exercícios para o *core* e membro superior, nós a usamos mais para reabilitação e pré-reabilitação de pacientes com lesões no quadril e no joelho ou problemas de equilíbrio. É uma ótima ferramenta para progredir a partir de um estado de apoio de peso, desde o decúbito dorsal gravidade zero no Reformer até sentado sem apoio e, finalmente, exercícios em pé na Chair (ver Fig. 4.8).

### Partes da Wunda Chair (ver Fig. 4.8)

*Assento*: a largura e a profundidade do assento variam de acordo com o fabricante e o modelo. Um assento maior é mais fácil de usar e permite mais opções de exercício.

*Pedais ou barra para pés*: a Wunda Chair original tinha um único pedal, mas a maioria dos fabricantes agora tem pedais divididos, o que permite o trabalho unilateral e o movimento recíproco dos membros.

*Molas*: as molas fornecem resistência para os exercícios. A maioria das Chairs tem um total de quatro molas – duas leves e duas pesadas –, uma para cada pedal. Existem muitas diferenças no sistema de ajuste de resistência entre os fabricantes, e a maioria delas é um pouco incômoda e pode ser, de certa forma, difícil de pa-

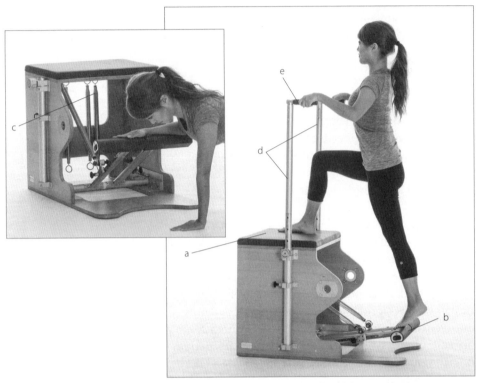

**FIGURA 4.8** Wunda Chair: *(a)* assento; *(b)* pedais ou barra para pés; *(c)* molas; *(d)* hastes; *(e)* cabos.

dronizar. A Wunda Chair da BASI Systems tem um *design* de pedal inovador que amplia a mobilidade, oferece transições mais suaves e ajuste da tensão da mola.

*Configurações de molas na Chair:*

Mais leve = uma mola leve (geralmente branca) na posição mais baixa em um pedal.

Mais pesado = duas molas pesadas (geralmente pretas) na posição mais alta em cada pedal.

*Hastes ou cabos:* as hastes são facilmente removíveis, pois são necessárias para alguns exercícios ou pacientes, mas podem dificultar outros. Elas também são ajustáveis para a altura e, em alguns modelos, para o ângulo.

## Segurança

Além de seguir todos os protocolos gerais para o exercício, o Pilates requer atenção especial à segurança do instrutor e do paciente por causa das peculiaridades do equipamento utilizado. O Pilates com frequência é considerado seguro e fácil de usar, mas, na realidade, o equipamento é potencialmente perigoso; e o método em si pode oferecer perigo se não for utilizado de forma correta e com bom senso. As molas estão expostas, as cordas e as correias estão suspensas livremente e há muitos ajustes em cada aparelho.

Se estiver posicionado incorretamente, o paciente poderá sofrer lesões, e, se o professor estiver em posição errada, também poderá se machucar. O equipamento não suporta completamente o usuário; o usuário precisa se apoiar. Isso, obviamente, torna os exercícios muito funcionais e é parte do motivo pelo qual o Pilates é tão eficaz na reabilitação e condicionamento esportivo; ainda é também potencialmente perigoso para os inexperientes. O treinamento adequado no método e na experiência com o aparelho é, portanto, crucial antes de se trabalhar com pacientes.

## Diretrizes de segurança

Adaptado do BASI Pilates Teacher Training Manual, Isacowitz, 2008.

- O instrutor deve estar familiarizado com cada exercício até o mais ínfimo detalhe, incluindo quaisquer precauções ou contraindicações possíveis. Este livro é apenas um guia de utilização do Pilates para fins específicos. Para realmente incorporar o método e ser capaz de ensiná-lo aos outros com sucesso, é preciso realizar um curso abrangente de formação de professores.
- Como em qualquer programa de exercícios, o instrutor deve conhecer as restrições, limitações e o histórico médico do paciente.
- Tanto o instrutor como o aluno devem estar cientes dos perigos inerentes a todos os aparelhos de Pilates utilizados – molas, barras, correias etc.
- Os instrutores sempre devem ajudar os pacientes a entrar e sair do equipamento e quando estiverem colocando ou tirando as correias (particularmente as tiras das pernas).
- Nós, instrutores, devemos proteger nossos corpos durante as sessões, dando dicas e auxiliando a partir de uma posição segura; ainda, durante um desses exercícios, podemos até ser capazes de suportar o peso do paciente, se necessário. É preciso muita prática no equipamento para dominar isso.
- Nunca troque as molas quando estiverem sob tensão.
- Somente permita que o paciente mude de posição quando não houver tensão nas molas.
- O aparelho deve receber manutenção regularmente, incluindo verificações frequentes do estado das molas. As molas devem ser substituídas ao primeiro sinal de deterioração.

## Pontos de segurança específicos no Reformer

- Nunca deixe o Reformer sem molas, havendo um paciente nele ou não. Um Reformer descarregado significa que o carrinho deslizará, o que pode ser perigoso se alguém não perceber e tentar se sentar em cima do aparelho.
- Somente mude as molas quando o carrinho estiver totalmente próximo da barra para pés.

- Use uma plataforma de grande dimensão para ficar em pé em todos os exercícios nessa posição.
- Coloque o encosto de cabeça na posição para baixo durante todos os exercícios que exerçam pressão sobre a parte cervical da coluna.
- Sempre se movimente devagar e com tensão constante nas cordas. Movimentos rápidos e bruscos fazem as cordas afrouxarem, tornando alguns exercícios ineficazes, e outros uma receita para o desastre.

### *Pontos de segurança específicos no Cadillac*

- Sempre prenda a correia de segurança quando as molas estiverem no fundo do Cadillac. Isso evita que a barra seja puxada com força pelas molas e atinja o aluno ou o instrutor.
- Tenha cuidado quando a BA estiver no topo do Cadillac. Se uma barra acionada por mola for solta de repente, ela se deslocará muito rapidamente e poderá atingir o instrutor ou o paciente.

Agora que falamos sobre como orientar os pacientes quanto ao que eles precisam saber antes de iniciar um programa de Pilates, e que você está familiarizado com o equipamento utilizado, podemos mergulhar nos movimentos físicos reais. Por favor, note que existem centenas de exercícios do repertório clássico isolado, bem como centenas de modificações e novas criações, resultando em milhares de exercícios que podem ser considerados Pilates. Os exercícios deste livro foram selecionados por causa de sua simplicidade para o praticante novato e de seu papel na reabilitação de lesões.

# PARTE II

# EXERCÍCIOS

# 5

# Exercícios no *mat*

Cada exercício neste capítulo e nos capítulos seguintes descreve os movimentos físicos do Pilates com instruções detalhadas, principais músculos envolvidos, objetivos, indicações, precauções ou contraindicações, variações e progressões, conforme apropriado, bem como dicas técnicas para a execução correta. As instruções do exercício são escritas de modo que o profissional possa instruir o paciente, ou que as orientações possam ser seguidas pelo próprio praticante. Recomendamos que qualquer pessoa que não tenha experiência com o Pilates trabalhe com um instrutor certificado para praticar os exercícios, tanto no papel de paciente como no de professor, antes de aplicá-los em uma prática de reabilitação. Isso é essencial para fornecer um programa de exercícios seguro e eficaz.

Como o trabalho no *mat* é a base do sistema Pilates, é importante começar por ele. Depois de ensinar a metodologia pré-Pilates descrita no Capítulo 4, um exercício no *mat*, como a ponte (p. 62), geralmente é um dos primeiros que ensinamos aos pacientes. Esse exercício aparentemente simples enfatiza o recrutamento correto do *core*, a articulação da coluna, a mobilização da região pélvica e a coordenação do padrão respiratório com o movimento. É muito difícil para as pessoas, especialmente quando estão com dor ou falta de consciência corporal, focar tudo isso enquanto estão em um equipamento grande, estranho e que se move! É muito melhor aprender a execução correta do exercício em terra firme, onde se sentem relaxadas e apoiadas. Depois que o paciente está confortável com a versão do exercício, podemos então realizá-lo no equipamento, adicionando elementos de desafio conforme apropriado (p. ex., elevação inferior com extensão no Reformer, p. 105, ponte com barra de rolagem no Cadillac, p. 189, e ponte na Wunda Chair, p. 224).

Queremos enfatizar, entretanto, que o trabalho no *mat* não é o mais fácil do Pilates. Na verdade, pode ser o mais difícil. Em muitos casos, o equipamento ajuda a apoiar o usuário ou fornece estabilização, o que torna o exercício mais acessível. No trabalho no *mat*, o usuário deve se sustentar, e isso pode exigir muito mais experiência e força para ser feito com segurança. Apesar da dificuldade, na maioria das vezes o trabalho no *mat* é um ótimo lugar para as pessoas começarem no Pilates. É um equipamento barato, acessível e fácil de integrar em diferentes configurações. Ele pode ser utilizado de várias maneiras: como uma aula em grupo para treinar a força e resistência em uma sequência fluente, como aquecimento para uma sessão de equipamentos de Pilates ou outra atividade esportiva, um programa de condicionamento diário pessoal com duração de 5 a 10 minutos, como um programa de exercícios domiciliares para reabilitação de lesões, ou para a conscientização geral do corpo e a reeducação neuromuscular.

## Ponte (*pelvic curl*)

### Principais músculos envolvidos

Abdominais, posteriores da coxa e glúteo máximo.

### Objetivos

Mobilização da coluna vertebral e da região pélvica, articulação da coluna, controle dos posteriores da coxa, estabilização lombopélvica, recrutamento e cocontração dos músculos do *core*.

### Indicações

Este geralmente é um dos primeiros exercícios que ensinamos aos pacientes, pois é relativamente simples, mas enfatiza o recrutamento correto do *core*, a articulação da coluna, a mobilização da região pélvica e a coordenação do padrão da respiração com o movimento. Embora a execução correta do movimento seja desafiadora, até mesmo uma tentativa é benéfica para os pacientes que estão aprendendo os conceitos de posição da coluna neutra e controle do *core*. É ótimo para aqueles com rigidez geral ou artrite da coluna, *core* fraco ou inibido ou retesamento dos extensores das costas ou dos flexores do quadril.

### Precauções ou contraindicações

Patologia aguda de disco lombar e osteoporose.

### Instruções

Posicione-se em decúbito dorsal com os joelhos flexionados, pernas paralelas aproximadamente à distância do quadril, braços relaxados nas laterais com as palmas voltadas para baixo e a pelve em uma posição neutra (ver a foto *a*). Inspire para preparar, expire para ajustar o *core* e começar a afastar a pelve e a coluna do *mat*, uma vértebra de cada vez. Inspire e mantenha-se no topo; a pelve deve estar em inclinação posterior máxima, e um alongamento deve ser sentido nos flexores do quadril (ver foto *b*). Expire enquanto a coluna é abaixada, começando na vértebra torácica e rolando uma vértebra de cada vez até que o cóccix toque o *mat*.

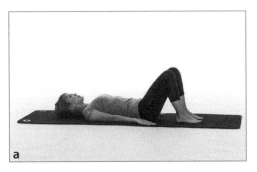
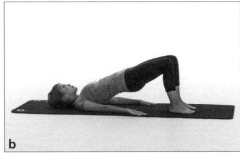

## Variações

1. Para patologias discais, não faça uma flexão lombar profunda e mantenha a coluna e a pelve em posição neutra enquanto são levantadas.
2. Coloque uma bola entre os joelhos para promover maior ativação dos adutores e mova os braços acima da cabeça conforme a pelve se eleva, a fim de gerar maior controle da parte superior da coluna (ver foto c).

## Progressão

1. Pés colocados em um rolo de espuma (ver foto d).
2. Elevação inferior no Reformer (p. 103).
3. Ponte com barra de rolagem no Cadillac (p. 189).
4. Ponte na Wunda Chair (p. 224).

## Dicas técnicas

1. Mantenha o pescoço e os ombros relaxados.
2. Maximize a flexão lombar à medida que a coluna se ergue, tracionando o osso púbico na direção do queixo (e inclinando posteriormente a pelve).
3. Visualize a descida da coluna como um brinquedo de mola descendo degraus, deliberadamente colocando uma vértebra de cada vez. Isso ajudará a alcançar a articulação e a mobilidade máximas da coluna vertebral.

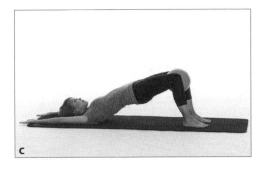
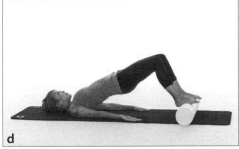

## Elevações unipodais (*single-leg lifts*)

### Principais músculos envolvidos

Abdominais e flexores do quadril.

### Objetivos

Estabilização lombopélvica, dissociação da articulação do quadril e controle da musculatura abdominal e flexora do quadril.

### Indicações

Como esse exercício é feito com a coluna em posição neutra, ele permite o fortalecimento dos músculos do *core* sem utilizar posições frequentemente contraindicadas de flexão ou extensão do tronco. Este é um ótimo exercício para pacientes sem estabilidade pélvica ou consciência do *core*. Elevar uma perna (cadeia aberta) no plano sagital enquanto a outra se mantém no *mat* (cadeia fechada) começa a desafiar o *core* de maneira funcional, de modo semelhante à caminhada.

### Precauções ou contraindicações

Bursite do iliopsoas, retesamento intenso dos flexores do quadril ou lesão aguda dos flexores do quadril.

### Instruções

Posicione-se em decúbito dorsal com os joelhos flexionados, pernas paralelas, braços relaxados nas laterais com as palmas para baixo e posição pélvica neutra (ver foto *a*). Expire quando uma perna for elevada até a posição de mesa (90 graus de flexão de quadril e joelho) (ver foto *b*). Inspire e retorne à posição inicial, abaixando a perna até o *mat*. Repita com o mesmo membro 5-10 vezes ou alterne os lados para aumentar o desafio de estabilidade pélvica e torná-lo mais funcional.

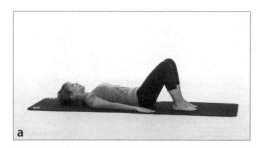

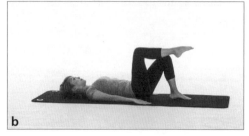

## Progressão

1. Troca de membros: eleve um membro enquanto o outro desce.
2. Realize o exercício deitado sobre meio rolo ou um rolo inteiro de espuma (ver foto c).

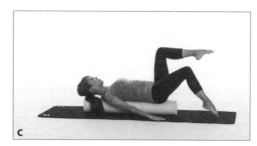

## Dicas técnicas

1. Mantenha a pelve neutra durante todo o exercício, evitando especialmente uma hiperlordose enquanto o membro é abaixado.
2. Mantenha o pescoço e os ombros relaxados.
3. Mantenha o ângulo da articulação do joelho a 90 graus.
4. Imagine uma flutuação dos membros para cima e para baixo, em vez de elevação.

## Rotação da coluna em decúbito dorsal (*supine spine twist*)

### Principais músculos envolvidos

Abdominais (ênfase nos oblíquos).

### Objetivos

Rotação da coluna vertebral, controle abdominal com ênfase nos oblíquos e estabilização pélvica e lombar.

### Indicações

Este é um ótimo exercício para pacientes sem mobilidade na coluna (p. ex., osteoartrite ou pessoas com rigidez geral). Ajuda a desenvolver o controle abdominal, especialmente dos oblíquos, e desafia a estabilidade lombopélvica no plano transverso. Este exercício é realizado em posição neutra, permitindo o fortalecimento dos músculos do *core* sem utilizar posições frequentemente contraindicadas de flexão ou extensão do tronco.

### Precauções ou contraindicações

Nenhuma, desde que o exercício seja mantido em uma amplitude de movimentos indolor.

## Instruções

Posicione-se em decúbito dorsal com as pernas na posição de mesa, tornozelos alinhados com os joelhos, braços em posição de T com as palmas voltadas para cima e a parte lombar da coluna pressionando o *mat*, mantendo uma ligeira inclinação pélvica posterior (ver foto *a*). Inspire para girar a coluna e mover a pelve, abaixando as pernas para um lado (ver foto *b*). Expire para contrair ainda mais a musculatura abdominal e retornar à posição inicial. Alterne os lados.

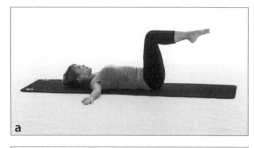
a

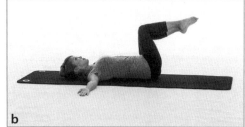
b

## Variações

1. Coloque ambos os pés no chão, a fim de tornar o exercício mais fácil nos casos de dor lombar, retesamento dos flexores do quadril ou falta de controle abdominal.
2. Apoie as pernas e os pés em uma grande bola de exercício (ver foto *c*).

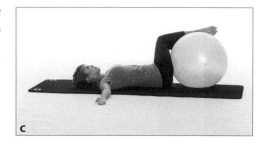
c

## Progressão

Comece como na foto *a*, mas estendendo ambas as pernas quando estiver na posição girada, e mantenha as pernas estendidas ao retornar à posição inicial (ver foto *d*). Dobre os joelhos para a posição de mesa e repita para o lado oposto.

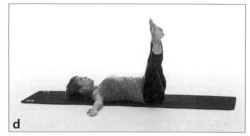
d

## Dicas técnicas

1. O grau de rotação é determinado pela flexibilidade e pelo controle abdominal. É importante manter o contato da parte inferior das costas sobre o *mat*, evitando uma hiperlordose.
2. Mantenha os ombros relaxados com as escápulas no *mat*.
3. Mantenha os joelhos unidos e os pés alinhados.
4. Foque o movimento na área da cintura, iniciando com o transverso do abdome (TrA) seguido pelos oblíquos.

5. Pelve, joelhos e pés devem se mover como uma unidade. Não deixe que deslizem uns sobre os outros.

## Elevação do tórax (*chest lift*)

### Principais músculos envolvidos

Abdominais.

### Objetivos

Força abdominal e estabilidade lombopélvica.

### Indicações

Embora este exercício se assemelhe ao exercício clássico de abdominais, a ênfase se concentra no envolvimento do TrA, mantendo a cocontração dos músculos do *core* durante todo o movimento e a estabilidade pélvica. Impulso, tração ou tensão na área do pescoço e uso excessivo dos flexores do quadril devem ser eliminados.

### Precauções ou contraindicações

Patologia discal, osteoporose e dor cervical aguda.

### Instruções

Posicione-se em decúbito dorsal com a pelve em posição neutra (se for tolerado e apropriado), joelhos flexionados, pernas paralelas aproximadamente na largura do quadril, dedos entrelaçados com as mãos apoiando a cabeça e a base do pescoço (ver foto *a*). Ao inspirar, recrute os músculos do *core*, depois expire para elevar a cabeça e o tórax como uma unidade. Continue elevando a parte superior da coluna até que os ângulos inferiores das escápulas estejam fora do *mat* (ver foto *b*). Inspire, contraindo ainda mais os abdominais, enquanto a elevação do tronco é mantida. Expire para abaixar a cabeça e o tórax de volta à posição inicial sem relaxar os abdominais.

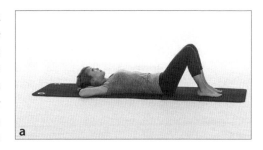
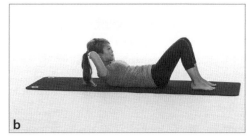

## Variações

1. Faça com que os pacientes com retesamento dos músculos extensores das costas ou abdominais fracos realizem o exercício em uma leve inclinação posterior.
2. Faça com que os pacientes com dor cervical ou fraqueza do *core* superior realizem o exercício com uma toalha que apoie a parte superior das costas e a cabeça (ver foto *c*).
3. Os pacientes com restrições de flexão (patologia discal, osteoporose) devem realizar o movimento sobre um corretor da coluna ou uma bola terapêutica (ver foto *d*).

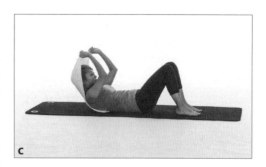

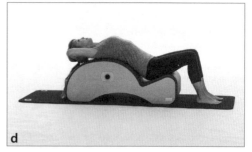

## Progressão

Elevação do tórax com rotação, preparação para o cem no Reformer (p. 112).

## Dicas técnicas

1. Mantenha uma posição neutra durante todo o exercício, com os flexores do quadril relaxados, evitando a inclinação posterior da pelve (a menos que esteja realizando a variação 1).
2. Mantenha os adutores recrutados. Comprimir uma pequena bola ou um bloco entre os joelhos será útil se esse recrutamento for um problema.
3. Evite tracionar o pescoço ou iniciar o movimento com o queixo. O recrutamento do *core* superior, conforme descrito no Capítulo 4, será útil se isso for um problema.
4. Mantenha a cabeça alinhada com a coluna e imagine o alongamento através do topo da cabeça (alongando a coluna).
5. Mantenha o olhar entre os joelhos durante a elevação, em vez de olhar para o teto.

## Elevação do tórax com rotação (*chest lift with rotation*)

### Principais músculos envolvidos

Abdominais (principalmente oblíquos).

## Objetivos

Aumento da força abdominal com ênfase nos oblíquos, estabilidade lombopélvica e mobilidade da coluna.

## Indicações

Este exercício oferece todos os benefícios da elevação torácica, e o acréscimo da rotação da coluna desafia ainda mais os abdominais em função do aumento de carga colocado sobre os oblíquos em um padrão bilateral. É um exercício muito funcional, especialmente para os atletas, porque desenvolve a estabilidade pélvica juntamente com a rotação da coluna, que é tão importante nas atividades cotidianas, bem como na maioria dos esportes.

## Precauções ou contraindicações

Patologia discal, osteoporose e dor cervical aguda.

## Instruções

Na posição elevada do exercício anterior (ver foto *a*), expire enquanto o cíngulo do membro superior é girado para um dos lados (ver foto *b*). Inspire, retorne à posição inicial e, em seguida, expire enquanto o cíngulo do membro superior é girado para o lado oposto (ver foto *c*). Inspire e retorne à posição inicial. Mantenha a elevação do cíngulo do membro superior durante todo o exercício.

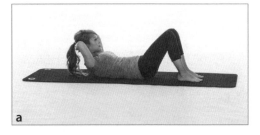
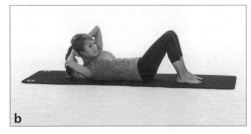
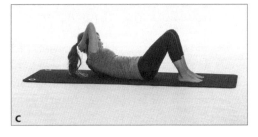

## Variações

1. Para pacientes com fraqueza da musculatura extensora da coluna ou da musculatura abdominal, permita que o exercício seja realizado em uma leve inclinação posterior.
2. Se a flexão do tronco estiver contraindicada, realize o exercício sobre uma meia-bola de equilíbrio BOSU, uma bola terapêutica ou um arco para o *core* ou corretor da coluna (ver foto *d*) e man-

tenha a amplitude de movimento entre a extensão e a posição neutra.

## Dicas técnicas

1. Gire a cintura, evitando a flexão lateral.
2. Mantenha a estabilidade da pelve.
3. Mova a cabeça, os braços, o cíngulo do membro superior e a parte superior do tronco como uma unidade.
4. Evite tracionar o pescoço ou iniciar o movimento pelo queixo. Ativar o *core* superior, conforme descrito no Capítulo 4, será útil se isso for um problema.
5. Mantenha uma ampla distância entre os cotovelos.

## Pré-preparação para o cem (níveis 1, 2, 3) (*pre-hundred prep*)

### Principais músculos envolvidos

Abdominais (ênfase no TrA).

### Objetivos

Fortalecimento abdominal, estabilização do tronco e controle lombopélvico.

### Indicações

Um exercício clássico do Pilates, o cem e até mesmo o seu exercício de preparação são bastante difíceis e contraindicados para diversas patologias. Estas versões modificadas são muito úteis para desenvolver a capacidade de sustentar a cocontração dos músculos do *core* durante a respiração e o movimento do braço, mas com a eliminação da flexão do tronco, tornando-os apropriados para patologias discais e osteoporose. Progredir por esses níveis de exercício desafia progressivamente o controle abdominal e a estabilidade lombopélvica por meio do aumento da quantidade de movimento no plano sagital em cadeia aberta (e, portanto, de carga) dos braços e pernas.

### Precauções ou contraindicações

*Apenas nível 3*: as contraindicações incluem patologia discal aguda, disfunção ou dor aguda da articulação sacroilíaca e dor lombar aguda. Os pacientes devem ser capazes de executar todos os três níveis de pré-preparação para o cem corretamente e sem dor antes de passar para o exercício de preparação para o cem.

## Instruções

### *Nível 1 (sem carga sobre a parte lombar da coluna)*

Posicione-se em decúbito dorsal com os joelhos flexionados, os pés paralelos sobre o *mat*, separados aproximadamente na distância do quadril, com os braços estendidos nas laterais, as palmas voltadas para baixo e a pelve em posição neutra (se tolerada e apropriada). Recrute o *core* e, em seguida, movimente os braços para cima e para baixo em um pequeno movimento, expirando por cinco movimentos e inspirando por cinco movimentos. Repita até 10 ciclos (ver foto *a*).

### *Nível 2 (carga parcial sobre a parte lombar da coluna)*

A posição inicial é a mesma do nível 1. Expire para elevar uma perna à posição de mesa, depois inspire e mantenha a posição (ver foto *b*). Movimente os braços para cima e para baixo durante cinco ciclos de respiração, como no nível 1, depois mude de lado.

### *Nível 3 (aumento da carga sobre a parte lombar da coluna e reto do abdome, e os oblíquos estão ativos)*

A posição inicial é a mesma do nível 1. Expire para elevar uma perna para a posição de mesa. Inspire enquanto mantém a posição. Expire para trazer a outra perna até a posição de mesa, assegurando que a posição neutra possa ser mantida e sem abaulamento do abdome (ver foto *c*). Se isso acontecer, retorne ao nível 2 até que a forma correta possa ser alcançada. Movimente os braços para cima e para baixo por 10 ciclos de respiração, como nos níveis 1 e 2 (ou menos, se não for possível realizar 10 ciclos corretamente).

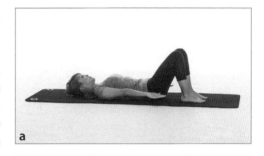

a

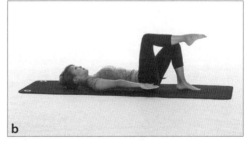

b

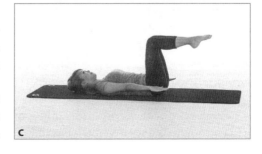

c

## Variações

1. Para os níveis 1 e 3: para inibir a atividade excessiva dos flexores do quadril, comprima uma pequena bola ou um *magic circle* entre os joelhos.
2. Para o nível 2: para aumentar o desafio antes de passar para o nível 3, coloque uma pequena bola sob o pé da perna

que não está na posição de mesa (ver foto *d*).
3. Para os níveis 2 e 3: para diminuir o desafio sobre o *core*, coloque uma pequena bola terapêutica sob a(s) perna(s) para suporte.

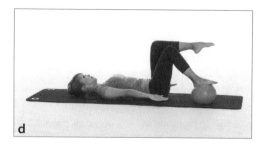

## Progressão

Preparação para o cem e o cem (p. 73).

## Dicas técnicas

1. Respire profunda e longamente.
2. Mantenha um movimento suave, pequeno e livre de tensão. Imagine como se flutuasse em uma balsa em um lago, batendo na superfície da água, mas causando apenas ondulações mínimas.
3. Evite hiperlordose, tensão cervical, abaulamento dos abdominais e tensão sobre os flexores do quadril.

# Preparação para o cem (*hundred prep*)

## Principais músculos envolvidos

Abdominais.

## Objetivos

Força abdominal, estabilização do tronco e controle lombopélvico com uma carga em cadeia aberta.

## Indicações

Este exercício é uma preparação para um dos mais clássicos e conhecidos exercícios de Pilates, o cem. É semelhante à elevação do tórax, mas com maior carga sobre os abdominais em virtude da posição dos braços acima da cabeça e do aumento do desafio sobre o *core* superior pela falta de apoio cervical e da cabeça.

## Precauções ou contraindicações

Patologia discal, osteoporose, dor ou patologia cervical, disfunção ou dor aguda da articulação sacroilíaca e lombalgia aguda.

## Instruções

Posicione-se em decúbito dorsal com as pernas na posição de mesa e os braços posicionados acima da cabeça (ver foto *a*) e, em seguida, inspire para definir o *core*. Expire enquanto movimenta os braços para os lados enquanto a cabeça, o tórax e a parte superior do tronco são elevados do *mat* (ver foto *b*). Inspire para retornar à posição inicial.

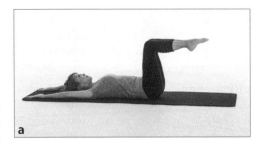

## Variações

1. Para inibir a atividade excessiva dos flexores do quadril, comprima uma pequena bola ou *magic circle* entre os joelhos.
2. Para remover a carga da parte lombar da coluna, coloque as pernas sobre uma bola terapêutica (ver foto *c*).

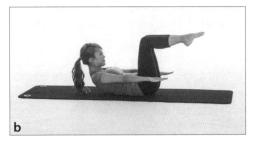

## Progressão

O cem no *mat*, o cem no Reformer (p. 114) e a preparação para o cem no Reformer (p. 112).

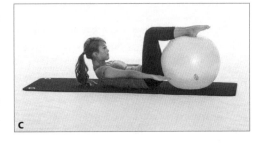

## Dicas técnicas

1. Mova toda a parte superior do tronco e a cabeça como uma unidade.
2. Evite uma hiperlordose e tente manter a pelve em posição neutra ou em uma inclinação posterior leve.
3. Relaxe o pescoço e os ombros.
4. Alcance os pés com os braços, envolvendo os abaixadores escapulares.
5. Os abdominais não devem estar abaulados. Se não for possível realizar o exercício sem que isso aconteça, a força e o controle dos músculos do *core* não estão adequados e os exercícios de pré-preparação para o cem (p. 70) devem ser substituídos.

## O cem (*hundred*)

### Principais músculos envolvidos

Abdominais.

## Objetivos

Força abdominal e estabilização lombopélvica.

## Indicações

Este é um exercício muito desafiador, que provoca a cocontração isométrica dos músculos do *core* durante a respiração percussiva e o movimento do braço. A longa alavanca das pernas exerce uma grande carga sobre a parte lombar da coluna e os flexores do quadril, bem como uma grande demanda sobre os músculos abdominais. O movimento dos braços estimula a circulação e a coordenação. Entretanto, além de ser contraindicado para algumas patologias, este exercício é muito difícil e, portanto, contraproducente para muitas pessoas com lesões ou fraqueza lombares. Portanto, sugerimos começar com os exercícios de pré-preparação para o cem, níveis 1, 2 e 3 (p. 70), para os indivíduos com lesões lombares.

## Precauções ou contraindicações

Patologia discal, osteoporose, dor ou patologia cervical, disfunção ou dor aguda da articulação sacroilíaca ou lombalgia aguda.

## Instruções

Como no exercício de preparação para o cem, comece em decúbito dorsal, com as pernas na posição de mesa, braços posicionados acima da cabeça (ver foto *a*). Expire e eleve os braços, a cabeça e o tórax enquanto as pernas são estendidas e os braços são abaixados para os lados do corpo e paralelos ao *mat*. Inspire para definir o *core* e mantenha a posição (ver foto *b*). Expire cinco vezes enquanto os braços bombeiam para cima e para baixo em um pequeno movimento, depois inspire e mova os braços cinco vezes.

*Nota:* a posição e a altura das pernas irão variar dependendo da flexibilidade dos músculos posteriores da coxa e da força e controle abdominais. A dificuldade aumenta quando as pernas estão estendidas e em posição mais baixa.

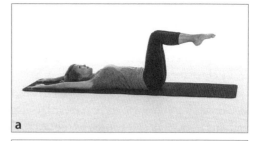

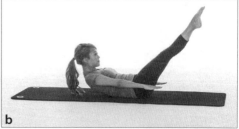

## Variações

Para diminuir a dificuldade e a tensão na parte inferior das costas, os pés podem ser colocados no chão, na posição de mesa (como no exercício de preparação para o cem, foto *b*, p. 73), ou apoiados por uma bola terapêutica (ver foto *c*, preparação para o cem, p. 73).

## Progressão

O cem no Reformer (p. 114).

## Dicas técnicas

1. Respire profunda e longamente.
2. Mantenha o movimento suave, pequeno e livre de tensão. Imagine como se flutuasse em uma balsa em um lago, batendo na superfície da água, mas causando apenas ondulações mínimas.
3. Evite hiperlordose, tensão cervical, abaulamento dos abdominais e tensão sobre os flexores do quadril.

## Alongamento unilateral modificado de perna (deslizamentos de membro inferior) (*modified single-leg stretch* (*leg slides*))

### Principais músculos envolvidos

Abdominais.

### Objetivos

Força abdominal e estabilidade lombopélvica.

### Indicações

O alongamento unilateral modificado de perna é um precursor do alongamento unilateral de perna; podemos começar a desenvolver a força abdominal isometricamente enquanto as pernas se movem em um movimento recíproco no plano sagital, funcionalmente semelhante à caminhada. Nesta versão, o pé permanece em contato com o solo ou com a bola, diminuindo a carga sobre a coluna e desafiando o *core*. Além disso, a eliminação da flexão do tronco torna este exercício apropriado para patologias discais e osteoporose. É ótimo para a dissociação do retreinamento neuromuscular dos membros inferiores e da pelve em uma posição estável e apoiada.

### Precauções ou contraindicações

*Nível 2 apenas*: disfunção ou dor aguda da articulação sacroilíaca e lombalgia aguda.

## Instruções

Posicione-se em decúbito dorsal com os joelhos flexionados, os pés apoiados no *mat* em posição paralela, separados aproximadamente à distância do quadril, braços estendidos nas laterais com as palmas voltadas para baixo e a pelve em posição neutra (ver foto *a*). Recrute o *core* e inspire enquanto um pé desliza e leva a perna para uma posição de extensão do quadril e joelho (usar meias em uma superfície lisa é útil) (ver foto *b*), depois expire para puxar a perna de volta para a posição inicial. Repita 5-10 vezes e depois mude para a outra perna.

## Variações

Para diminuir o desafio, coloque o calcanhar da perna em movimento em uma bola terapêutica de tamanho médio para apoiar ou diminuir a amplitude de movimento para apenas aquela em que a estabilização pélvica possa ser mantida.

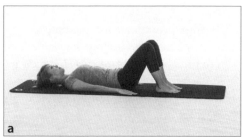

a

## Progressão

*Nível 2*: coloque uma pequena bola embaixo de um pé e repita as instruções principais para este exercício (ver foto *c*).

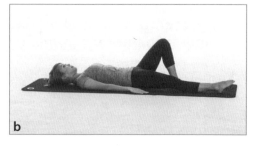

b

## Dicas técnicas

1. Evite uma inclinação anterior da pelve à medida que a perna é estendida ou uma inclinação posterior quando a perna é flexionada.
2. Evite a rotação da pelve para o lado estabilizador à medida que a perna oposta se move para dentro e para fora.
3. Imagine um alongamento pelo calcanhar enquanto a perna é estendida.
4. Mantenha o pescoço e os ombros relaxados.

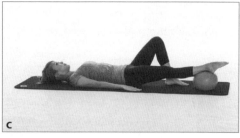

c

## Alongamento unilateral de perna (*single-leg stretch*)

### Principais músculos envolvidos

Abdominais.

## Objetivos

Força abdominal e estabilidade lombopélvica.

## Indicações

Este exercício desafiador desenvolve isometricamente a força abdominal (o tronco e a pelve permanecem absolutamente imóveis) enquanto as pernas executam o movimento. Assim, o controle lombopélvico é desafiado com o movimento recíproco de cadeia aberta do membro inferior no plano sagital, semelhante a caminhar. É ótimo para a dissociação do retreinamento neuromuscular dos membros inferiores e da pelve.

## Precauções ou contraindicações

Patologia discal, osteoporose, dor ou patologia cervical, disfunção ou dor aguda da articulação sacroilíaca e lombalgia aguda.

## Instruções

Posicione-se em decúbito dorsal com os joelhos dobrados na posição de mesa, a cabeça e o tórax elevados e as mãos pressionando os joelhos (ver foto *a*). Expire enquanto uma perna é estendida e ambas as mãos comprimem o joelho flexionado (ver foto *b*). Em seguida, inspire para trocar as pernas, mantendo os pés no mesmo plano horizontal e as pernas próximas à linha mediana (ver foto *c*). Repita, trocando as mãos para o joelho flexionado a cada repetição.

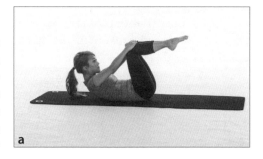

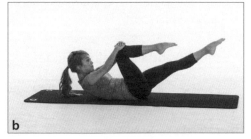

## Variações

Para diminuir a dificuldade e a tensão sobre a região lombar, substitua o alongamento unilateral modificado de perna (deslizamentos de membro inferior) (p. 75).

## Progressão

Coordenação unilateral de braço no Reformer (p. 117).

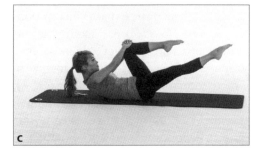

## Dicas técnicas

1. Mantenha uma altura consistente e uma posição estável do tronco. As escápulas devem estar elevadas do *mat* durante todo o exercício, se possível.
2. Mantenha os pés na mesma altura (aproximadamente no nível dos olhos) durante todo o exercício, com a região tibial da perna flexionada paralela ao *mat*.
3. Puxe o joelho flexionado um pouco mais próximo do que na posição de mesa, mas não muito próximo ao tórax.

## Preparação para a ponte sobre os ombros (*shoulder bridge prep*)

### Principais músculos envolvidos

Abdominais, extensores das costas, posteriores da coxa e glúteo máximo.

### Objetivos

Estabilização lombopélvica, força extensora do quadril, desenvolvimento da dissociação do quadril, desenvolvimento do controle dos extensores das costas e cocontração dos músculos do *core*.

### Indicações

Este é um ótimo exercício para desafiar a estabilização lombar, bem como fortalecer os glúteos em um padrão de movimento funcional. A capacidade de manter a altura e a estabilidade da pelve enquanto uma perna se eleva é muito desafiadora, além de revelar fraquezas unilaterais.

### Precauções ou contraindicações

Patologia discal cervical, lombalgia aguda e patologia aguda da articulação sacroilíaca.

### Instruções

Comece na posição para cima da ponte (ver ponte, foto *b*, p. 63). Expire e levante uma perna até a posição de mesa, movendo-se apenas na articulação do quadril e mantendo o nível da pelve (ver foto *a*). Inspire e abaixe a perna para tocar no *mat* (ver foto *b*). Repita 5-10 vezes com uma perna e depois mude de lado. Complete o

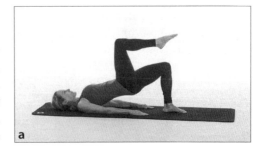

exercício colocando os dois pés no *mat* e rolando uma vértebra de cada vez, como na ponte (p. 63).

## Variações

Em vez de repetir a elevação unilateral de perna por 5-10 repetições, troque de lado após cada elevação. Esse movimento recíproco torna o exercício mais funcional e aumenta o desafio à estabilidade pélvica no plano transverso.

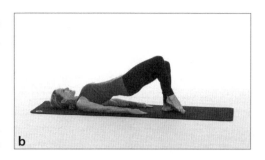

## Progressão

1. Pés sobre um rolo de espuma ou bola (ver foto *c*).
2. Ponte sobre os ombros.
3. Elevação inferior no Reformer (p. 103) e variações.

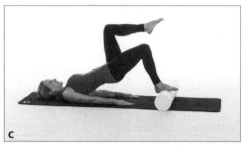

## Dicas técnicas

1. Mantenha os adutores ativados para evitar o afastamento das pernas. Um bloco ou bola entre os joelhos pode ser utilizado se isso for um problema.
2. Mantenha a extensão do quadril, esforçando-se para sentir um alongamento dos flexores do quadril na perna de apoio.
3. Mantenha 90 graus de flexão do joelho na perna em movimento.
4. A pelve deve permanecer estável e nivelada, com o mínimo de deslocamento de peso à medida que a perna é elevada.
5. Visualize uma linha reta de energia que vai dos ombros, passando pelos quadris, até os joelhos.

## Ponte sobre os ombros (*shoulder bridge*)

### Principais músculos envolvidos

Abdominais, extensores das costas, posteriores da coxa e glúteo máximo.

### Objetivos

Estabilização lombopélvica, força extensora do quadril, desenvolvimento da dissociação do quadril, desenvolvimento do controle dos extensores das costas, cocontração dos músculos do *core* e aumento da flexibilidade dos posteriores da coxa.

## Indicações

As indicações são as mesmas da preparação para a ponte sobre os ombros (p. 78), mas este exercício é ainda mais desafiador. Em vez de levantar a perna de modo controlado com um joelho flexionado, este é um movimento de oscilação dinâmico com maior torque em virtude do braço de alavanca mais longo (distância perpendicular do eixo articular à linha de ação), aumentando, assim, o esforço de estabilização pélvica.

## Precauções ou contraindicações

Patologia discal cervical, lombalgia aguda e patologia aguda da articulação sacroilíaca.

## Instruções

Comece na posição superior da preparação para a ponte sobre os ombros (ver foto *a*, p. 78), depois estenda a perna elevada em direção ao teto (ver foto *a*). Expire e abaixe a perna na direção do *mat* com o pé em flexão plantar (ver foto *b*). Inspire e mova a perna para cima em um movimento de chute, com o pé em dorsiflexão (ver foto *c*). Repita 5-10 vezes, depois flexione o joelho e volte à posição inicial. Troque as pernas e repita a sequência do outro lado. Complete o exercício abaixando a pelve como na ponte.

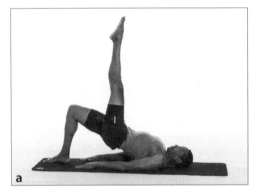
a

## Progressão

Realize o exercício com os pés em um rolo ou bola de espuma, como na preparação para a ponte sobre os ombros.

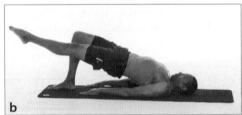
b

## Dicas técnicas

1. Mantenha a pelve em ligeira inclinação posterior para evitar hiperlordose da parte lombar da coluna quando a perna abaixa.
2. Mantenha os adutores ativados para evitar o afastamento das pernas.

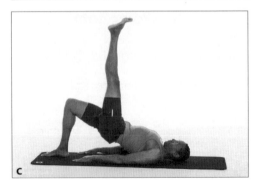
c

3. Pense na perna em movimento alongando-se na descida, sentindo um alongamento no flexor do quadril.
4. Dorsiflexione o pé ativamente durante a elevação da perna, de modo que um alongamento seja sentido na face posterior da perna.
5. Mantenha a pelve estável e nivelada com inclinação mínima à medida que a perna é elevada e abaixada.

## Apoio frontal (*front support*)

### Principais músculos envolvidos

Abdominais e estabilizadores escapulares.

### Objetivos

Estabilização do tronco, estabilização escapular, fortalecimento da porção superior do corpo e cocontração dos extensores das costas e abdominais em posição de apoio de peso na porção superior do tronco (cadeia fechada).

### Indicações

Este exercício desafia a estabilidade lombopélvica em uma posição em que o tronco não está apoiado; assim, a habilitação ativa dos músculos abdominais é necessária para contrabalançar o efeito da gravidade que puxa a parte lombar da coluna em extensão. Entretanto, é necessário um equilíbrio delicado dos músculos do *core* para que os abdominais não sejam ativados excessivamente, produzindo uma inclinação pélvica posterior e uma flexão da coluna. Também é uma ótima maneira de começar a fortalecer a estabilização escapular, na preparação para alguns dos exercícios mais avançados nos equipamentos que dependem da função de apoio de peso do ombro. É um dos nossos exercícios favoritos porque, embora seja muito desafiador, a coluna não é movida para posições contraindicadas, por isso é seguro para todas as patologias lombares, supondo que o paciente tenha a força necessária do *core* para manter a posição adequada.

### Precauções ou contraindicações

Lesão no ombro, cotovelo ou punho, ou fraqueza intensa da porção superior do tronco ou do *core*.

### Instruções

A partir de uma posição de quatro apoios, com as mãos diretamente sob os ombros e os dedos voltados para a frente, coloque a coluna em posição neutra e mova as escápulas para baixo e para trás. A seguir, inspire enquanto uma perna é estendida até a posição de prancha, mantendo a pelve o mais imóvel possível (ver foto *a*). Expire e estenda a outra perna de volta à posição de prancha completa, mantendo os braços e as pernas estendidos (ver foto *b*). Mantenha essa posição por alguns segundos, aprofundando a conexão com os músculos do *core*, e, em seguida, puxe o joelho oposto para tocar levemente o *mat*. Retorne à posição anterior e lentamente alterne os lados.

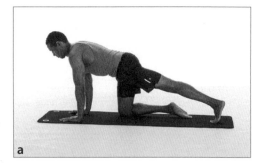

## Variações

Para os pacientes com lesões em membro superior ou incapacidade de manter a postura adequada, este exercício pode ser modificado para apoio frontal sobre os cotovelos (ver foto *c*). Todos os mesmos benefícios são alcançados, mas em uma posição mais acessível para muitos, porque não gera estresse sobre os punhos ou ombros. Estudos de eletromiograma realizados por Ekstrom, Donatelli e Carp (2007) demonstram que este exercício é um ótimo modo de fortalecer a musculatura abdominal sem muito estresse para a região lombar (contração isométrica voluntária máxima de 43% para o reto do abdome e 47% para oblíquos externos).

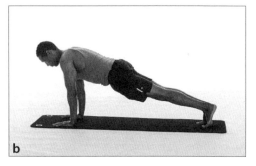

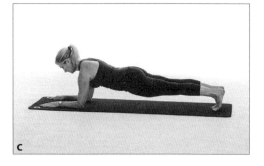

## Progressão

1. Elevação da perna de frente (p. 83).
2. Alongamento longo no Reformer (p. 163).

## Dicas técnicas

1. Mantenha o corpo em linha reta da cabeça aos pés, evitando depressões (inclinação pélvica anterior ou hiperlordose lombar) e protuberâncias (inclinação pélvica posterior ou flexão lombar excessiva).

2. Mantenha a estabilização escapular fixando as mãos no solo e mantendo os cotovelos retos enquanto as escápulas são direcionadas para baixo e para trás (adução e abaixamento escapular).

## Elevação da perna de frente (*leg pull front*)

### Principais músculos envolvidos

Abdominais, estabilizadores escapulares e extensores do quadril.

### Objetivos

Estabilização do tronco, estabilização da escápula, fortalecimento da porção superior do corpo, cocontração dos músculos do *core* em posição de apoio de peso da porção superior do corpo (cadeia fechada) e fortalecimento dos extensores do quadril.

### Indicações

As indicações são as mesmas já citadas para o apoio frontal (p. 81), com aplicação adicional para aqueles que necessitam aumentar a força de glúteos fracos ou inibidos. Este exercício também é útil para orientar sobre a dissociação da pelve e do quadril.

### Precauções ou contraindicações

Lesão no ombro, cotovelo ou punho, ou fraqueza intensa da porção superior do tronco, ou do *core*.

### Instruções

Começando na posição de apoio frontal, eleve ligeiramente uma perna do *mat* com o pé em flexão plantar. Expire para elevar a perna mais alto, estendendo o quadril sem perder a posição neutra da pelve (ver foto *a*). Inspire para retornar a perna e tocar o *mat* (ver foto *b*). Repita 5-10 vezes e depois troque de perna.

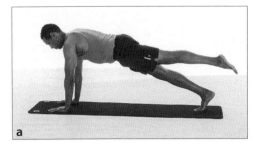
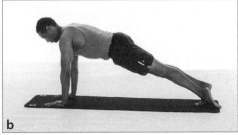

## Variações

Para aqueles com lesões de membro superior ou incapacidade de manter a postura adequada, este exercício pode ser modificado para elevação da perna de frente apoiada nos cotovelos (como na variação de cotovelo do apoio frontal, foto *c*, p. 82). Todos os mesmos benefícios são alcançados, mas em uma posição mais acessível para muitos, porque não impõe estresse aos punhos ou ombros.

## Progressão

1. Flexão do ombro e progressão unilateral (p. 167).
2. Controle de equilíbrio frontal modificado (p. 168).

## Dicas técnicas

1. Estenda os dedos do pé da perna em movimento, estendendo o máximo possível essa perna.
2. Mantenha a pelve voltada para o *mat*, não deixando que a perna elevada faça a pelve girar.
3. Mantenha o restante do corpo completamente imóvel enquanto a perna se eleva, mesmo que isso signifique uma extensão muito pequena do quadril. A parte importante deste exercício é ser capaz de manter a posição pélvica (neutra ou em leve inclinação posterior) enquanto a perna se move para cima e para baixo.
4. Pressione o *mat* com as mãos (ou cotovelos e antebraços para tracionar a perna à frente nos cotovelos) enquanto move as escápulas para baixo, a fim de mantê-las encaixadas. Isso garantirá o uso da porção descendente do trapézio e anterior do serrátil para manter as escápulas aduzidas e abaixadas.

# Elevação lateral (*side bend*)

## Principais músculos envolvidos

Oblíquos do abdome, quadrado do lombo, glúteo médio e estabilizadores escapulares.

## Objetivos

Fortalecimento dos oblíquos do abdome, fortalecimento do ombro, estabilização escapular, estabilização do tronco, fortalecimento do glúteo médio e mobilidade em flexão lateral.

## Indicações

Este é um ótimo exercício para a estabilização do tronco e da escápula. Semelhante ao apoio frontal (p. 81), ele pode ser utilizado com todas as patologias lombares porque é realizado em posição neutra. Entretanto, é um exercício muito avançado, uma vez que apenas os pés e um braço apoiam todo o peso do corpo. Os abaixadores escapulares precisam trabalhar contra a gravidade para manter a escápula em posição neutra.

## Precauções ou contraindicações

Lesões no ombro, cotovelo ou punho; fraqueza intensa da porção superior do tronco ou do *core*; e lesão aguda da articulação facetária lombar.

## Instruções

Sente-se de lado no *mat* com o peso apoiado sobre um quadril. Pressione a palma da mão do braço de apoio no *mat* com os dedos apontados para fora do corpo. Flexione as pernas e coloque o pé de cima na frente do pé de baixo. Apoie o braço de cima ao longo do lado do corpo (ver foto *a*). Inspire enquanto a pelve se eleva do *mat*, estendendo as pernas e elevando o braço de cima a 90 graus de abdução no ombro (ver foto *b*). Expire enquanto a pelve se eleva ainda mais em uma posição lateralmente flexionada e o braço de cima atinge uma posição acima da cabeça (ver foto *c*). Inspire para retornar à posição anterior e, em seguida, expire para abaixar até a posição inicial. Repita 5-10 vezes, depois mude para o outro lado.

## Variações

1. Para aqueles com lesões em membro superior ou incapacidade de manter a postura adequada, este exercício pode ser modificado para elevação lateral sobre

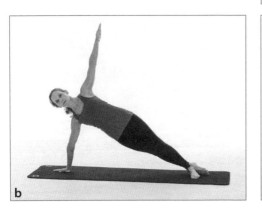
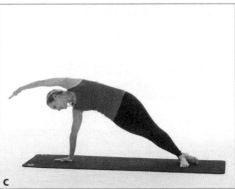

o cotovelo (ver foto *d*). Todos os mesmos benefícios são alcançados, mas em uma posição mais acessível para muitos, porque não gera estresse sobre os punhos ou ombros. A elevação lateral na variação sobre o cotovelo (comumente chamada de ponte lateral por fisioterapeutas) tem sido mencionada como exercício ideal para a estabilidade do tronco, pois se observa alta atividade eletromiográfica no glúteo médio (74% de contração isométrica voluntária máxima), oblíquos externos (69%), multífidos lombares (44%), longuíssimo (40%) e reto do abdome (34%) (Ekstrom, Donatelli e Carp, 2007).
2. Na elevação lateral e na elevação lateral sobre o cotovelo, para facilitar o exercício, mantenha ambos os joelhos flexionados e em contato com o (ou apoiados no) solo (ver foto *e*), ou flexione o joelho de cima e coloque o pé plano sobre o *mat* em frente ao corpo (ver foto *f*).

## Progressão

Para a elevação lateral e a elevação lateral sobre o cotovelo, aumente o desafio colocando o pé de cima sobre o de baixo, ou eleve a perna de cima na direção do teto, de modo que o corpo fique em posição de estrela (ver foto *g*).

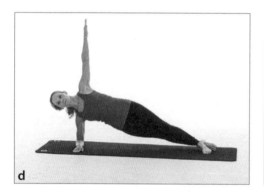
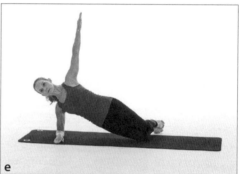
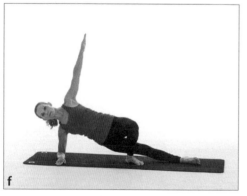
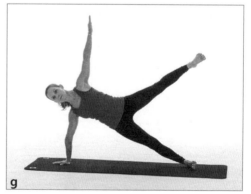

## Dicas técnicas

1. Inicie o movimento a partir dos músculos oblíquos do abdome, imaginando que está puxando o corpo para cima com o lado do corpo em vez de empurrar para cima com as pernas.
2. Mantenha a ativação abdominal e a conexão do *core* durante todo o exercício.
3. Mantenha as pernas unidas.
4. Use o glúteo médio para elevar o lado inferior da pelve para cima.
5. O corpo deve estar alinhado, da cabeça aos pés, como se estivesse preso entre dois painéis de vidro.
6. Mantenha os estabilizadores escapulares ativados tracionando as escápulas para baixo e para trás durante todo o exercício.

## Extensão básica das costas (*basic back extension*)

### Principais músculos envolvidos

Extensores das costas e abdominais.

### Objetivos

Fortalecer os extensores das costas, desenvolver o controle abdominal e escapular e cocontrair os músculos do *core*.

### Indicações

Este é um exercício simples, mas muito eficaz para fortalecer os músculos extensores das costas frequentemente fracos, bem como para o desenvolvimento do controle dos músculos do *core* (superior e inferior). Em decúbito ventral, as costas não se apoiam no chão como em decúbito dorsal, e temos que neutralizar a gravidade para nos elevar. Assim, é necessário habilitar a ativação e a coordenação dos músculos do *core* superior e inferior, bem como dos músculos mais superficiais do tronco. Cada segmento intervertebral é ativado sequencialmente de cima para baixo, evitando, assim, as forças de cisalhamento frequentemente experimentadas na região lombar, já que a maioria das pessoas tende a flexionar a parte lombar da coluna quando tenta estender as costas.

Este exercício é o primeiro que ensinamos para pacientes com problemas cervicais, desde que tenhamos certeza de que seu *core* superior esteja funcionando adequadamente, de acordo com as instruções para ativar o *core* superior no Capítulo 4, e que seus músculos estejam prontos para serem desafiados contra a gravidade. Recomendamos começar com a versão de preparação – uma variação deste exercício.

## Precauções ou contraindicações

Espondilolistese, estenose (se dolorosa) e dor cervical aguda.

## Instruções

Deite-se com a testa apoiada em uma pequena almofada (2,5 cm) ou uma pequena toalha enrolada, de modo que a parte cervical da coluna esteja em posição neutra. Os braços estão posicionados ao lado do corpo com as palmas das mãos pressionando contra as pernas estendidas e descendo na direção dos pés em flexão plantar (ver foto *a*). Ative os músculos do *core*, superior (aceno com o queixo) e inferior (TrA ou assoalho pélvico), conforme descrito no Capítulo 4. Inspire e mantenha essa conexão à medida que a cabeça e a porção superior das costas se eleva levemente do *mat*, em sequência de cima para baixo. Mantenha a posição no topo por alguns ciclos de respiração (dependendo da habilidade) (ver foto *b*). Expire para retornar à posição inicial sequencialmente de baixo para cima, enfatizando a ativação abdominal e o controle excêntrico dos extensores da coluna. Repita 5-10 vezes.

## Variações

*Preparação*: siga as mesmas instruções utilizadas para a extensão básica das costas, mas não eleve a cabeça e o tronco (ver foto *c*). Em vez disso, concentre-se no retreinamento neuromuscular dos flexores profundos do pescoço (FPP) (p. 47) e no isolamento dos músculos TI, abrindo os braços e se elevando levemente do *mat*. Esta versão é recomendada para qualquer pessoa com dor no pescoço ou cefaleia cervicogênica, pois inicia o retreinamento e fortalece os estabilizadores cervicais sem causar tensão cervical gerada pela elevação da cabeça contra a gravidade.

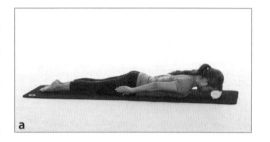

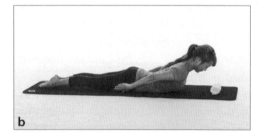

## Progressão

A partir da posição elevada da extensão básica das costas, abra os braços para uma posição em T, mantendo o tronco elevado e estável. Mantenha a posição por alguns ciclos de respiração, depois retorne os braços de volta para os lados e pressione as

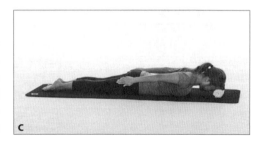

coxas. Retorne para a posição inicial e repita 5-10 vezes (ver foto *d*).

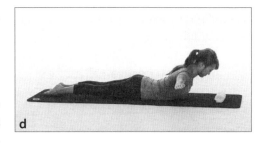

### Dicas técnicas

1. Mantenha a ativação dos flexores profundos do pescoço e a cabeça alinhada com a coluna durante todo o exercício.
2. Alongue o pescoço e imagine-se estendendo a mão como se fosse segurar uma coroa sobre a cabeça.
3. Mantenha as pernas unidas e estendidas.
4. Mantenha a ativação abdominal, talvez até mesmo com ligeira propensão para a inclinação posterior da pelve a fim de proteger a parte inferior das costas.
5. Relaxe a porção inferior do corpo e concentre-se no trabalho acima da cintura.
6. Pressione os braços contra as laterais das pernas, estendendo-os na direção dos pés para garantir a ativação dos estabilizadores escapulares.

## Esfinge (preparação para o mergulho do cisne)
## (*sphinx – prep for swan dive prep*)

### Principais músculos envolvidos

Extensores das costas, flexores profundos do pescoço, porção ascendente do trapézio e serrátil anterior.

### Objetivos

Retreinar a coativação do *core* superior (FPP, TI e serrátil anterior) e fortalecer os extensores da região cervical e torácica.

### Indicações

Os exercícios clássicos avançados de preparação do mergulho do cisne e de mergulho do cisne são eficazes no fortalecimento dos extensores das costas e na manutenção de uma coluna flexível, além de serem movimentos bonitos de observar quando executados corretamente, mas esses exercícios não são apropriados para a maioria dos casos de reabilitação de lesão da coluna; portanto, estão além do escopo deste livro. Entretanto, estas versões adaptadas da Australian Physiotherapy and Pilates Association (Withers e Bryant, 2011) são excelentes para pacientes com dor cervical que precisam de retreinamento do *core* superior, bem como para pacientes com um posicionamento da cabeça anteriorizado ou postura arredondada dos ombros. Esses exercícios progridem o retreinamento do *core* superior descrito no Capítulo 4. Depois que o paciente aprende a estabilizar a região cervical por meio da ativação do *core* superior, os movimentos globais (cabeça ou braço) são integrados.

## Precauções ou contraindicações

Espondilolistese e dor cervical aguda.

## Instruções

Posicione-se em decúbito ventral, apoiado nos antebraços com os cotovelos ligeiramente à frente dos ombros e as palmas voltadas para baixo. Olhe para o *mat* para que o pescoço fique em ligeira flexão (ver foto *a*). Inspire e faça um aceno com o queixo para ativar os FPP. Expire e amplie o afastamento das clavículas (use as partes transversa e ascendente do trapézio para puxar os ombros para baixo e para trás, visualizando as clavículas se expandindo, em vez de arredondar a porção superior das costas e de mover os ombros para a frente). Inspire e eleve o esterno, afastando-o do *mat* sem mover mais nada (protração) de modo a ativar o serrátil anterior. Enquanto mantém essa posição e a ativação dos FPP, TI e serrátil anterior, inspire conforme articula lentamente uma vértebra de cada vez, alongando a partir do topo da cabeça até olhar para a frente (a parte cervical inferior da coluna está em ligeira extensão) (ver foto *b*). Expire enquanto essa articulação é invertida para a posição inicial. Libere tudo e repita a sequência 3-5 vezes.

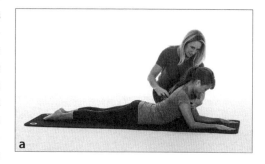

a

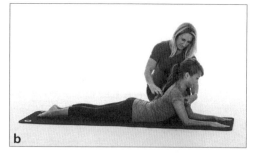

b

## Variações

Execute o exercício na posição de quatro apoios sobre uma bola terapêutica. As mãos e os joelhos devem estar em contato firme com o *mat* (ver foto *c*). Esta versão é ótima para pacientes com espondilolistese lombar, hiperlordose ou dor em decúbito ventral. A dica para ativar o serrátil anterior nesta posição é simplesmente "flutuar o esterno afastando-o da bola".

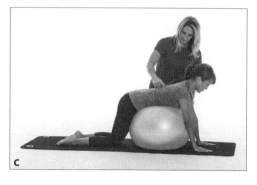

c

## Dicas técnicas

1. As dicas táteis para ativar a porção ascendente do trapézio (o polegar e o indicador de uma das mãos posicionados nos ângulos inferiores das escápulas) e serrátil anterior (o polegar e o indicador da outra mão no esterno do paciente) são muito úteis para este exercício. Consulte as instruções no Capítulo 4 para recrutar o *core* superior (FPP, TI e serrátil anterior).
2. Evite projetar o queixo à frente, mantendo o aceno com o queixo durante todo o exercício.
3. Alongue pela região cervical, afastando o topo da cabeça do cóccix, em vez de simplesmente elevar a cabeça.
4. Mantenha o *core* inferior ativado durante todo o exercício.
5. Mantenha os músculos superficiais do pescoço (esternocleidomastóideo, escalenos e parte descendente do trapézio) relaxados.

## Trave (preparação para o mergulho do cisne) (*goalpost – prep for swan dive prep*)

### Principais músculos envolvidos

Extensores das costas, flexores profundos do pescoço e porção ascendente do trapézio.

### Objetivos

Retreinamento dos músculos do *core* superior e fortalecimento dos músculos extensores das costas.

### Indicações

As indicações são as mesmas citadas para o exercício esfinge (p. 89). Este exercício é uma modificação do clássico exercício preparatório do mergulho do cisne para pacientes com patologias cervicais que precisam de retreinamento do *core* superior. É um ótimo exercício para melhorar a postura.

### Precauções ou contraindicações

Espondilolistese ou dor aguda no pescoço.

### Instrução

Posicione-se em decúbito ventral com a testa apoiada em uma pequena almofada ou uma toalha enrolada, de modo que a parte cervical da coluna esteja na posição neutra.

Os braços devem estar em posição de trave (90 graus de abdução do ombro e 90 graus de flexão do cotovelo) com os polegares voltados para o teto, pernas unidas e estendidas e os pés em flexão plantar (ver foto *a*). Inspire e mova o queixo como em um aceno. Depois, expire e expanda ao longo das clavículas, tracionando as escápulas para baixo e para trás. Inspire e eleve todo o quarto superior para pairar fora do chão, mantendo a ativação dos FPP e TI (ver foto *b*). Mantenha a posição por alguns ciclos de respiração, depois retorne à posição inicial.

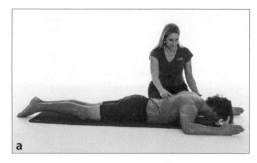

### Variações

Para dor cervical aguda ou cefaleia cervicogênica, não execute a elevação da parte superior do tronco do *mat*. A ativação dos

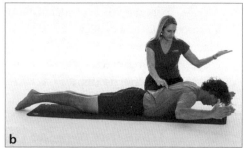

FPP e TI, bem como a conexão com o *core* inferior e a elevação dos braços, fazem deste exercício um retreinamento valioso mesmo se a cabeça e a região cervical permanecerem relaxadas no *mat*.

### Progressão

1. Natação (p. 93).
2. Cisne modificado no solo ou na Wunda Chair (p. 227).

### Dicas técnicas

1. As pistas táteis são muito úteis para este exercício. Siga as instruções para recrutar o *core* superior (FPP e TI) no Capítulo 4.
2. Evite projetar o queixo à frente, mantendo a posição de aceno de queixo durante todo o exercício.
3. Alongue pelo pescoço, afastando o topo da cabeça do cóccix, em vez de tentar elevar a cabeça.
4. Mantenha o *core* inferior ativado durante todo o exercício.
5. Mantenha os músculos superficiais do pescoço (esternocleidomastóideo, escalenos, porção descendente do trapézio) relaxados.

# Natação (*swimming*)

## Principais músculos envolvidos

Extensores das costas e extensores do quadril.

## Objetivos

Fortalecimento dos extensores das costas, fortalecimento dos extensores do quadril, estabilização do tronco e coordenação de padrões cruzados.

## Indicações

Este é outro exercício muito eficaz para o fortalecimento dos músculos extensores das costas, bem como o desenvolvimento do controle dos músculos do *core* (superior e inferior) contra a gravidade. Um benefício adicional é a coordenação de padrões cruzados, o que o torna um exercício de retreinamento funcional para atividades como caminhar e correr. Quando uma perna e o braço oposto se elevam, o tronco gira, ativando os músculos multífidos, que são muito importantes para a estabilização da coluna vertebral.

## Precauções ou contraindicações

Espondilolistese, estenose, dor aguda cervical ou lombar ou síndrome do impacto do ombro.

## Instruções

Posicione-se em decúbito ventral com os braços acima da cabeça, as palmas para baixo, pernas unidas com os pés em flexão plantar. Contraia o *core* superior e inferior. Mantenha a cabeça alinhada com a coluna, elevando o tórax, os braços e as pernas no *mat* (ver foto *a*). Inspire enquanto o braço direito e a perna esquerda se elevam, depois mude rapidamente para elevar o braço esquerdo e a perna direita. Mantenha a inspiração por cinco alternâncias, depois repita o mesmo movimento enquanto expira por cinco alternâncias. Continue esse padrão por 10 ciclos de respiração (ver foto *b*).

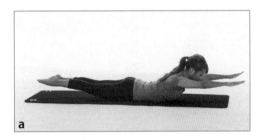

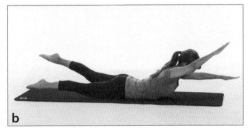

## Variações

1. Para facilitar este exercício, permita que o braço e a perna que não estão sendo elevados permaneçam no *mat*.
2. Para pacientes com estenose, hiperlordose ou dor em decúbito ventral, coloque um travesseiro ou almofada sob o abdome para que a parte lombar da coluna fique em posição mais neutra ou até mesmo flexionada.

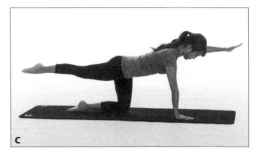

3. Para pacientes com espondilolistese, realize o exercício na posição de quatro apoios, utilizando a musculatura abdominal para manter a pelve em ligeira inclinação posterior. A perna não deve se elevar além do nível do tronco, evitando a extensão lombar (ver foto *c*).

## Dicas técnicas

1. Evite a elevação dos ombros tracionando as escápulas encaixadas.
2. Mantenha a estabilidade do tronco e da pelve durante todo o exercício.
3. Em vez de grandes movimentos, concentre-se em conseguir manter os membros estendidos e alinhados. Mantenha reduzida a amplitude de movimento dos membros superiores e inferiores, como a batida de perna na natação.
4. Evite mover o queixo para a frente e a pelve anteriormente, inclinando e mantendo tanto o *core* superior como o inferior envolvidos.

# 6

# Exercícios no Reformer

De todos os equipamentos de Pilates, o Reformer oferece a maior variedade de movimentos e acomoda o movimento ao longo de toda a sua amplitude, pois podem ser feitos ajustes de acordo com o tamanho do paciente ou suas limitações. Os exercícios realizados no Reformer vão desde os fundamentais até os extremamente avançados e incluem todas as posições: decúbito dorsal, decúbito ventral, sentada, ajoelhada e em pé. Podem ser realizados até exercícios cardiovasculares e de pliometria com o uso do acessório plataforma de salto. Do ponto de vista da reabilitação, preferimos trabalhar no Reformer, especialmente nos estágios iniciais de reabilitação ou pré-reabilitação, porque proporciona uma perspectiva maravilhosa tanto para o praticante como para o instrutor na avaliação do alinhamento e da padronização muscular. Ele também permite que o paciente seja posicionado de modo a ajudar a remover a gravidade da equação, permitindo o apoio de peso progressivo precoce.

De maneira semelhante aos exercícios no *mat* do capítulo anterior, cada exercício no Reformer é descrito com instrução detalhada, principais músculos envolvidos, objetivos, indicações e precauções ou contraindicações, variações e progressões, quando apropriado, além de dicas técnicas para execução correta. Além disso, é sugerida a resistência da mola. Conforme apresentado no Capítulo 4, a tensão da mola no Reformer é a seguinte:

Extraleve = meia mola (25-50%)
Leve = uma mola a uma mola e meia
Média = duas a três molas
Pesada = três molas e meia a quatro molas
Extrapesada = quatro molas e meia a cinco molas

Alguns fabricantes codificam molas individuais com cores para designar a resistência:

Amarela = um quarto de mola ou extraleve
Azul = meia mola ou leve
Vermelha = uma mola ou média
Verde = uma mola e meia ou pesada

As instruções de exercício são escritas de modo que o profissional possa orientar seu paciente e de forma que as orientações possam ser seguidas pelo próprio praticante. Recomendamos que qualquer pessoa que não tenha experiência com o Pilates trabalhe com um instrutor certificado para praticar os exercícios, tanto no papel do paciente como no de professor, antes de aplicá-los em uma prática de reabilitação. Isso é essencial para estar apto a fornecer um programa de exercícios seguro e eficaz.

## Trabalho com os pés (*footwork*)

### Principais músculos envolvidos

Posteriores da coxa, quadríceps e gastrocnêmio (elevação da panturrilha e posições "empinadas").

### Objetivos

Fortalecer os extensores do quadril, fortalecer os extensores do joelho, aquecimento, cocontração dos músculos do *core* em uma posição de apoio de peso inferior (cadeia fechada) e estabilidade lombopélvica, além do fortalecimento e controle da musculatura adutora do quadril, bem como aumento da amplitude de movimento (ADM) das articulações dos quadris (posições abertas em V), fortalecimento e controle da musculatura do pé e tornozelo (dedos paralelos, dedos na posição V, dedos em V aberto, elevação das panturrilhas e posição "empinada"), alongamento dos flexores plantares (posição "empinada" e preensão) e alongamento da musculatura intrínseca dos pés (preensão).

### Indicações

O trabalho com os pés é ótimo como aquecimento, pois utiliza os grandes grupos musculares, é acessível a quase todos e é uma ótima maneira de se acostumar com o equipamento. É também um ótimo lugar para ensinar os pacientes a focar tanto na contração concêntrica como na excêntrica durante a extensão e flexão dos membros inferiores. Com a devida orientação, podemos enfatizar a fase excêntrica, tão importante nas atividades funcionais, mas tantas vezes negligenciada durante os exercícios de fortalecimento. Esse exercício reforça o alinhamento vertical natural do corpo, mas em uma posição de gravidade zero, o que o torna muito valioso para pacientes com dificuldade para ficar em pé ou apoiar peso sobre o membro em virtude de um problema de lesão ou equilíbrio. Ainda podemos trabalhar a postura ereta e o alinhamento sem impor estresse às articulações ou nos preocuparmos com o equilíbrio. Além disso, o trabalho com os pés oferece ao professor e ao aluno uma grande quantidade de informações sobre força, flexibilidade, estabilização, alinhamento e padrões de movimento. O *core* permanece constante enquanto a musculatura da parte inferior do corpo é desafiada de maneiras sutilmente diferentes apenas mudando a posição dos pés.

## Precauções ou contraindicações

1. Para condições pós-operatórias dos membros inferiores, nas quais a flexão do joelho ou do quadril deve ser limitada, podem ser feitos ajustes na barra para pés ou na trava.
2. Em certas condições neurológicas ou lesões agudas nos pés ou tornozelos pode haver a necessidade de utilizar o acessório plataforma de salto em vez da barra para pés a fim de proporcionar maior estabilidade.
3. Para pacientes sensíveis à compressão cervical ou do ombro (síndrome do impacto do ombro, síndrome do desfiladeiro torácico ou dor cervical aguda), a pressão exercida pelos apoios para ombros pode aumentar a tensão na região cervical e nos ombros. Um acolchoamento pode ser utilizado ou a tensão da mola reduzida.

## Resistência

Média a alta ou extra-alta (dependendo do objetivo). Para enfatizar a estabilização do *core*, utilize um ajuste de mola mais leve. Para aumentar a força dos músculos dos membros inferiores ou quando o objetivo for aumentar a carga, utilize uma resistência mais pesada.

## Instruções

Posicione-se em decúbito dorsal e com a pelve na posição neutra no Reformer, com a cabeça confortavelmente apoiada no encosto de cabeça, pés na barra para pés (em várias posições, descritas nas subseções seguintes). Os braços devem estar relaxados ao lado do corpo, com as palmas voltadas para baixo e os ombros tocando levemente os apoios para ombros. Ative os músculos do *core* (ver foto *a*). Expire à medida que os membros inferiores se movem até a extensão total, mantendo a estabilidade no resto do corpo (ver foto *b*). Inspire durante o retorno do carrinho até a trava, flexionando os joelhos e os quadris.

No BASI Pilates, o trabalho com os pés é feito em cada equipamento obedecendo a uma sequência específica. A sequência inteira é listada em ordem nas subseções a seguir. Embora cada posição do pé seja valiosa, de acordo com o tempo disponível, muitas vezes oriento o paciente a realizar apenas as posições que considero mais benéficas para suas necessidades específicas.

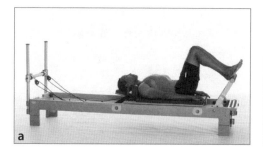
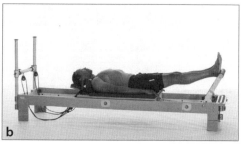

## Calcanhares paralelos

Posicione os calcanhares afastados na barra para pés aproximadamente na largura dos quadris, com as pernas paralelas (como mostrado na foto c). Esta posição nos permite focar o alinhamento e o uso dos membros inferiores enquanto inicialmente eliminamos o complexo alinhamento dos pés, permitindo que o movimento ocorra principalmente nas articulações do tornozelo, joelho e quadril. Além disso, o apoio de peso sobre os calcanhares facilita a conexão com os posteriores da coxa durante a extensão do quadril.

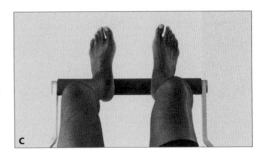

*Dica técnica para esta posição*: mantenha os pés em dorsiflexão parcial e fixos, como se estivessem no chão.

## Dedos paralelos

Coloque os dedos afastados aproximadamente na largura dos quadris sobre a barra para pés, com os membros inferiores paralelos (ver fotos *d-e*). A posição dos dedos é mais desafiadora que a posição do calcanhar porque mais articulações estão envolvidas e a quantidade de resistência aumenta em função da altura adicional do pé.

*Dicas técnicas para esta posição*: há uma tendência para a flexão plantar máxima, o que resulta em um movimento para a frente e para trás do antepé, e o tornozelo deixa de ser o ponto de eixo. O pé deve permanecer ativo, girando na articulação do tornozelo e mantendo um grau constante de flexão plantar durante todo o movimento (a quantidade máxima possível quando os joelhos estão totalmente estendidos). Para isso, coloque as mãos na superfície plantar dos calcanhares do paciente com a sugestão verbal para manter a pressão constante durante todo o movimento.

## Posição de dedos em V

A partir da posição dos dedos paralelos, simplesmente junte os calcanhares sem ajustar a largura entre os pés (ver foto *e*). O grau de rotação lateral do quadril não deve

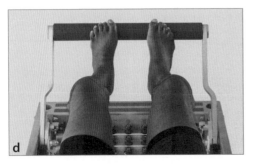
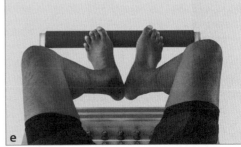

ser superior a 30 graus, formando um V pequeno com os pés. Esta é uma posição clássica de Pilates semelhante a uma postura militar.

*Dicas técnicas para esta posição*: imagine estender os membros inferiores e comprimi-los ao mesmo tempo, como se estivesse segurando uma grande bola entre as pernas. Mantenha os calcanhares unidos.

## Calcanhares em V aberto

Coloque os calcanhares nas extremidades externas da barra para pés para formar uma ampla posição em V com os quadris girados lateralmente e os joelhos alinhados sobre o segundo e terceiro dedos (ver foto *f*). As posições amplas não fazem parte do repertório clássico do Pilates, mas oferecem benefícios valiosos porque a articulação do quadril é desafiada em uma posição de abdução e rotação lateral que está fora da zona de conforto para muitas pessoas. Para manter a função ideal da articulação do quadril, é imperativo manter essa ADM. Essas posições amplas são particularmente boas para dançarinos e outros atletas no desenvolvimento da força funcional necessária.

*Dicas técnicas para esta posição*: imagine estender os membros inferiores e, ao mesmo tempo, comprimi-los e focar o envolvimento dos adutores do quadril. Quando os joelhos se curvam, visualize-os alcançando as laterais do corpo ao longo de uma linha de energia diagonal constante. Mantenha os pés em dorsiflexão parcial e imóveis, como se estivessem no chão.

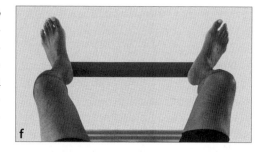

## Dedos em V aberto

Coloque os dedos nas extremidades externas da barra para pés para formar uma posição em V ampla, os quadris girados lateralmente com os joelhos alinhados sobre o segundo e terceiro dedos (ver foto *g*). Esta é a posição mais complexa no trabalho com os pés porque exige muito controle do quadril, joelho, tornozelo e pé. Ela oferece o maior alongamento sobre a articulação do quadril e um ângulo exclusivo de tração para os posteriores da coxa e quadríceps.

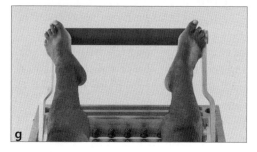

*Dicas técnicas para esta posição*: como nos dedos paralelos, há uma tendência ao máximo de flexão plantar. O pé deve permanecer ativo, girando na articulação do tornozelo e mantendo um grau constante de flexão plantar durante todo o movimento (a quantidade máxima possível quando os joelhos estão totalmente estendidos). Forneça pistas táteis como na posição dos dedos paralelos.

## Elevação da panturrilha

Comece com os dedos sobre a barra para pés afastados aproximadamente na largura do quadril, membros inferiores paralelos e estendidos. O pé deve estar alinhado em posição neutra subtalar, evitando supinação ou pronação excessivas. Inspire para abaixar o calcanhar lentamente sob a barra para pés e dorsiflexione ativamente quando chegar ao fim do movimento (ver foto h). Expire para empurrar a barra para pés para longe do corpo, enquanto os pés se elevam em flexão plantar máxima (ver foto i). Este é um exercício excepcional para aumentar a função, ADM e força do pé, e permite o foco na consciência e alinhamento correto dos pés.

*Dicas técnicas para esta posição:* utilize a ADM completa do tornozelo. Concentre-se em atingir o ponto mais alto possível na fase superior e depois abaixe os calcanhares lentamente em vez de deixá-los cair (para maximizar a contração excêntrica).

## Posturas "empinadas"

Comece na mesma posição utilizada para a elevação das panturrilhas (ver foto i). Faça uma dorsiflexão com um pé e uma flexão plantar com o outro simultaneamente, alternando de um lado para o outro. Além dos benefícios listados na elevação da panturrilha, há potencial para um excelente alongamento da panturrilha, que pode ser melhorado com a ajuda manual de puxar o calcanhar do paciente (ver foto j).

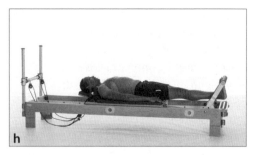

*Dicas técnicas para esta posição:* certifique-se de atingir a posição de flexão plantar máxima entre as trocas de lados para obter uma sensação de altura e alongamento. Mantenha a pelve estável durante todo o movimento.

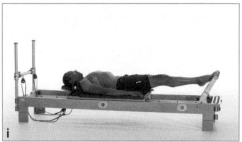

## Apoio de uma perna no calcanhar

Comece como na postura de calcanhares paralelos (ver foto c, p. 98), mas coloque uma perna na posição de mesa (ver foto k). Isso permite que cada perna trabalhe de forma independente sem precisar da outra. Problemas de alinhamento e fraqueza podem ser facilmente detectados. As versões

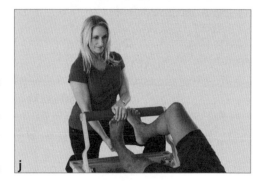

de membro inferior isolado são extremamente valiosas para lesões e condições pós-operatórias, já que o membro inferior mais forte tende a dominar nas posições bilaterais. Em geral, exercitar uma perna de cada vez aumenta o desafio para os músculos do *core* na manutenção da estabilidade da pelve.

*Dicas técnicas para esta posição*: mantenha a perna na posição de mesa e o calcanhar do pé em dorsiflexão absolutamente imóveis. Para ajudar o paciente a se manter estável e equilibrado, imagine que ambos os pés estão na barra e empurrando uniformemente com os dois pés, assim como na versão bilateral.

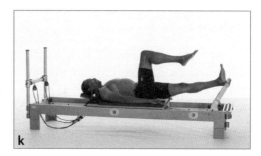

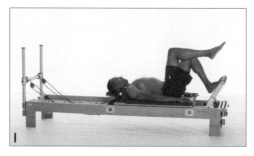

### Apoio de uma perna nos dedos

Comece como na postura de apoio sobre os dedos paralelos (ver foto *d*, p. 98), mas coloque uma das pernas na posição de mesa (ver foto *l*). Esta é a posição mais desafiadora dos exercícios para os pés em termos de carga.

*Dicas técnicas para esta posição*: mantenha a perna na posição de mesa e o calcanhar do pé que está trabalhando absolutamente imóveis. A sugestão tátil de colocar uma mão no calcanhar do paciente com a instrução para manter a pressão constante (como nos dedos paralelos) é muito eficaz. Para ajudar o paciente a se manter em uma posição estável e equilibrada, o paciente deve imaginar que ambos os pés estão na barra e empurrando uniformemente com os dois pés, como na versão bilateral.

### Preensão

Coloque os antepés sobre a barra afastados aproximadamente na largura do quadril com as pernas paralelas. Passe a parte da frente do pé e dedos ao redor da barra e pressione os calcanhares para baixo. Expire para estender as pernas enquanto empurra os calcanhares mais abaixo da barra (ver foto *m*). Inspire e continue empurrando os calcanhares para baixo da barra, enquanto os joelhos flexionam e o carrinho é retornado até a trava. Este é um ótimo exercício para alongar os músculos intrínsecos do pé, bem como para recrutar os músculos que sustentam o arco para os pacientes com pronação excessiva.

*Dicas técnicas para esta posição*: mantenha os dedos afastados em vez de agrupados. Imagine um pássaro envolvendo os pés ao redor de um galho. Estenda os calcanhares sob a barra para pés durante todo o movimento para maximizar o alongamento da panturrilha.

## Variações

Pacientes com ombros arredondados ou tensão na região cervical podem segurar uma haste sob os quadris com as palmas voltadas para cima. Isso estimula a rotação lateral dos ombros, bem como o envolvimento da porção ascendente do trapézio e do latíssimo do dorso (ver foto *n*).

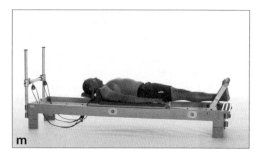

## Progressão

1. Para aumentar o desafio da estabilidade do *core*, a série pode ser executada sobre meio rolo de espuma (ver foto *o*) ou até mesmo em um rolo de espuma.
2. Para enfatizar o fortalecimento do quadríceps, adicione uma série de "bombeamento" em qualquer uma destas posições: calcanhares paralelos, dedos paralelos, dedos na posição em V, calcanhares em V aberto, dedos em V aberto, apoio de uma única perna no calcanhar e apoio de uma única perna no dedo. Após 10 repetições, mantenha uma posição de amplitude intermediária e execute pequenos e rápidos "bombeamentos" por aproximadamente 10 repetições. Após o último movimento, pressione por todo o trajeto até a extensão total e, em seguida, retorne o carrinho para a trava.

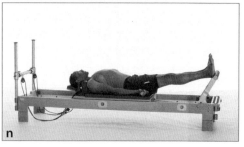

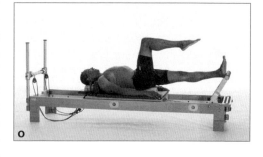

## Dicas técnicas

1. Inicie o movimento a partir dos ísquios. Isso enfatiza a mobilização dos posteriores da coxa para neutralizar a força avassaladora dos quadríceps.
2. Visualize uma faixa elástica conectando os calcanhares aos ísquios. Quando o membro inferior se estende, a faixa estica, criando uma forte tração entre os calcanhares e os ísquios. Quando o membro inferior flexionar, resista contra o movimento como se estivesse tentando manter a perna estendida. Essa resistência interna aumenta o trabalho muscular, maximizando a contração excêntrica.
3. Estenda completamente os membros inferiores, focando a cocontração do quadríceps e dos posteriores da coxa.

4. Mantenha uma posição neutra da pelve (ou uma posição pélvica apropriada para uma condição específica) durante toda a série.
5. Utilize o tornozelo como o ponto de eixo do movimento.

## Elevação inferior (*bottom lift*)

### Principais músculos envolvidos

Abdominais, posteriores da coxa, glúteo máximo e extensores das costas.

### Objetivos

Mobilização da coluna e da região pélvica, articulação da coluna, controle dos posteriores da coxa, fortalecimento dos extensores do quadril, estabilização pélvica e lombar, bem como recrutamento e cocontração da musculatura do *core*.

### Indicações

As indicações para este exercício são as mesmas citadas para o exercício de ponte (p. 62), porém ele é muito mais desafiador no Reformer, porque o movimento do carrinho acrescenta o elemento de instabilidade. É preciso uma grande dose de estabilidade lombopélvica e controle da extensão do quadril para elevar os quadris sem mover o carrinho. Na posição com os antepés sobre a barra, também é preciso muito controle de pé e tornozelo, por esse motivo o exercício é ótimo para desenvolver a estabilidade do tornozelo após uma entorse de tornozelo. A altura da barra faz com que a ADM da extensão de quadril disponível seja maior que a ponte.

### Precauções ou contraindicações

As contraindicações incluem patologia aguda do disco lombar ou osteoporose (em função da flexão lombar profunda), patologias de disco cervical, cefaleia cervicogênica ou dor cervical aguda (em virtude do grau de flexão e compressão cervical deste exercício). Seja cauteloso e talvez deva utilizar um acolchoamento extra nos apoios para ombros nos casos de síndrome do impacto do ombro ou de síndrome do desfiladeiro torácico.

### Resistência

Média.

## Instruções

Posicione-se em decúbito dorsal sobre o carrinho com o encosto de cabeça para baixo, os joelhos flexionados, os antepés sobre a barra para pés e os membros inferiores paralelos afastados aproximadamente na largura do quadril (ver foto *a*). Expire para recrutar os músculos abdominais e articular a coluna para cima, uma vértebra de cada vez (ver foto *b*). Inspire e faça uma pausa no topo, depois expire para mover a coluna de volta ao carrinho. O movimento do carrinho deve ser mínimo.

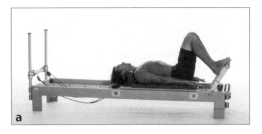

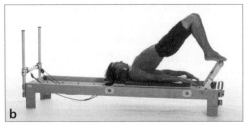

## Variações

1. Para patologias de disco lombar e osteoporose, não realize a flexão lombar profunda, mantendo a coluna e a pelve em posição neutra durante a elevação.
2. Para facilitar, coloque os calcanhares na barra para pés ou utilize maior resistência (mais resistência fornece mais apoio, menos instabilidade).
3. Coloque uma bola ou um bloco entre os joelhos para promover maior ativação do adutor.

## Progressão

1. Elevação inferior com extensão (p. 105).
2. Execute o exercício unilateralmente com um pé na barra e a outra perna na posição de mesa (como na foto *c*, p. 106).

## Dicas técnicas

1. Alinhe os pés, mantendo os calcanhares imóveis durante o exercício.
2. Mantenha as pernas paralelas e os adutores recrutados; utilize uma bola entre os joelhos como auxílio.
3. Minimize o movimento do carrinho mantendo-o o mais próximo possível da trava; pense em elevar em vez de pressionar para fora.
4. Maximize a flexão lombar à medida que a coluna se eleva do *mat*, tracionando os ísquios na direção da cabeça (inclinando posteriormente a pelve). Quando o cóccix se elevar, continue retirando uma vértebra de cada vez do carrinho, como se descascasse uma banana.

5. Visualize o retorno da coluna ao carrinho como um brinquedo de mola Slinky descendo degraus, deliberadamente baixando uma vértebra de cada vez. Isso ajudará a alcançar a máxima articulação e mobilidade da coluna.

## Elevação inferior com extensão (*bottom lift with extension*)

### Principais músculos envolvidos

Abdominais, posteriores da coxa, glúteo máximo e extensores das costas.

### Objetivos

Mobilização da coluna e da região pélvica, articulação da coluna, fortalecimento e controle dos posteriores da coxa, fortalecimento dos extensores do quadril, estabilização pélvica e lombar, bem como recrutamento e cocontração dos músculos do *core*.

### Indicações

As indicações para este exercício são as mesmas fornecidas para a elevação inferior, mas o acréscimo da extensão das pernas desafia ainda mais os posteriores da coxa e requer ainda maior estabilização lombopélvica.

### Precauções ou contraindicações

As mesmas utilizadas para a elevação inferior (p. 103).

### Resistência

Média.

### Instruções

Recrute e articule a coluna como na elevação inferior (ver foto *b*, p. 106). Após uma pausa no topo, expire enquanto as pernas se estendem (ver foto *a*), depois inspire para flexionar os joelhos e trazer o carrinho de volta à trava, mantendo os quadris elevados e nivelados (ver foto *b*). Repita 5-10 vezes, depois mova a coluna para a posição inicial durante uma expiração.

### Variações

1. Para pacientes com patologias discais lombares e osteoporose, evite fazer a flexão lombar profunda, mantendo a coluna e a pelve em posição neutra durante a elevação.

2. Para facilitar, coloque os calcanhares na barra para pés ou utilize mais resistência para aumentar a estabilidade.
3. Coloque uma bola ou um bloco entre os joelhos do paciente para promover maior recrutamento dos adutores.

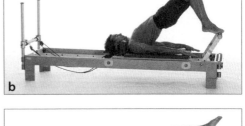

## Progressão

Execute o exercício com uma perna na posição de mesa (ver foto *c*).

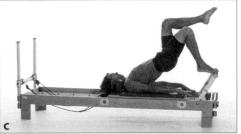

## Dicas técnicas

1. Mantenha os joelhos desbloqueados. Não estenda totalmente as pernas, pois isso pode distender a parte inferior do costas.
2. Ao retornar o carrinho até a trava, mantenha uma forte linha de energia diagonal que parte dos ombros, passa pelos quadris e chega até os joelhos.
3. A pelve tende a cair quando o carrinho se move, então se concentre em manter os quadris estendidos e a pelve elevada na mesma altura durante todo o exercício.
4. Mantenha os calcanhares imóveis, os membros inferiores paralelos e os adutores recrutados.

## Séries de braços em decúbito dorsal

### Extensão de braços em decúbito dorsal (*supine arm extension*)

### Principais músculos envolvidos

Latíssimo do dorso.

### Objetivos

Este exercício se destina a fortalecer os extensores do ombro, a desenvolver a estabilização do tronco e da escápula e a aprimorar o ritmo escapuloumeral. O simples ato de manter os membros inferiores na posição de mesa fortalece e aumenta a resistência dos músculos abdominais e flexores do quadril.

## Indicações

Além de fortalecer e tonificar os braços, a série de braços em decúbito dorsal desafia os estabilizadores do *core* e enfatiza o desenvolvimento de uma coordenação rítmica dos estabilizadores do ombro (especificamente a parte ascendente do trapézio e o serrátil anterior) com os músculos que movem o ombro. Esta série é particularmente valiosa para os pacientes porque coloca o corpo em uma posição segura, confortável e sem apoio de peso, na qual a força dos braços e dos ombros pode ser desenvolvida, mantendo a estabilização do tronco. Além disso, toda a série é feita abaixo de 90 graus de flexão do ombro, o que é bom para pacientes com condições dolorosas, como síndrome do impacto do ombro, para os quais elevar o braço acima da altura do ombro frequentemente é contraindicado. Também é eficaz no aumento da ADM ativa da articulação glenoumeral.

## Precauções ou contraindicações

Nenhuma.

## Resistência

Leve a média.

## Instruções

Posicione-se em decúbito dorsal com a pelve em posição neutra, as pernas na posição de mesa, braços perpendiculares ao carrinho, ombros estáveis com as mãos segurando as alças ou correias e palmas voltadas para o carrinho (ver foto *a*). Expire e inicie o movimento a partir do *core* enquanto os braços flutuam retos ao lado do corpo (ver a foto *b*). Inspire e retorne à posição inicial.

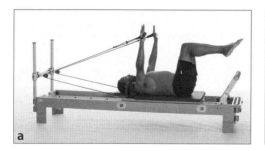
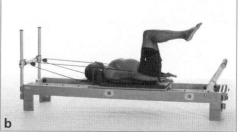

## Variações

1. Para pacientes sem força ou resistência para tolerar ou manter a posição de mesa, modifique o exercício para um dos modos abaixo:
   a. Puxe os joelhos na direção do tórax.
   b. Cruze um tornozelo sobre o outro, apoiando a perna sintomática sobre a oposta.
   c. Coloque uma bola entre os joelhos para aumentar a ativação dos músculos adutores e do assoalho pélvico, inibindo assim a atividade excessiva dos flexores do quadril e diminuindo a tensão sobre a parte inferior da coluna.
2. Pacientes com limitação da ADM do ombro, como na capsulite adesiva, devem trabalhar apenas na amplitude de movimento indolor disponível.
3. Se o objetivo for aumentar a ADM ativa do ombro (p. ex., um paciente em pós-operatório de cirurgia do manguito rotador), mova o corpo na direção da barra para pés a fim de que haja espaço entre os ombros e os apoios para ombros (ou remova os apoios para ombros, se possível, do seu Reformer) para que eles não impeçam a mobilidade da articulação do ombro.

## Dicas técnicas

1. Mantenha a conexão do *core* e a estabilização escapular, recrutando os músculos abdominais e tracionando as escápulas para baixo.
2. Mantenha uma tensão consistente das alças durante todo o movimento.
3. Utilize um movimento suave e uniforme durante as fases concêntrica e excêntrica.
4. Mantenha os braços estendidos sem exercer força excessiva sobre os cotovelos (não os bloqueie).
5. Utilize os braços como se fossem grandes barbatanas empurrando a água e impulsionando o corpo.
6. Mantenha os braços na altura ou abaixo do nível dos ombros (a menos que o objetivo seja aumentar a ADM).

## Adução de braços em decúbito dorsal (*supine arm adduction*)

### Principais músculos envolvidos

Latíssimo do dorso.

### Objetivos

Os mesmos da extensão de braços em decúbito dorsal (p. 106).

## Indicações

As indicações para este exercício são as mesmas da extensão de braços em decúbito dorsal.

## Precauções ou contraindicações

Nenhuma.

## Resistência

Leve a média.

## Instruções

Posicione-se em decúbito dorsal com a pelve em posição neutra e pernas na posição de mesa, braços para os lados na posição em T (90 graus de abdução do ombro), ombros estáveis com as mãos segurando as alças ou correias e palmas voltadas para o corpo (ver foto a). Expire para aduzir os braços ao lado do corpo (ver foto b). Inspire para retornar à posição inicial.

## Variações

As variações para este exercício são as mesmas indicadas para a extensão de braços em decúbito dorsal (p. 106).

## Dicas técnicas

As dicas para este exercício são as mesmas recomendadas para a extensão de braços em decúbito dorsal (p. 106).

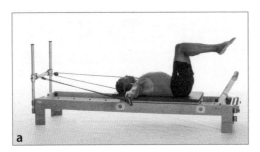
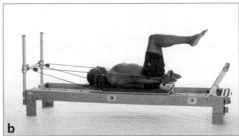

## Círculos de braço em decúbito dorsal (*supine arm circles*)

### Principais músculos envolvidos

Latíssimo do dorso.

### Objetivos

Os mesmos da extensão de braços em decúbito dorsal (p. 106), além de melhorar a mobilidade da articulação do ombro.

### Indicações

As indicações para este exercício são as mesmas da extensão de braços em decúbito dorsal. Este exercício é ótimo para pacientes com restrição da ADM do ombro (artrite, capsulite adesiva, pós-operatório de reparo do manguito rotador).

### Precauções ou contraindicações

Nenhuma.

### Resistência

Leve a média.

### Instruções

Este exercício é simplesmente uma combinação de extensão e adução dos braços. Posicione-se em decúbito dorsal com a pelve em posição neutra, pernas na posição de mesa, braços estendidos ao lado do corpo, ombros estáveis com as mãos segurando as alças ou correias e palmas voltadas para o carrinho (ver foto *a*). Inspire para elevar os braços até a altura dos ombros (ver foto *b*) e, em seguida, abra os braços até a posição em T (ver foto *c*). Expire para aduzir os braços ao lado do corpo, girando as palmas das mãos para ficarem voltadas para o carrinho, e retorne à posição inicial (é chamada de círculos para cima). Repita o movimento 5-10 vezes e, em seguida, inverta a direção dos círculos para baixo.

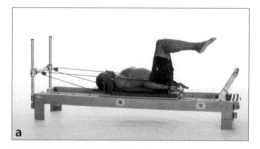
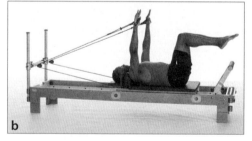
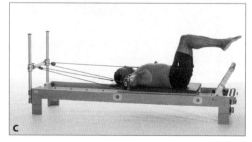

## Variações

As variações para este exercício são as mesmas da extensão de braços em decúbito dorsal (p. 106).

## Dicas técnicas

1. As dicas técnicas para extensão de braços em decúbito dorsal (p. 106) podem ser aplicadas neste exercício.
2. Esforce-se para manter o movimento fluido, definindo os pontos exatos no final da amplitude, como se estivesse desenhando uma forma elíptica contínua no teto.
3. Desde que não haja restrições da ADM, faça o movimento o mais amplo possível para obter o máximo de ADM da articulação glenoumeral.

# Tríceps (*triceps*)

## Principais músculos envolvidos

Tríceps.

## Objetivos

Força extensora do cotovelo, desenvolvimento do tronco e estabilização escapular.

## Indicações

As indicações para este exercício são as mesmas da extensão de braços em decúbito dorsal (p. 106).

## Precauções ou contraindicações

Nenhuma.

## Resistência

Leve a média.

## Instruções

Posicione-se em decúbito dorsal com a pelve em posição neutra, pernas na posição de mesa, braços estendidos ao lado do corpo e ombros estáveis com as mãos segurando as alças ou correias e palmas voltadas para o carrinho (ver foto *a*). Inspire para flexionar os cotovelos (ver foto *b*) e expire para estender os cotovelos.

### Variações

As variações para este exercício são as mesmas da extensão dos braços em decúbito dorsal (p. 106).

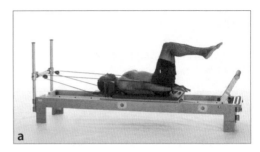

### Dicas técnicas

1. Pressione os braços nas laterais do corpo durante todo o movimento para ajudar a manter os ombros estáveis e um bom alinhamento.
2. Mantenha os braços imóveis.
3. Mantenha os punhos em posição neutra.
4. Mantenha os braços paralelos ao chão e alinhados com os ombros, em vez de empurrar para baixo na direção do carrinho com os cotovelos.
5. Imagine movimentar-se através da água apenas com os antebraços.
6. Mantenha o tronco e os membros inferiores estáveis.

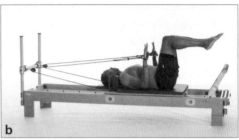

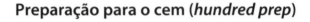

## Preparação para o cem (*hundred prep*)

### Principais músculos envolvidos

Abdominais.

### Objetivos

Fortalecimento abdominal, fortalecimento da musculatura extensora do ombro e estabilização lombopélvica.

### Indicações

Este exercício é uma preparação para um dos mais clássicos e conhecidos exercícios de Pilates, o cem. Em essência, é uma elevação do tórax contra a resistência.

## Precauções ou contraindicações

Patologia discal, osteoporose, dor ou patologia cervicais, disfunção ou dor aguda da articulação sacroilíaca ou lombalgia aguda.

## Resistência

Leve a média.

## Instruções

Posicione-se em decúbito dorsal no Reformer com as pernas na posição de mesa, braços perpendiculares ao carrinho e mãos nas alças ou correias, mantendo uma leve tensão. Idealmente, a coluna deve estar na posição neutra, mas, se apropriado, pode ser permitida uma leve inclinação posterior da pelve (ver foto *a*). Inspire para recrutar a musculatura do *core* e depois expire, trazendo os braços ao lado do corpo enquanto a cabeça, o tórax e a parte superior do tronco se elevam (ver foto *b*). Inspire para retornar à posição inicial.

## Variações

Para inibir a atividade excessiva dos flexores do quadril, comprima uma pequena bola ou *magic circle* entre os joelhos.

## Progressão

1. Preparação para o cem com extensão: à medida que a cabeça, tórax e tronco se elevam, adicione a extensão dos membros inferiores. Conforme o tronco desce, os membros inferiores retornam à posição de mesa. Isso aumenta a carga sobre o tronco, dificultando a manutenção da estabilidade lombopélvica.
2. O cem (p. 114).

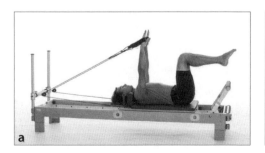
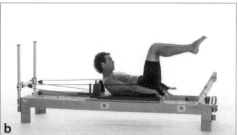

## Dicas técnicas

1. Mova toda a parte superior do tronco e a cabeça como uma unidade, mantendo a cabeça alinhada com a coluna.
2. Evite a hiperlordose e tente manter a pelve em uma posição neutra ou de leve inclinação posterior.
3. Relaxe o pescoço e os ombros.
4. Tente chegar com os braços até os pés, envolvendo os abaixadores escapulares.
5. Não permita que os abdominais fiquem abaulados.
6. Na preparação para o cem com progressão da extensão, estenda as pernas, estendendo também as pontas dos dedos. O nível de dificuldade pode ser controlado pela altura das pernas estendidas (quanto maior a altura, maior a facilidade).

## O cem (*hundred*)

### Principais músculos envolvidos

Abdominais.

### Objetivos

Fortalecimento abdominal, integração de músculos abdominais e extensores do ombro, estabilização lombopélvica, estimulação da circulação e respiração profunda.

### Indicações

Este é um exercício muito desafiador, que estimula a cocontração isométrica dos músculos do *core* durante a respiração percussiva e o trabalho isotônico dos membros superiores. A longa alavanca dos membros inferiores exerce uma grande carga sobre a parte lombar da coluna e os flexores do quadril, bem como uma grande demanda sobre os abdominais. O movimento de "bombeamento" estimula a circulação e a coordenação. Entretanto, além de ser contraindicado para algumas patologias, este exercício é bastante difícil e, portanto, contraproducente para muitas pessoas com lesões ou fraqueza lombares.

### Precauções ou contraindicações

Patologia discal, osteoporose, dor ou patologia cervicais, disfunção ou dor aguda da articulação sacroilíaca ou lombalgia aguda.

## Instruções

Posicione-se em decúbito dorsal no Reformer com as pernas na posição de mesa, braços perpendiculares ao carrinho e as mãos segurando as alças, mantendo uma ligeira tensão. Idealmente, a coluna deve estar em posição neutra, mas, se apropriado, pode ser permitida uma leve inclinação posterior da pelve (ver foto *a*). Expire e eleve os braços, a cabeça e o tórax enquanto as pernas se estendem e os braços são abaixados ao lado do corpo, paralelos ao *mat* (ver foto *b*). Mantendo essa posição, expire cinco vezes enquanto os braços sobem e descem em um pequeno movimento e, em seguida, inspire cinco vezes "bombeando" os braços. Repita essa sequência de bombeamento e respiração 10 vezes, em seguida leve as pernas de volta para a posição de mesa e abaixe o tronco até a posição inicial. Observe que a posição e a altura das pernas variam dependendo da flexibilidade dos músculos posteriores da coxa e da força e do controle da musculatura abdominal, com dificuldade crescente conforme as pernas estão mais estendidas e baixas.

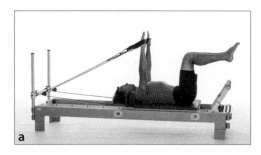
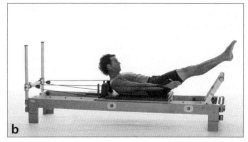

## Variações

1. Para diminuir a dificuldade e a tensão na região lombar, as pernas podem ser elevadas até 90 graus de flexão do quadril ou até mesmo colocadas na posição de mesa como na preparação para o cem (p. 112).
2. Coloque uma bola entre os joelhos para ativar os adutores e inibir os flexores do quadril.

## Dicas técnicas

1. Respire profunda e longamente.
2. Mantenha o movimento de bombeamento suave, curto e livre de tensão. Imagine-se como se flutuasse em uma balsa em um lago, batendo na superfície da água, mas causando apenas ondulações mínimas.
3. Evite hiperlordose, tensão cervical, abaulamento dos abdominais e tensionamento dos flexores do quadril.
4. Mantenha altura consistente durante todo o exercício.
5. Mantenha a cabeça alinhada com a coluna e o olhar para a frente.

## Coordenação (*coordination*)

### Principais músculos envolvidos

Abdominais.

### Objetivos

Fortalecimento abdominal, estabilização lombopélvica e melhor coordenação da respiração e do movimento.

### Indicações

Este exercício apresenta um desafio isométrico e isotônico para os abdominais, bem como um enorme desafio de coordenação. É outro grande exercício para a reeducação neuromuscular da dissociação dos membros inferiores, enquanto o *core* permanece recrutado e a pelve permanece parada.

### Precauções ou contraindicações

Patologia discal, osteoporose, dor ou patologia cervicais, disfunção aguda ou dor da articulação sacroilíaca ou lombalgia aguda.

### Resistência

Leve a média.

### Instruções

Comece com as pernas na posição de mesa e os braços a 90 graus de flexão do ombro como na preparação para o cem (ver foto *a*, p. 113). Expire para elevar a cabeça e o tórax enquanto estende os braços ao longo do corpo e estende as pernas (ver foto *a*). Continue expirando conforme as pernas se abrem e fecham rapidamente (ver foto *b*). Inspire enquanto as pernas flexionam para a posição de mesa, depois retorne o tronco, a cabeça e os braços até a posição inicial.

### Variações

Para pacientes com patologia discal, osteoporose ou dor ou patologia cervicais, o exercício pode ser realizado sem elevar a cabeça e o tronco.

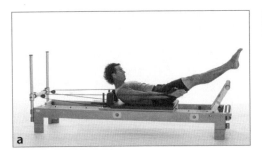 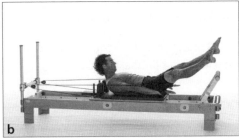

## Dicas técnicas

1. Junte os joelhos antes de abaixar o tronco.
2. Mantenha a cabeça alinhada com a coluna, olhando para a frente.
3. Não permita que a abertura das pernas seja maior que o comprimento da barra para pés.
4. A abertura e o fechamento das pernas devem ser bem definidos e dinâmicos, mas a elevação e o abaixamento do tronco devem ser suaves.

## Coordenação unilateral de braço (*single-arm coordination*)

Variação de um exercício original ensinado por Rael Isacowitz no Programa BASI Mentor (Isacowitz, 2018).

### Principais músculos envolvidos

Abdominais.

### Objetivos

Fortalecimento dos oblíquos do abdome, estabilização lombopélvica principalmente no plano transverso, melhor coordenação e treinamento neuromuscular para padronização cruzada.

### Indicações

Este exercício realmente se concentra no fortalecimento e controle dos oblíquos do abdome. É bastante difícil em termos de coordenação, pois um lado do corpo permanece imóvel enquanto o outro se move. É um exercício maravilhoso para desafiar a força do *core* e o controle lombopélvico para pacientes com problemas cervicais, patologia discal ou osteoporose, pois o tronco e a cabeça permanecem apoiados em uma posição neutra durante todo o movimento.

## Precauções ou contraindicações

Disfunção ou dor agudas da articulação sacroilíaca ou lombalgia aguda.

## Resistência

Leve a média.

## Instruções

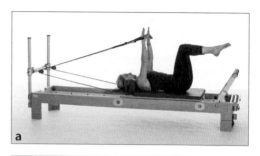

Deite-se no carrinho com as pernas na posição de mesa e os braços perpendiculares ao carrinho (ver foto *a*). Inspire e recrute o *core* e, em seguida, expire enquanto o braço direito desce ao longo do corpo e a perna direita se estende em direção à barra para pés em um ângulo de 45 graus. O braço esquerdo e a perna esquerda devem permanecer completamente imóveis (ver foto *b*). Inspire para voltar à posição inicial e repita o movimento no outro lado.

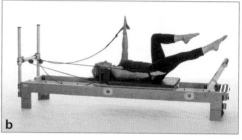

## Variações

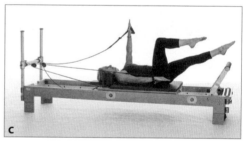

Para desafiar a coordenação e trabalhar no padrão cruzado, estenda o braço e a perna em sentidos opostos e não para o mesmo lado (ver foto *c*). Esta versão é mais fácil para os oblíquos, embora mais desafiadora para a mente.

## Progressão

Se não houver problemas cervicais, patologia discal ou osteoporose, o exercício pode ser realizado com a cabeça e o tórax elevados do carrinho.

## Dicas técnicas

1. Mantenha o braço imóvel e perpendicular ao carrinho.
2. Mantenha a pelve em posição neutra.
3. Tenha cuidado para não deixar o corpo inclinar ou girar para o lado do braço e da perna móveis.
4. Esforce-se para executar uma extensão total da perna e do braço a cada repetição.

# Aberturas abdominais (*ab openings*)

Variação de um exercício original ensinado por Rael Isacowitz no Programa BASI Mentor (Isacowitz, 2018).

## Principais músculos envolvidos

Abdominais.

## Objetivos

Fortalecimento abdominal, estabilização lombopélvica, fortalecimento e controle da abdução e adução do quadril e melhor coordenação.

## Indicações

Este exercício provoca a cocontração isométrica dos músculos do *core* durante a movimentação da parte inferior do corpo. A longa alavanca dos membros inferiores exerce uma grande carga sobre a parte lombar da coluna e os flexores do quadril, bem como uma grande demanda sobre os músculos abdominais. A abertura e o fechamento dos membros inferiores desafiam a coordenação, assim como a força, o controle e a mobilidade do quadril.

## Precauções ou contraindicações

Patologia discal, osteoporose, dor ou patologia cervicais, disfunção ou dor agudas da articulação sacroilíaca ou lombalgia aguda.

## Resistência

Leve.

## Instruções

Posicione-se em decúbito dorsal sobre o carrinho com as mãos segurando as alças ou correias, a coluna em posição neutra e as pernas na posição de mesa (ver foto *a*). Ative o *core* e expire para levantar a cabeça e o tronco enquanto as pernas se estendem sobre a barra para pés ao longo de uma linha diagonal (aproximadamente 60 graus de flexão do quadril) e os braços descem pelos lados com as palmas voltadas para o corpo (ver foto *b*). Inspire para abrir os membros inferiores e superiores como se estivesse realizando um salto (ver foto *c*) e, em seguida, expire para trazer os membros inferiores e superiores de volta à linha mediana. Repita o movimento para dentro e para fora 10-15 vezes e retorne à posição inicial.

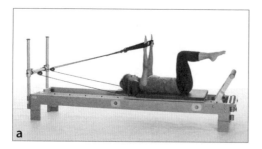 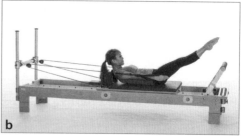

## Variações

Para pacientes que não devem flexionar o tronco em virtude de patologia discal lombar ou osteoporose, e para aqueles com dor ou patologia cervicais, o exercício pode ser realizado sem elevar a cabeça e o tronco.

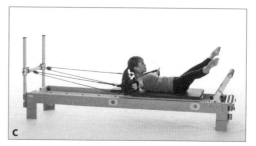

## Progressão

Para aumentar o desafio sobre a musculatura abdominal, abaixe as pernas de modo que elas pairem logo acima da barra para pés.

## Dicas técnicas

1. Abra as pernas somente até a largura da barra para pés.
2. Relaxe os músculos cervicais.
3. Alongue membros inferiores e superiores.

## Séries de trabalho para os quadris (membros inferiores nas alças)

A série de trabalho para os quadris é muito desafiadora e útil para quase todos os que precisam melhorar a estabilidade pélvica e a mobilidade do quadril. Exige mais estabilização lombopélvica do que os exercícios de trabalho para os pés, porque estes estão posicionados em alças e não em contato com a barra para pés, o que faz deles exercícios em cadeia aberta. É também um ótimo modo de ensinar o conceito de dissociação do quadril, pois o movimento contínuo e suave da articulação do quadril é executado enquanto a estabilidade da pelve é mantida. Desequilíbrios na musculatura do quadril frequentemente são causa de patologias lombares, pélvicas, de quadril e até mesmo de joelho. Esta série aborda esses desequilíbrios; os principais músculos trabalhados são os extensores, abdutores e adutores dos quadris (em oposição aos flexores do quadril, ge-

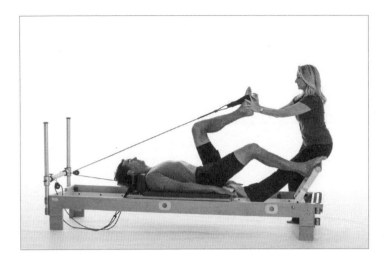

ralmente muito retesados). Descobrimos que esta série é muito benéfica para pacientes com disfunção da articulação sacroilíaca.

Por favor, observe que iniciar e encerrar esta série pode ser perigoso. O posicionamento correto e a garantia de que o paciente está no controle das alças e do carrinho é crucial antes de iniciar a série. Recomendamos ficar em pé apoiado em uma perna no vão para estabilizar o carrinho enquanto você ajuda o paciente a inserir cada um dos pés nas alças (ver foto). Explique que ele precisa controlar o movimento do carrinho com os músculos do *core*; caso contrário, o carrinho descerá até a trava e o paciente dará uma cambalhota para trás.

## Extensão do quadril (*hip extension*)

### Principais músculos envolvidos

Extensores do quadril.

### Objetivos

Estabilidade lombopélvica, mobilidade articular do quadril, fortalecimento dos extensores do quadril e dissociação do quadril.

### Indicações

Este é um ótimo modo de iniciar a série de trabalho de quadril, pois reforça a estabilidade pélvica e a mobilidade do quadril (dissociação do quadril). É eficaz em mostrar aos pacientes onde, em sua amplitude de movimento, eles começam a perder a posição neutra da coluna e quais músculos podem usar para controlar isso. A posição inicial provoca o início do movimento da perna a partir dos posteriores da coxa, e ao mesmo tempo dá a esses músculos um alongamento ativo. É adaptável para todos, pois a amplitude pode ser aumentada ou diminuída de acordo com a capacidade ou as limitações do paciente.

### Precauções ou contraindicações

Nenhuma.

### Resistência

Leve a média para orientar o trabalho em direção à estabilização. A resistência pode ser aumentada se o objetivo for fortalecer os extensores do quadril.

### Instruções

Posicione-se em decúbito dorsal em posição neutra da pelve sobre o carrinho, com os pés nas alças, braços nas laterais com as palmas voltadas para baixo, pernas estendidas e com um máximo de 90 graus de flexão do quadril, se possível (menor se a rigidez dos posteriores da coxa for um impedimento) (ver foto *a*). Expire para abaixar as pernas até o ponto onde a pelve começa a se inclinar anteriormente (ver foto *b*), utilizando os músculos profundos do *core* para neutralizar essa inclinação. Inspire para retornar à posição inicial.

### Variações

Para aumentar o desafio e provocar o trabalho dos adutores, coloque uma bola entre a parte superior das coxas ou os tornozelos.

### Progressão

Este e os outros exercícios desta série podem ser executados sobre meio rolo de espuma para aumentar o desafio de estabilização.

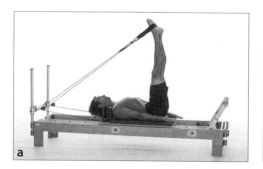
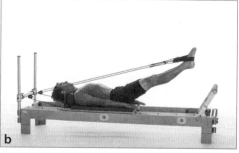

## Dicas técnicas

1. Alongue por completo os membros inferiores.
2. Mantenha o cóccix fixo no carrinho durante todo o exercício.
3. Mova as pernas na direção da barra para pés, o máximo possível, sem arquear as costas.
4. Mantenha o pescoço e os ombros relaxados.

# Sapo (*frog*)

## Principais músculos envolvidos

Adutores do quadril.

## Objetivos

Estabilização lombopélvica, mobilidade do quadril, fortalecimento e controle dos adutores e controle extensor do joelho.

## Indicações

Este é um ótimo exercício para rigidez ou artrite de quadris e joelhos, patologias da articulação sacroilíaca e para qualquer pessoa que precise desenvolver estabilização lombopélvica.

## Precauções ou contraindicações

Cuidado com os pacientes submetidos a artroplastia total de quadril no pós-operatório, pois a tendência do paciente é se mover para mais de 90 graus de flexão do quadril quando as pernas ficam na posição do sapo.

## Resistência

Leve a média para estabilidade; mais pesada se o objetivo for a força dos adutores.

## Instruções

Posicione-se em decúbito dorsal sobre o carrinho com a coluna em posição neutra, os pés nas alças, quadris flexionados a 90 graus e girados lateralmente, joelhos flexionados para os lados e calcanhares unidos (ver foto *a*). Expire para estender as pernas ao longo de uma linha diagonal, em um ângulo de aproximadamente 45 graus (ver foto *b*). Inspire para flexionar os joelhos e retorne à posição inicial.

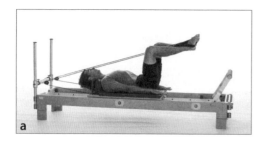 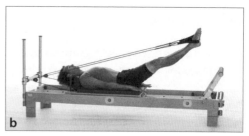

## Variações

Para aumentar o desafio, coloque uma bola entre os tornozelos, como na extensão do quadril (p. 121).

## Progressão

A progressão para este exercício é a mesma da extensão do quadril (p. 121).

## Dicas técnicas

1. Concentre-se em comprimir as pernas unidas durante a extensão dos joelhos, como se segurasse um balão entre as pernas.
2. Mantenha os calcanhares unidos durante os exercícios, especialmente ao chegar à extensão total do joelho.
3. Mantenha a pelve estável durante todo o exercício.
4. Evite aproximar os joelhos do tórax, pois isso pode fazer o cóccix se elevar, tornando o exercício contraindicado para pacientes no pós-operatório de artroplastias totais de quadril.

## Círculos para baixo e para cima (*down circles and up circles*)

### Principais músculos envolvidos

Adutores e extensores do quadril.

## Objetivos

Estabilização lombopélvica; mobilidade do quadril; fortalecimento e controle da adução, abdução e extensão do quadril; dissociação do quadril; alongamento da musculatura adutora e posterior da coxa.

## Indicações

As indicações para este exercício são as mesmas da extensão do quadril e do exercício sapo (p. 121-123). Além disso, este é um exercício fabuloso para o controle e fortalecimento dos adutores, pois eles são forçados a trabalhar de forma isométrica, concêntrica e excêntrica. Um dos exercícios favoritos para o desenvolvimento da dissociação do quadril e o aumento da ADM da articulação do quadril.

## Precauções ou contraindicações

Nenhuma.

## Resistência

Leve a média para estabilidade, mais pesada se o objetivo for o fortalecimento do quadril.

## Instruções

Posicione-se em decúbito dorsal no carrinho com a pelve em posição neutra e os pés nas alças, pernas estendidas e quadris a 90 graus de flexão (se possível, sem inclinar a pelve). Os quadris devem estar girados lateralmente e os pés devem estar em leve flexão plantar (ver foto *a*).

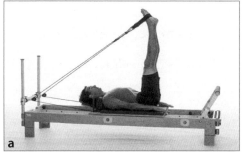

### Círculos para baixo

Expire para juntar as pernas estendidas embaixo na linha mediana, mantendo-as unidas (ver foto *b*). Inspire para abrir as pernas, faça um círculo e retorne para cima até a posição inicial (ver foto *c*).

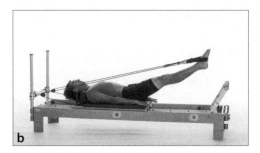

### Círculos para cima

Comece na mesma posição do exercício anterior, mas invertendo a direção; abra as pernas antes de movê-las para baixo e em círculo, e volte para cima, na linha mediana, até a posição inicial.

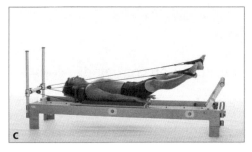

## Progressão

A progressão para este exercício é a mesma da extensão do quadril (p. 121).

## Dicas técnicas

1. Imagine traçar um círculo no teto com os pés.
2. Comprima as pernas unidas enquanto traçam uma linha para cima ou para baixo do centro.
3. Recrute os posteriores da coxa com os adutores enquanto as pernas são abaixadas no centro.
4. Maximize a contração dos adutores durante o movimento de abertura e fechamento das pernas.

# Aberturas (*openings*)

## Principais músculos envolvidos

Adutores do quadril.

## Objetivos

Estabilização lombopélvica, mobilidade do quadril, fortalecimento e controle dos adutores do quadril, dissociação do quadril e alongamento da musculatura adutora e posterior da coxa.

## Indicações

As indicações para este exercício são as mesmas do exercício do sapo e círculos. Um benefício adicional deste exercício é o desenvolvimento da força e controle nos extremos da amplitude de movimento da articulação do quadril, o que é muito importante para dançarinos, patinadores, ginastas, jogadores de hóquei e receptores de beisebol (*catchers*). É também um exercício maravilhoso para aqueles que sofrem de rigidez dos quadris ou artrite da articulação do quadril e para atletas que treinam principalmente no plano sagital.

## Precauções ou contraindicações

Nenhuma.

## Resistência

Leve a média para estabilidade, mais pesada se o objetivo for o fortalecimento dos adutores.

## Instruções

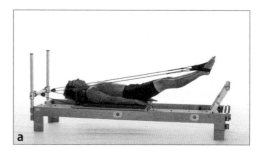

Posicione-se em decúbito dorsal no carrinho com a pelve em posição neutra e os pés nas alças. Certifique-se de que as pernas estejam estendidas em uma linha diagonal e os quadris girados lateralmente (ver foto *a*). Inspire para abrir as perna em abdução do quadril (ver foto *b*), expire para movê-las para uma adução do quadril e retornar à posição inicial.

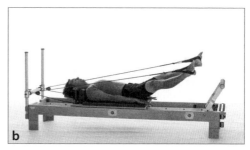

## Progressão

A progressão para este exercício é a mesma da extensão do quadril (p. 121).

## Dicas técnicas

1. Imagine-se arrastando os calcanhares na água ou mesmo na lama para criar resistência interna.
2. Existe uma tendência para que a força dos posteriores da coxa se sobreponha à dos adutores, resultando na queda das pernas à medida que elas se movem para dentro. Faça um esforço para manter os pés em movimento e paralelos ao chão à medida que as pernas abrem e fecham.
3. Mantenha a pelve estável e em posição neutra.

# Alongamento dos adutores (*adductor stretch*)

## Principais músculos envolvidos

Adutores do quadril.

## Objetivos

Maior flexibilidade dos adutores e melhor mobilidade do quadril.

## Indicações

Tensão dos adutores ou restrição da mobilidade dos quadris.

## Precauções ou contraindicações

Nenhuma.

## Resistência

A mesma utilizada na série de trabalho de quadril.

## Instruções

Depois que o paciente tiver completado a série de trabalho de quadril no Reformer, fique dentro do vão, bloqueando o movimento do carrinho com uma perna e suportando as pernas do paciente com as mãos (ver foto). Faça o paciente respirar profundamente algumas vezes e liberar toda a tensão do corpo, pois ele está apoiado no carrinho, alças e instrutor.

## Variações

O paciente pode segurar suas próprias pernas no nível das coxas.

## Dicas técnicas

1. Certifique-se de que a pelve se mantenha em uma posição neutra.
2. As pernas devem cair em suas mãos, com o movimento se tornando um alongamento passivo.
3. Para sair do alongamento, primeiro retorne passivamente as pernas do paciente até a linha mediana, depois saia do vão e comece o próximo alongamento.

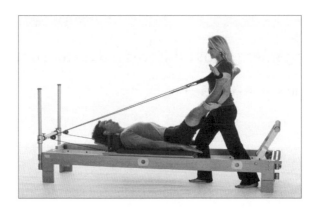

## Alongamento dos posteriores da coxa (*hamstring stretch*)

### Principais músculos envolvidos

Posteriores da coxa.

### Objetivos

Maior flexibilidade dos posteriores da coxa.

### Indicações

Este exercício proporciona uma ótima oportunidade de alongar manualmente os posteriores da coxa em uma posição amigável para o instrutor. É seguro para pacientes com dores lombares, mesmo de origem discogênica, porque a coluna está apoiada e não flexiona. Este alongamento também pode ser feito sem assistência manual.

### Precauções ou contraindicações

Ciática aguda.

### Resistência

A mesma utilizada na série de trabalho de quadril.

### Instruções

Ao término da série de trabalho do quadril do paciente no Reformer, fique com um pé dentro do vão, bloqueando o movimento do carrinho. Retire a alça de um pé e peça ao paciente para colocar o pé na barra para pés. A seguir, o paciente estende a perna que ainda está presa à alça (ver foto). Para um alongamento maior, a perna apoiada é esten-

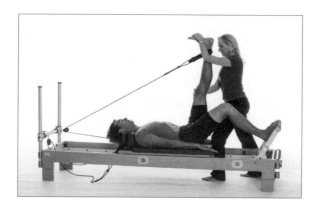

dida no joelho, o que faz com que a corda puxe a perna oposta para uma posição de maior flexão do quadril. Você pode facilitar a extensão do joelho e a dorsiflexão do tornozelo, bem como garantir a segurança, a partir dessa posição. O paciente deve respirar fundo algumas vezes. Para trocar de lado, primeiro remova o pé do paciente da alça e coloque-o na barra para pés, depois siga as instruções novamente.

## Variações

Para favorecer o alongamento na direção dos posteriores da coxa laterais, inverta levemente o pé e puxe a perna com delicadeza na direção da linha mediana (com cuidado, pois isso pode agravar uma dor ciática). Incline-se para os posteriores da coxa mediais, everta o pé e puxe suavemente a perna para fora.

## Dicas técnicas

1. O quadril da perna em alongamento deve permanecer no carrinho. Não deixe que ele se eleve.
2. Incentive o paciente a deixar a perna relaxar e ser apoiada pela corda.
3. Certifique-se de que o pé da perna que não está sendo alongada mantenha contato com a barra para pés durante todo o tempo.

# Bíceps sentado (*seated biceps*)

## Principais músculos envolvidos

Bíceps.

## Objetivos

Fortalecimento do bíceps, estabilização da escápula e estabilização do tronco.

## Indicações

Este é um ótimo modo de fortalecer tanto a cabeça longa como a cabeça curta do bíceps em uma posição funcional. Este exercício nos obriga a utilizar os músculos do tronco para nos manter na posição ereta, e força os estabilizadores escapulares a manter as escápulas na posição correta. É um bom exercício para pacientes com problemas cervicais, pois o pescoço está em posição relaxada.

## Precauções ou contraindicações

Nenhuma.

## Resistência

Leve a média.

## Instruções

Sente-se na extremidade do Reformer mais próxima da barra para pés, mas de costas para ela, com as mãos segurando as alças ou correias, e as pernas estendidas entre os apoios para ombros. Esta é a conhecida posição sentada longa. Estenda os braços e eleve-os até o nível dos ombros, com as palmas voltadas para cima. Ajuste as escápulas direcionando-as para baixo e para trás (ver foto *a*). Expire e flexione os cotovelos o máximo possível sem perder o alinhamento vertical, mantendo os braços no mesmo nível (ver foto *b*). Inspire para retornar à posição inicial.

## Variações

1. Se a posição sentada longa não for tolerada, o exercício pode ser realizado com os joelhos flexionados (ver foto *c*), sentado em uma pequena caixa (ver foto *d*) ou com as pernas cruzadas (ver foto *e*).
2. Para incorporar mais trabalho abdominal, este exercício pode ser realizado em posição reclinada com a parte lombar da coluna em uma curva profunda em forma de C. Comece recrutando os abdominais e posicionando a pelve em inclinação posterior. Mantenha a posição que seja mais desafiadora e realize as roscas bíceps (ver foto *f*).

## Progressão

Para desafiar ainda mais a estabilidade do tronco, execute o exercício na posição ajoelhada, conforme demonstrado na progressão das remadas modificadas (ver foto *c*,

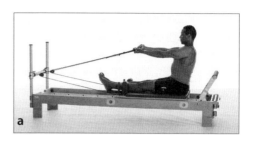
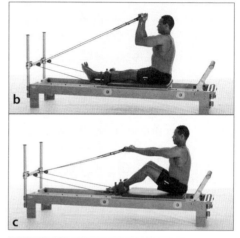
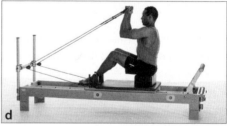
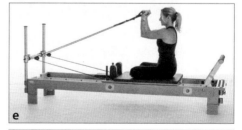
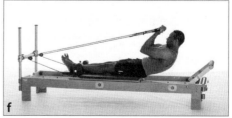

p. 143). Recline-se para trás até que haja tensão sobre as alças e ative os abdominais inclinando a pelve posteriormente.

## Dicas técnicas

1. Mantenha os braços na altura dos ombros, imaginando que eles estão apoiados em uma plataforma durante todo o exercício.
2. Estenda os braços completamente a cada repetição.
3. Na versão sentada, mantenha o tronco na posição vertical e eleve o corpo o mais alto possível. Evite inclinar-se para trás.

## Romboides 1 (*rhomboids* 1)

Variação de um exercício original ensinado por Rael Isacowitz no Programa BASI Comprehensive (Isacowitz, 2018).

### Principais músculos envolvidos

Romboides e parte espinal dos deltoides.

### Objetivos

Fortalecimento dos abdutores do ombro, fortalecimento dos adutores da escápula, estabilização da escápula e do tronco.

### Indicações

Este é um ótimo exercício para fortalecimento e função gerais do ombro. Gostamos deste exercício tanto para pacientes com problemas nos ombros como na parte cervical da coluna, pois desafia a estabilização escapular em uma posição funcional, mas geralmente sem dor. Ombros protraídos e arredondados são um problema postural comum, de modo que o isolamento da adução escapular neste exercício é um excelente modo de neutralizar o problema.

### Precauções ou contraindicações

Pós-operatório recente de reparo do manguito rotador.

### Resistência

Leve.

## Instruções

Sente-se na extremidade do Reformer mais próxima da barra para pés, mas de costas para ela, com as pernas estendidas e os pés colocados entre os apoios para ombros. Passe as mãos pelas alças e coloque-as nos antebraços, logo abaixo dos cotovelos. Os braços devem estar na altura dos ombros, com os cotovelos flexionados a 90 graus e as palmas voltadas para a cabeça (ver foto *a*). Expire para abduzir horizontalmente os ombros, afastando os braços para os lados, mas conservando-os na altura dos ombros e mantendo o ângulo de 90 graus (ver foto *b*). Inspire e mantenha. Expire para aduzir as escápulas (ver foto *c*). Inspire para liberar a adução escapular; depois expire e retorne os braços para a posição inicial.

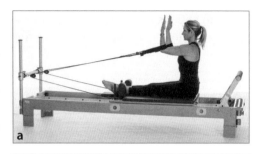

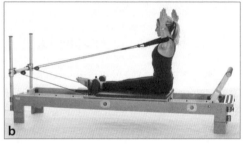

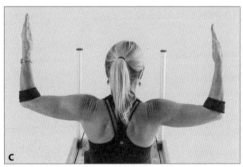

## Variações

1. Se a posição sentada longa não for tolerada, o exercício pode ser realizado com os joelhos flexionados, sentado em uma pequena caixa em uma posição de pernas cruzadas (ver variações de bíceps sentado nas fotos *c*, *d*, *e*, p. 131).
2. Para pacientes sem estabilidade e controle escapular adequados, a parte do exercício que isola a adução escapular pode ser omitida.

## Progressão

Para desafiar ainda mais a estabilidade do tronco, execute o exercício na posição ajoelhada.

## Dicas técnicas

1. Mantenha os braços paralelos ao chão e as palmas das mãos voltadas para a cabeça durante todo o movimento.
2. Mantenha a posição de "trave" (90 graus de flexão do ombro e cotovelo) dos braços ao longo do movimento.
3. Os ombros devem estar em ligeira rotação lateral.

4. Não force as costelas para a frente ao aduzir as escápulas.
5. Mantenha a parte descendente do trapézio relaxada para que os ombros não se elevem.

## Romboides 2 (*rhomboids* 2)

Variação de um exercício original ensinado por Rael Isacowitz no Programa BASI Comprehensive (Isacowitz, 2018).

### Principais músculos envolvidos

Romboides e parte espinal do deltoide.

### Objetivos

Estabilização escapular, fortalecimento dos abdutores do ombro, fortalecimento dos adutores da escápula, melhora da postura e estabilização do tronco.

### Indicações

As indicações para este exercício são as mesmas do exercício romboides 1 (p. 132).

### Precauções ou contraindicações

Pós-operatório recente do reparo do manguito rotador.

### Resistência

Leve.

### Instruções

Sente-se na extremidade do carrinho mais próxima da barra para pés, mas de costas para ela, com as pernas entre os apoios para ombros (os tornozelos podem estar cruzados). Segure as alças com as palmas das mãos voltadas para baixo e os braços elevados até o nível dos ombros. Recrute os músculos do *core*, alongue a coluna e direcione as escápulas para baixo (ver foto *a*). Expire para puxar os braços para trás, flexionando os cotovelos em um ângulo de 90 graus na altura do ombro (ver foto *b*) e, em seguida, inspire e mantenha. Expire e desloque uma escápula na direção da outra sem mover os braços, inspire quando as escápulas forem liberadas e, em seguida, expire e retorne à posição inicial.

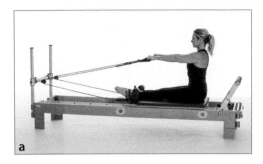 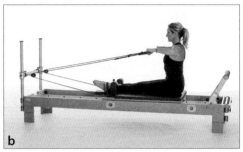

## Variações

Se a posição sentada longa não for tolerada, este exercício pode ser realizado com os joelhos flexionados, sentado em uma pequena caixa ou em uma posição de pernas cruzadas (ver variações de bíceps sentado nas fotos c, d, e, p. 131).

## Progressão

1. Para desafiar ainda mais a estabilidade do tronco, execute o exercício na posição ajoelhada.
2. Manguito rotador na posição de "trave".

## Dicas técnicas

1. Certifique-se de que os cotovelos permaneçam na altura dos ombros durante todo o exercício.
2. Mantenha os punhos em uma posição neutra.
3. Não force as costelas para a frente ao aduzir as escápulas.
4. Mantenha a parte descendente do trapézio e o levantador da escápula relaxados para que os ombros não se elevem.

# Exercício para o manguito rotador na posição de "trave" (*goalpost rotator cuff*)

Variação de um exercício original ensinado por Rael Isacowitz no BASI Powerhouse of the Upper Girdle Workshop (Isacowitz, 2013).

## Principais músculos envolvidos

Romboides, parte espinal do deltoide e parte posterior do manguito rotador.

## Objetivos

Estabilização escapular, fortalecimento dos abdutores do ombro, fortalecimento dos adutores da escápula, fortalecimento e controle do manguito rotador, melhora da postura e estabilização do tronco.

## Indicações

Este é um exercício de ombros muito desafiador, com os mesmos benefícios dos exercícios romboides 1 e romboides 2, além do fortalecimento do manguito rotador. É ótimo para atletas cujo esporte ou posição envolva arremessos ou movimentação dos braços (como tênis e vôlei), bem como para nadadores, pois desafia o controle do manguito rotador em uma posição vulnerável, mas funcional.

## Precauções ou contraindicações

Ruptura do manguito rotador, pós-operatório recente de reparo do manguito rotador ou tendinopatia dolorosa.

## Resistência

Leve.

## Instruções

Este exercício é uma progressão do exercício romboides 2, por isso a preparação e o início são os mesmos; ver foto *a*, p. 134. A partir do ponto, em romboides 2, em que os braços são movidos para trás e as escápulas são aduzidas, expire para girar lateralmente os ombros e trazer os braços para a posição de "trave" (ver foto *a*). Inspire para girar medialmente os ombros de volta para a posição anterior, depois expire quando a adução escapular for liberada (ver foto *b*) e, finalmente, inspire para trazer os braços para a frente, em posição inicial.

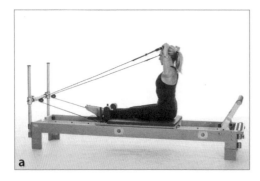
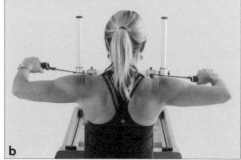

## Variações

Se a posição sentada longa não for tolerada, o exercício pode ser realizado com os joelhos flexionados, sentado em uma caixa pequena, na posição de pernas cruzadas ou sentado na caixa longa (ver remadas modificadas, foto *a*, p. 143).

## Progressão

Para desafiar ainda mais a estabilidade do tronco, execute o exercício em uma posição ajoelhada.

## Dicas técnicas

Além das dicas para o exercício romboides 2 (p. 134), mantenha as escápulas aduzidas enquanto os ombros giram lateral e medialmente. Cada repetição do exercício deve ter seis etapas distintas:
1. Abdução horizontal do ombro e flexão do cotovelo.
2. Adução escapular.
3. Rotação lateral do ombro.
4. Rotação medial do ombro.
5. Abdução escapular.
6. Adução horizontal do ombro e extensão do cotovelo.

## Rotação lateral bilateral (*bilateral external rotation*)

Variação de um exercício original ensinado por Rael Isacowitz no BASI Powerhouse of the Upper Girdle Workshop (Isacowitz, 2013).

## Principais músculos envolvidos

Parte posterior do manguito rotador, parte transversa do trapézio e romboides.

## Objetivos

Fortalecimento e controle do manguito rotador, fortalecimento dos adutores da escápula, estabilização da escápula, melhora da postura e mobilidade da rotação lateral do ombro.

## Indicações

Outro excelente exercício para aumentar a força e a função do ombro, além da estabilização escapular, bem como para melhorar a postura, pois estimula a abertura ao longo do tórax em vez de curvar as costas e os ombros para a frente. É muito fácil de executar, sendo apropriado até mesmo para pacientes muito fracos ou idosos. A posição confortável e indolor dos braços nas laterais faz com que seja um dos favoritos para condições como capsulite adesiva (ombro congelado) e síndrome do impacto do ombro.

### Precauções ou contraindicações

Pós-operatório recente do reparo do manguito rotador.

### Resistência

Leve.

### Instruções

Sente-se na extremidade do carrinho mais próxima da barra para pés, mas de costas para ela, com as pernas entre os apoios para ombros (os tornozelos podem estar cruzados). Cruze as cordas e segure as alças com as palmas voltadas uma para a outra e os cotovelos em 90 graus de flexão, com as cordas tracionadas contra o tronco. Ative os músculos do *core*, alongue a coluna, expandindo as clavículas para retrair as escápulas, em vez de curvar as costas e os ombros para a frente (ver foto *a*). Expire e gire lateralmente os antebraços para os lados, o máximo possível, sem separar os cotovelos do corpo ou inclinar os punhos (ver foto *b*). Inspire para retornar à posição inicial.

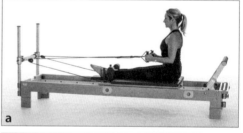

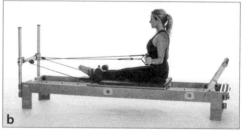

### Variações

Se a posição sentada longa não for tolerada, o exercício pode ser realizado com os joelhos flexionados, sentado em uma caixa pequena, na posição de pernas cruzadas ou sentado na caixa longa (ver fotos de variação de bíceps sentado *c*, *d*, *e*, p. 131).

### Progressão

Para desafiar ainda mais a estabilidade do tronco, execute o exercício na posição ajoelhada (ver foto *c*).

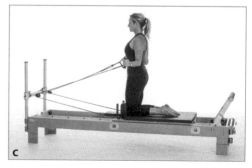

## Dicas técnicas

1. Mantenha os cotovelos na altura da cintura.
2. Mova os antebraços paralelamente ao solo e mantenha os punhos em uma posição neutra durante todo o exercício.
3. A palpação nos ângulos inferiores das escápulas com uma tração para baixo e para dentro pode ajudar a ativar as partes transversa e ascendente do trapézio.
4. Não force as costelas para a frente durante a adução das escápulas.
5. Mantenha a parte descendente do trapézio relaxada para que os ombros não se elevem.

## Expansão ampla do tórax (*chest expansion wide*)

Variação de um exercício original ensinado por Rael Isacowitz (Isacowitz, 2018).

### Principais músculos envolvidos

Parte espinal do deltoide, parte transversa do trapézio e romboides.

### Objetivos

Fortalecimento da abdução horizontal do ombro, fortalecimento dos adutores da escápula, estabilização da escápula e melhora da postura.

### Indicações

Este é um exercício principalmente postural, pois abre o tórax e neutraliza a postura curva dos ombros. É maravilhoso para pessoas que trabalham muitas horas sentadas na frente do computador.

### Precauções ou contraindicações

Nenhuma.

### Resistência

Leve.

### Instruções

Sente-se na extremidade do carrinho mais próxima da barra para pés, mas de costas para ela, com as pernas posicionadas entre os apoios para ombros (os tornozelos podem estar cruzados). Cruze as cordas e segure as alças com as palmas voltadas uma para a outra e os braços elevados até a altura dos ombros (ver foto *a*). Recrute os músculos do *core* e alongue a coluna, expandindo as clavículas para posicionar as escápulas em retração. Expire e afaste os braços para os lados (ver foto *b*) e depois inspire para retornar à posição inicial.

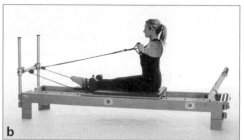

## Variações

Se a posição sentada longa não for tolerada, o exercício pode ser realizado com os joelhos flexionados, sentado em uma caixa pequena, com as pernas cruzadas ou sentado na caixa longa (ver o exercício de remadas modificadas, foto *a*, p. 143).

## Progressão

Para desafiar ainda mais a estabilidade do tronco, execute o exercício em posição ajoelhada. Essa modificação também aumentará o desafio sobre os abaixadores escapulares, já que o ângulo de resistência nessa posição provoca a ativação da parte descendente do trapézio.

## Dicas técnicas

1. Mova os braços paralelamente ao solo e mantenha os punhos em posição neutra durante todo o exercício.
2. O ajuste manual por meio de palpação dos ângulos inferiores das escápulas com tração para baixo e para dentro ajuda a ativar as partes transversa e ascendente do trapézio.
3. Não force as costelas para a frente durante a adução das escápulas.
4. Mantenha a parte descendente do trapézio relaxada para que os ombros não se elevem.
5. Mantenha os braços totalmente estendidos, mas os cotovelos flexíveis – sem hiperextensão ou flexão excessiva.
6. Os ombros devem estar em ligeira rotação lateral.
7. Se estiver na posição ajoelhada, mantenha uma posição ereta e incline ligeiramente a pelve em direção posterior para estimular o recrutamento dos músculos abdominais e o alongamento dos flexores do quadril.

## Abraço na árvore (*hug a tree*)

### Principais músculos envolvidos

Peitorais maior e menor.

### Objetivos

Fortalecimento e controle da adução horizontal do ombro, estabilização da escápula e melhora da postura.

### Indicações

Muitas vezes o trabalho dos peitorais pode resultar em ombros curvados, portanto a capacidade de evitar esse problema tracionando em uma adução horizontal, conforme orientado neste exercício, é muito valiosa.

### Precauções ou contraindicações

Nenhuma.

### Resistência

Leve a média.

### Instruções

Sente-se ereto no carrinho de frente para a barra para pés, com os quadris de encontro aos apoios para ombros e as pernas estendidas diretamente para a frente. Segure as alças ou correias e estenda os braços em posição de T com os ombros levemente girados lateralmente, mantendo os cotovelos estendidos, mas não bloqueados, e as palmas voltadas para a frente (ver foto *a*). Expire para aproximar os braços um do outro, mantendo-os alinhados com os ombros (ver foto *b*), depois inspire para abrir os braços e retornar à posição inicial sem mover as escápulas.

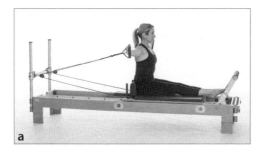
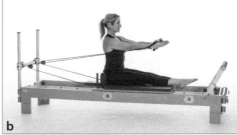

## Variações

Se a posição sentada longa não for tolerada, realize o exercício com os joelhos flexionados, sentado em uma pequena almofada para elevar a pelve, na posição de pernas cruzadas ou sentado na caixa longa.

## Progressão

Para desafiar ainda mais a estabilidade do tronco, execute o exercício na posição ajoelhada.

## Dicas técnicas

1. Enfatize a rotação lateral dos ombros, conduzindo o movimento com o dedo mínimo.
2. Mova os braços paralelamente ao chão.
3. Mantenha a parte descendente do trapézio relaxada para que os ombros não se elevem.
4. Para ajudar a evitar a curvatura da parte torácica da coluna e dos ombros, concentre-se nos extensores das partes média e superior das costas.
5. Alongue os braços para os lados sem hiperestender os cotovelos.
6. Se o paciente estiver na posição ajoelhada, mantenha uma posição ereta e posicione a pelve em leve inclinação posterior para estimular o envolvimento dos abdominais e o alongamento dos flexores do quadril.

## Remadas modificadas (*modified rows*)

### Principais músculos envolvidos

Latíssimo do dorso, parte transversa do trapézio e romboides.

### Objetivos

Fortalecimento da musculatura superior e média das costas, melhora da postura e estabilização escapular.

### Indicações

Este exercício é o favorito dos pacientes idosos, já que a posição é confortável e segura para eles; e o movimento é benéfico, mas fácil de executar. Entretanto, também é muito eficaz para quem precisa de fortalecimento dos músculos da parte superior das costas, retreinamento neuromuscular dos estabilizadores escapulares ou redução da postura cifótica. A posição dos braços torna o exercício apropriado para a maioria das lesões do ombro, incluindo capsulite adesiva e síndrome do impacto do ombro.

### Precauções ou contraindicações

Nenhuma.

### Resistência

Média a pesada.

### Instruções

Sente-se na caixa longa de costas para a barra para pés com os pés apoiados no encosto de cabeça e os joelhos unidos. Cruze as cordas e segure as alças com as palmas voltadas uma para a outra e os braços estendidos (ver foto *a*). Sente-se na posição ereta com os abdominais recrutados e as escápulas encaixadas; expire enquanto os braços se movem para trás e os cotovelos alcançam além do tronco. As mãos ficam no nível da cintura (ver foto *b*). Inspire para retornar à posição inicial.

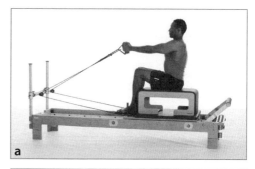

### Progressão

Execute o exercício na posição ajoelhada com os pés enganchados sobre a borda traseira do carrinho (ver foto *c*). As molas pesadas puxarão o tronco para a frente e para baixo na direção do vão, portanto tenha cuidado. Esta versão requer muito controle do *core* e equilíbrio para estabilizar o tronco.

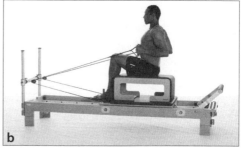

### Dicas técnicas

1. Conscientemente, puxe os braços para trás do tronco e resista à tração das cordas ao retornar os braços para a frente, em vez de simplesmente mover os braços para a frente e para trás.

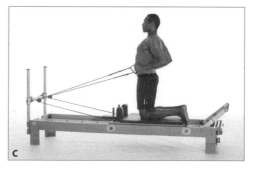

2. Mantenha os braços próximos ao tronco durante todo o exercício.
3. A palpação nos ângulos inferiores das escápulas com uma tração para baixo e para dentro pode ajudar a ativar as partes transversa e ascendente do trapézio, conforme instruído na ativação da parte ascendente do trapézio no Capítulo 4.
4. Não force as costelas para a frente ao aduzir as escápulas.
5. Mantenha o pescoço relaxado e os ombros afastados das orelhas.
6. Utilize os músculos abdominais e extensores das costas para garantir a postura ereta. Alongue pelo topo da cabeça para ficar na posição mais alta possível.
7. Se o paciente estiver na posição ajoelhada, mantenha a posição ereta e posicione a pelve em leve inclinação posterior para estimular o envolvimento dos músculos abdominais e o alongamento dos flexores do quadril.

## Expansão do tórax (*chest expansion*)

### Principais músculos envolvidos

Latíssimo do dorso.

### Objetivos

Fortalecimento dos extensores do ombro, estabilização do tronco, controle do *core* e melhora da postura.

### Indicações

Este é um dos exercícios favoritos para melhorar a postura. Ele estimula a ativação dos estabilizadores escapulares, bem como a abertura dos ombros, enquanto o pescoço está relaxado. O exercício também desafia a postura vertical do tronco e o controle do *core*.

### Precauções ou contraindicações

A posição ajoelhada pode ser difícil para pessoas com dores no joelho ou para quem não tem controle do *core*.

### Resistência

Leve.

## Instruções

Ajoelhe-se no Reformer, de costas para a barra para pés, com os joelhos apoiados nos apoios para ombros, segurando as cordas com as palmas voltadas para os lados do corpo. Os braços devem estar ligeiramente à frente do tronco (ver foto *a*). Inspire para ativar o *core* e, expandindo as clavículas, tracione as escápulas para baixo e para trás. Expire e puxe os braços para trás, o máximo possível, sem perder o alinhamento vertical do tronco (ver a foto *b*), depois inspire para retornar à posição inicial.

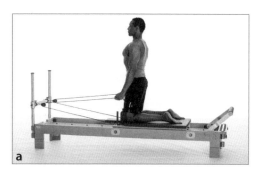

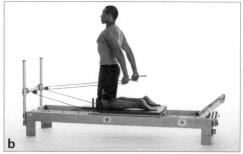

## Variações

1. Para aqueles que não conseguem tolerar a posição ajoelhada ou não possuem estabilidade suficiente do *core* para realizar este exercício com segurança, ele pode ser realizado na posição sentada na caixa longa (como no exercício de remadas modificadas, fotos *a-b*, p. 143) ou na posição sentada longa.
2. Para melhorar a mobilidade da parte cervical da coluna e treinar a dissociação entre a cabeça e o tronco, adicione a rotação da cabeça. Quando as cordas forem puxadas para trás, mantenha a posição e gire a cabeça lentamente para a esquerda, para a direita e de volta ao centro. Retorne as cordas à posição inicial. Este movimento é muito eficaz para aqueles que tendem a tensionar a parte descendente do trapézio e o levantador da escápula sempre que um exercício da parte superior do tronco é executado (ou mesmo mencionado). A rotação da cabeça enquanto os braços estão ativados demonstra a capacidade de obter simultaneamente a ativação da musculatura superior das costas e o relaxamento do pescoço.

## Dicas técnicas

1. Se o paciente estiver na posição ajoelhada, mantenha a posição ereta e posicione a pelve em leve inclinação posterior para estimular o envolvimento dos músculos abdominais e o alongamento dos flexores do quadril.
2. Alongue pelos braços.
3. Conscientemente, tracione os braços para trás do tronco e resista à tração das cordas ao retornar os braços para a frente, em vez de simplesmente mover os braços para a frente e para trás.

# Rotação medial do ombro (*shoulder internal rotation*)

## Principais músculos envolvidos

Subescapulares.

## Objetivos

Fortalecimento e controle do manguito rotador e estabilização escapular.

## Indicações

Este exercício é ótimo para fraqueza do ombro causada pela tendinose ou ruptura do manguito rotador, reparo pós-cirúrgico, capsulite adesiva, síndrome do impacto do ombro ou ruptura do lábio glenoidal. Também é bom para melhorar ou manter a amplitude de movimento da rotação do ombro.

## Precauções ou contraindicações

Nenhuma.

## Resistência

Leve.

## Instruções

Sente-se na caixa longa voltado para a lateral do carrinho, segurando uma alça no braço mais próximo das cordas com o cotovelo a 90 graus de flexão, pressionando o tronco e com o punho em posição neutra. Coloque uma pequena toalha enrolada ou uma bola entre o cotovelo e o tronco (ver foto *a*). Recrute os abdominais, alongue a coluna e tracione a escápula na posição de encaixe. Expire para girar medialmente o ombro (ver foto *b*) e inspire enquanto retorna à posição inicial.

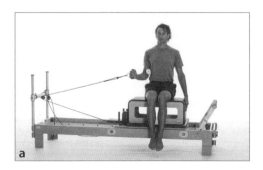
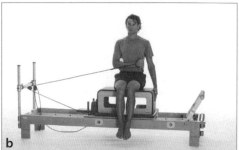

## Progressão

Para desafiar a estabilidade do tronco, execute o exercício na posição ajoelhada.

## Dicas técnicas

1. Mantenha os músculos estabilizadores da escápula envolvidos, tracionando a escápula para baixo e para trás.
2. Mantenha o punho em posição neutra.

# Rotação lateral do ombro (*shoulder external rotation*)

## Principais músculos envolvidos

Supraespinal, infraespinal e redondo menor.

## Objetivos

Fortalecimento e controle do manguito rotador, aumento da amplitude de movimento de rotação do ombro e estabilização escapular.

## Indicações

As indicações para este exercício são as mesmas da rotação medial do ombro (p. 146).

## Precauções ou contraindicações

Pós-operatório recente de reparo do manguito rotador.

## Resistência

Extraleve. Pode ser necessário mover a barra de engrenagem do carrinho para longe da barra para pés a fim de diminuir a resistência.

## Instruções

Sente-se na caixa longa voltado para o lado sobre o carrinho, segurando uma alça com o braço mais próximo à barra para pés, o cotovelo a 90 graus de flexão e pressionando o tronco, com o punho em posição neutra. Coloque uma toalha pequena enrolada ou uma bola entre o cotovelo e o tronco (ver foto *a*). Recrute os abdominais, alongue a coluna e posicione a escápula para baixo. Expire para girar lateralmente o ombro (ver a foto *b*) e, em seguida, inspire para retornar à posição inicial.

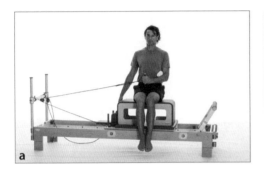 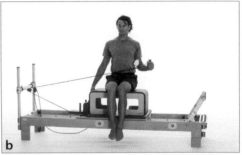

### Progressão

Realize o exercício na posição ajoelhada para desafiar a estabilização do tronco.

### Dicas técnicas

As dicas para este exercício são as mesmas da rotação medial do ombro (p. 146).

## Puxada diagonal de ombro (puxada de braço cruzado modificada) (*shoulder diagonal pull* (*modified cross arm pull*))

### Principais músculos envolvidos

Musculatura do manguito rotador, flexores e abdutores do ombro.

### Objetivos

Fortalecimento e controle funcional do ombro, estabilização escapular, fortalecimento do manguito rotador e aumento da ADM do ombro.

### Indicações

Este exercício requer comunicação proprioceptiva eficaz entre os músculos e as articulações, resultando em equilíbrio de mobilidade e estabilidade e produzindo um movimento funcional. É uma adaptação da puxada de braço cruzada, que é ensinada no Programa BASI Comprehensive. O movimento neste exercício segue o que é conhecido como padrão FNP D2 do ombro. A facilitação neuromuscular proprioceptiva (FNP) é um conceito amplamente utilizado na reabilitação para melhorar a eficácia do sistema neuromuscular na coordenação do movimento. A facilitação incorpora padrões de movimento de massa que são de natureza diagonal e espiral e muitas vezes cruzam a linha mediana do corpo. Os padrões dos membros superiores são utilizados para tratar a disfunção causada por fraqueza muscular, descoordenação e limitações articulares. Esses padrões de braço também são utilizados para exercitar o tronco (Adler, Beckers e Buck, 1993). Embora a resistência neste exercício não seja manual como em uma técnica de FNP verdadeira, a resistência fornecida pelas molas do Reformer no padrão D2 faz dele um exercício maravilhoso porque desafia os estabilizadores escapulares e do tronco em um padrão funcional e, ao mesmo tempo, fortalece os músculos mais distais do braço e desafia a coordenação.

## Precauções ou contraindicações

Síndrome do impacto do ombro aguda, pós-operatório recente do reparo do manguito rotador ou dor com movimentos acima da cabeça.

## Resistência

Extraleve.

## Instruções

O paciente deve se sentar de lado sobre a caixa longa segurando uma alça com a mão oposta e o braço estendendo-se ao longo do corpo até o quadril oposto; o ombro é girado medialmente e a palma da mão fica voltada para o corpo (ver foto *a*). Expire para puxar o braço sobre o corpo em um padrão diagonal, girando gradual e lateralmente o ombro e supinando o antebraço enquanto o braço se eleva (ver foto *b*). Inspire e retorne à posição inicial, girando gradual e medialmente o ombro na descida.

## Progressão

Para desafiar a estabilidade do tronco e, assim, aumentar a FNP geral necessária para alcançar o movimento, execute o exercício na posição ajoelhada.

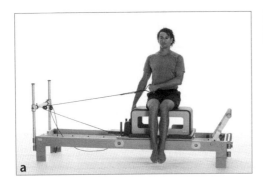
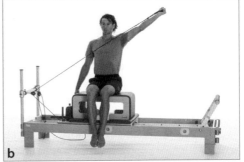

## Dicas técnicas

1. O movimento ao longo do corpo deve ocorrer em um padrão diagonal suave.
2. Quando a elevação total do ombro é alcançada, o ombro deve estar em rotação lateral máxima e o polegar voltado para trás.

## Braços acima da cabeça (*arms overhead*)

### Principais músculos envolvidos

Deltoides.

### Objetivos

Fortalecimento dos abdutores do ombro, estabilização escapular e melhora do ritmo escapuloumeral.

### Indicações

Este é um exercício maravilhoso para qualquer pessoa que esteja se recuperando de uma lesão no ombro e voltando a praticar um esporte, já que recupera o funcionamento adequado do ritmo escapuloumeral. É muito desafiador manter a estabilização escapular e do tronco quando um braço está tracionando contra a resistência da mola enquanto o outro não está.

### Precauções ou contraindicações

Síndrome do impacto do ombro, tendinite ou ruptura do manguito rotador, ruptura do lábio glenoidal ou dor com movimentos acima da cabeça.

### Resistência

Extraleve.

### Instruções

Sente-se de lado próximo à barra para pés sobre a caixa longa. Segure uma alça com a mão mais próxima das cordas e com os braços em posição de T com as palmas voltadas para cima (ver foto *a*). Expire e eleve os dois braços acima da cabeça (ver foto *b*), depois inspire para abaixar os braços até a posição inicial.

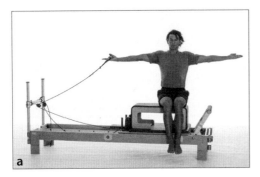 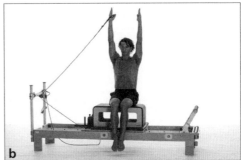

## Progressão

Para desafiar a estabilidade do tronco e tornar o exercício mais funcional e mais difícil, realize-o em posição ajoelhada, com as pernas afastadas na largura dos ombros e a perna externa na extremidade dianteira do carrinho.

## Dicas técnicas

1. Anule a atividade excessiva da parte descendente do trapézio, mantendo o abaixamento escapular durante todo o movimento.
2. Ambos os braços devem se elevar e abaixar simetricamente como se estivessem trabalhando contra uma resistência igual.
3. Mantenha o tronco na posição vertical e centralizado, evitando a flexão lateral.

# Círculos de braço ajoelhado (*kneeling arm circles*)

## Principais músculos envolvidos

Deltoides.

## Objetivos

Fortalecimento dos flexores do ombro e estabilização escapular e do tronco.

## Indicações

Como este exercício utiliza uma posição acima da cabeça, é muito desafiador para o fortalecimento do ombro e a estabilidade escapular. Também ajuda a aumentar ou manter a amplitude de movimento da elevação do ombro. É especialmente útil para a reabilitação do ombro dos atletas de esportes que utilizam os braços acima da cabeça, como nadadores, jogadores de vôlei, tenistas e jogadores de polo aquático. Também desafia o controle do *core* e a estabilização do tronco. Para os não atletas, ainda é muito útil, pois todos nós precisamos ser capazes de alcançar e elevar objetos acima da cabeça com a escápula estável.

## Precauções ou contraindicações

Síndrome do impacto do ombro, tendinite ou ruptura do manguito rotador, pós-operatório em estágio inicial a intermediário de reparo do manguito rotador ou dor com movimentos acima da cabeça.

## Resistência

Leve.

## Instruções

Ajoelhe-se no carrinho de frente para a barra para pés, com os pés pressionados sobre os apoios para ombros, as mãos nas alças ou correias e os braços nas laterais do corpo com as palmas viradas para a frente (ver foto *a*). Prossiga com movimentos circulares para cima ou para baixo conforme explicado adiante.

### Círculos para cima

Expire durante a elevação dos braços em flexão do ombro (ver foto *b*). Quando os braços alcançarem a elevação máxima (ver foto *c*), gire as palmas das mãos para a frente e inspire enquanto os braços abaixam para a posição em T (ver foto *d*). A seguir retorne à posição inicial.

### Círculos para baixo

Este exercício é igual ao de círculos para cima, mas na ordem inversa. Comece na mesma posição e, em seguida, expire para elevar os braços para a posição em T e continue até que eles estejam acima da cabeça. Na elevação máxima, gire as palmas para trás e, em seguida, inspire enquanto os braços são abaixados até a posição inicial, com as palmas voltadas para cima.

## Variações

Para um paciente mais fraco, com estabilização inadequada do tronco, ou para se concentrar apenas na ADM do ombro, o exercício pode ser realizado a partir da posição sentada com as pernas afastadas na caixa longa.

Exercícios no Reformer 153

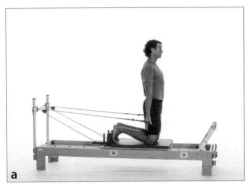
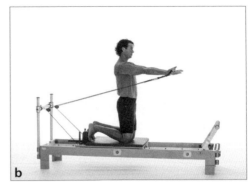
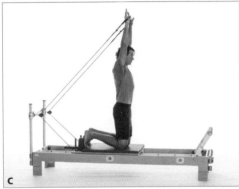
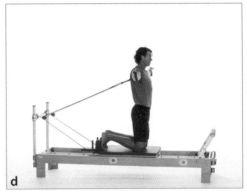

## Dicas técnicas

1. Mantenha o movimento suave como nos círculos de braço em decúbito dorsal na p. 110, apresentado anteriormente neste capítulo.
2. Não deixe as mãos passarem para trás do tronco.
3. Mantenha os músculos do *core* ativados e mantenha a posição vertical do tronco.
4. Mantenha as escápulas abaixadas para que os ombros não se elevem na direção das orelhas quando os braços são elevados.

## Bíceps ajoelhado (*kneeling biceps*)

Variação de um exercício original ensinado por Rael Isacowitz no Programa BASI Comprehensive (Isacowitz, 2018).

## Principais músculos envolvidos

Bíceps.

## Objetivos

Fortalecimento dos flexores do cotovelo, fortalecimento dos adutores da escápula, alongamento dos flexores do ombro, estabilização escapular e do tronco e melhora da postura.

## Indicações

Este exercício nos dá uma excelente posição alternativa para trabalhar o bíceps – que neutraliza a tendência de curvar os ombros para a frente e utilizar os peitorais. Com os braços atrás das costas, o tórax está aberto e os adutores escapulares estão funcionando. Essa posição e a direção da resistência também desafiam a estabilização escapular e do tronco.

## Precauções ou contraindicações

Nenhuma.

## Resistência

Média.

## Instruções

Ajoelhe-se no carrinho de frente para a barra para pés, com os pés pressionados sobre os apoios para ombros. Segure as alças ou correias com os braços voltados para trás e elevados. Recue pelos cotovelos enquanto as clavículas se elevam (ver foto a). Expire para flexionar os cotovelos (ver foto b) e inspire para voltar à posição inicial.

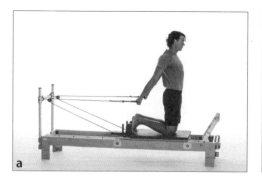
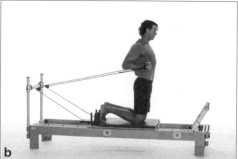

## Variações

Para um paciente mais fraco e com estabilização inadequada do tronco, o exercício pode ser realizado a partir da posição sentada com as pernas afastadas na caixa longa.

## Dicas técnicas

1. Mantenha os cotovelos e braços imóveis e paralelos entre si.
2. Expanda as clavículas e mantenha os adutores escapulares ativados para evitar que os ombros caiam ou se curvem para a frente.
3. Evite forçar as costelas para a frente.

## Abdominais em quatro apoios (alongamento de joelho modificado) (*quadruped abs* (*modified knee stretch*))

### Principais músculos envolvidos

Abdominais.

### Objetivos

Estabilização lombopélvica, estabilização escapular, fortalecimento e controle dos extensores do quadril e joelho.

### Indicações

Este exercício é categorizado em BASI Pilates como integração corporal total. Exercícios nesta categoria dependem da integração de todo o corpo para sua execução, em vez de uma única região. Os exercícios de integração corporal total são de cadeia fechada, o que os torna muito funcionais e, portanto, cruciais na reabilitação de lesões. Classicamente, este exercício é chamado de alongamento do joelho e tem uma versão com as costas curvadas e outra com as costas retas. Para fins práticos e de documentação, preferimos esta versão e o nome abdominais em quatro apoios ou alongamento de joelho modificado. É um dos exercícios favoritos para todos os pacientes com dor lombar, porque pode ser facilmente modificado com base na patologia e trabalha o reto do abdome excentricamente. Também é um ótimo exercício para estabilização escapular e dissociação do quadril.

## Precauções ou contraindicações

Pacientes com patologia discal lombar ou osteoporose devem evitar a versão com as costas curvadas, e aqueles com espondilolistese ou estenose devem evitar a posição com as costas planas. Se a posição causar dor no joelho, uma almofada colocada sob essa região aliviará esse incômodo.

## Resistência

Extraleve.

## Instruções

Posicione-se em quatro apoios no Reformer com a barra para pés para baixo. As mãos ficam na base do Reformer e os joelhos alinhados diretamente sob os quadris. Mova o corpo e o carrinho para trás por alguns centímetros, de modo que os ombros fiquem a aproximadamente 120 graus de flexão e não diretamente sobre as mãos. Esse movimento provoca uma pré-tensão das molas (ver foto *a*). Inspire para ativar o *core*, em seguida, estenda os quadris para empurrar o carrinho de volta, mantendo os ombros e o tronco estáveis (ver foto *b*); em seguida, expire para retornar à posição inicial.

## Variações

Para pacientes com patologias discais ou osteoporose, a parte lombar da coluna deve estar em posição neutra ou mesmo em leve extensão (posição das costas planas). Para pacientes com estenose ou espondilolistese, a parte lombar da coluna deve permanecer em flexão durante todo o exercício (posição das costas curvas).

## Progressão

Realize o exercício sem molas.

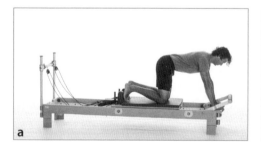
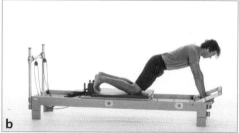

## Dicas técnicas

1. Imagine que os abdominais, não os braços, puxam o carrinho.
2. Tracione as escápulas inferiormente na direção de encaixe.
3. Mova apenas nos quadris; nada mais deve se mover.

# Abdominais em quatro apoios invertidos (*reverse quadruped abs*)

Variação de um exercício original ensinado por Rael Isacowitz no Programa BASI Comprehensive (Isacowitz, 2018).

## Principais músculos envolvidos

Abdominais e flexores do quadril.

## Objetivos

Estabilização lombopélvica, estabilização escapular, fortalecimento e controle dos flexores do quadril.

## Indicações

As indicações para este exercício são as mesmas dos abdominais em quatro apoios (p. 155), exceto pelo fato de que esta versão enfatiza o trabalho abdominal concêntrico.

## Precauções ou contraindicações

Lesões dos flexores do quadril além das precauções para abdominais em quatro apoios (p. 155).

## Resistência

Leve.

## Instruções

Posicione-se em quatro apoios no Reformer, de costas para a barra para pés. Os joelhos são pressionados contra os apoios para ombros e as mãos são colocadas nos trilhos levemente à frente dos ombros, com leve tensão sobre as molas. Curve a parte inferior das costas, tracionando para uma curvatura C profunda e definindo o *core* (ver foto *a*). Expire para puxar os joelhos na direção das mãos, puxando para uma curva em C ainda

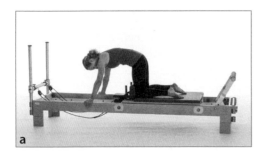 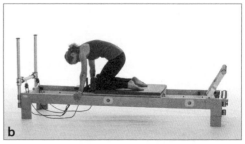

mais profunda (ver foto *b*). Inspire para retornar o carrinho à posição inicial, mantendo o tronco em flexão.

## Variações

Para pacientes com patologia discal ou osteoporose, a coluna deve ser mantida em posição neutra (costas planas) em vez de uma posição curva ao longo do exercício. Entretanto, essa posição coloca os abdominais em desvantagem mecânica, sobrecarregando os flexores do quadril e, portanto, possivelmente causando mais estresse na parte inferior das costas.

## Dicas técnicas

1. Utilize os abdominais para puxar o carrinho, não os braços ou os flexores do quadril.
2. Mantenha as escápulas direcionadas para baixo e para trás.
3. Mantenha uma curvatura em C profunda durante todo o exercício (se apropriado).

## Tríceps em quatro apoios (*quadruped triceps kickback*)

### Principais músculos envolvidos

Tríceps.

### Objetivos

Fortalecimento e tonificação do tríceps, estabilização escapular e estabilização do *core*.

### Indicações

Este é um exercício maravilhoso, pois, além de fortalecer o tríceps, desafia a estabilização do tronco e da escápula. Para alcançar a posição adequada da escápula, o serrátil anterior, a parte ascendente do trapézio e o latíssimo do dorso no lado do braço de apoio devem ser ativados.

## Precauções ou contraindicações

Se a posição causar dor no joelho, uma almofada colocada sob essa região deve aliviar o problema.

## Resistência

Leve a média.

## Instruções

O paciente deve ficar na posição de quatro apoios no carrinho, de costas para a barra para pés, com os joelhos alinhados diretamente sob os quadris e a coluna na posição neutra. Coloque uma mão no encosto de cabeça diretamente sob o ombro. Comprima o encosto de cabeça enquanto traciona a escápula na direção da pelve para ajustar os estabilizadores escapulares. Segure a alça com a mão oposta voltada para o corpo e, em seguida, eleve o braço para que fique nivelado com o tronco; o cotovelo é flexionado e posicionado de encontro à caixa torácica (ver foto *a*). Expire e estenda o cotovelo, levando o braço à extensão completa enquanto mantém a parte superior do braço imóvel (ver foto *b*), depois inspire para flexionar o cotovelo e retornar à posição inicial.

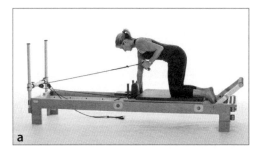

## Progressão

Para desafiar ainda mais a estabilidade do tronco, execute o exercício com a perna oposta estendida (ver foto *c*).

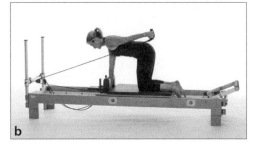

## Dicas técnicas

1. Evite o alamento da escápula no lado de apoio, pressionando a palma da mão para baixo a fim de incentivar a ativação do serrátil anterior, porção ascendente do trapézio e latíssimo do dorso.
2. Mantenha os músculos do *core* ativados, mas os músculos cervicais relaxados.

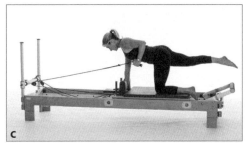

3. Mantenha o ombro do braço que está em movimento tracionado para trás e para cima, não permitindo que ele se incline para a frente.
4. Na versão avançada, mantenha a perna estendida na altura do quadril sem alterar a posição da pelve e alongue a perna o máximo possível.

## Alongamento superior 1 (*up stretch 1*)

### Principais músculos envolvidos

Abdominais e extensores das costas.

### Objetivos

Estabilização de ombro e tronco; fortalecimento do *core*; melhoria da flexibilidade dos posteriores da coxa, panturrilhas e ombros.

### Indicações

A estabilidade e a mobilidade do ombro são aumentadas neste exercício de cadeia fechada que exige a cocontração da musculatura do ombro, bem como dos músculos abdominais e extensores das costas. Como em outros exercícios de integração corporal total, a utilização de menos resistência aumenta o nível de dificuldade, desafiando a força e a estabilização do *core*. O corpo gira ao redor da articulação do ombro para minimizar o estresse sobre os ombros enquanto desafia o controle. Adução e abaixamento escapulares são desafiados para evitar a elevação e protração.

### Precauções ou contraindicações

*Core* fraco ou controle deficiente do *core*, síndrome do impacto do ombro, pós-operatório recente de reparo do manguito rotador ou do lábio glenoidal, bem como patologias discais lombares se o paciente for incapaz de evitar a flexão lombar na posição de alongamento superior em virtude do tensionamento dos posteriores da coxa ou falta de mobilidade do quadril

### Resistência

Leve a média.

### Instruções

Fique em pé no carrinho com as mãos na barra para pés, braços estendidos e afastados na largura dos ombros, calcanhares sobre os apoios para ombros, no meio da altura.

A cabeça deve estar entre os braços, a pelve elevada em direção ao teto e as costas planas (ver foto *a*). Inspire para flexionar a articulação do quadril a fim de empurrar o carrinho ligeiramente para trás (ver foto *b*). Estabilize com o tronco e os ombros. Expire à medida que os músculos abdominais se contraem e puxe o carrinho de volta para a trava, retornando à posição inicial.

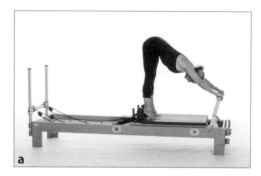

## Variações

Em vez de levantar os calcanhares até metade da altura dos apoios para ombros, mantenha os pés apoiados no carrinho. Esta versão, chamada elefante, amplia o alongamento dos posteriores da coxa e das panturrilhas e aumenta a sensação de estabilidade.

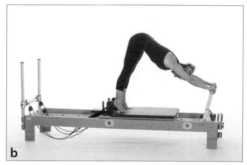

## Progressão

Alongamento superior 2 e alongamento longo (p. 163).

## Dicas técnicas

1. Mantenha a cabeça alinhada com a coluna.
2. Mantenha o cóccix voltado para cima.
3. Mantenha a forma de pirâmide com o corpo, tracionando o tórax na direção das coxas a fim de conservar as costas retas.
4. Mantenha o tronco o mais estável possível em posição neutra.
5. Mova as pernas para a frente e para trás a partir das articulações do quadril, como um pêndulo.
6. Enfatize a fase "para dentro" do movimento.
7. Evite a elevação escapular tracionando os ombros para baixo na direção dos quadris.

# Alongamento superior 2 (*up stretch 2*)

## Principais músculos envolvidos

Abdominais e extensores das costas.

## Objetivos

Estabilização de ombros e tronco; fortalecimento do *core*; melhoria da flexibilidade dos posteriores da coxa, panturrilhas e ombros.

## Indicações

As indicações para este exercício são as mesmas citadas para o alongamento superior 1 (p. 160).

## Precauções ou contraindicações

As mesmas do alongamento superior 1 (p. 160).

## Resistência

Leve.

## Instruções

A configuração para este exercício é a mesma do alongamento 1 (ver foto *a*, p. 161). Inspire para abaixar o corpo enquanto as pernas empurram o carrinho para trás, mantendo os braços imóveis e girando ao redor das articulações do ombro e do quadril até que a posição de prancha seja alcançada (ver foto). Expire para elevar a pelve na direção do teto e puxe o carrinho de volta à trava, novamente girando nas articulações do ombro e do quadril.

## Progressão

Alongamento longo (p. 163), alongamento superior 3 (p. 164).

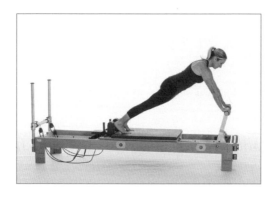

## Dicas técnicas

As dicas para este exercício são as mesmas do alongamento superior 1 (p. 160).

## Alongamento longo (*long stretch*)

### Principais músculos envolvidos

Abdominais e estabilizadores escapulares.

### Objetivos

Estabilização do ombro e do tronco, fortalecimento do *core* e dos flexores do ombro.

### Indicações

As indicações são as mesmas do alongamento superior 1 (p. 160), mas este exercício requer ainda mais força abdominal, controle do *core* e estabilização.

### Precauções ou contraindicações

*Core* fraco ou controle deficiente do *core*, síndrome do impacto do ombro ou pós-operatório recente de reparo do manguito rotador ou do lábio glenoidal.

### Resistência

Leve.

### Instruções

Comece na posição de alongamento 1 (foto *a*, p. 161). Abaixe o tronco até a posição de prancha, girando ao redor das articulações do ombro e do quadril como no alongamento 2 (p. 161). Inspire para deslizar o tronco para a frente na direção da barra para pés até que o carrinho alcance a trava (ver foto). Expire para empurrar o carrinho de volta para a posição inicial. Mantendo a posição de prancha, continue a deslizar o carrinho para a frente e para trás 5-10 vezes.

### Progressão

Alongamento superior 3 (p. 164).

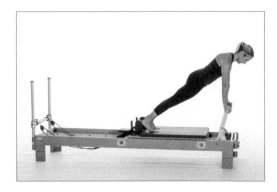

## Dicas técnicas

1. Incline a pelve ligeiramente para trás a fim de ajudar a garantir a ativação dos músculos abdominais e evitar a hiperlordose.
2. Mantenha a cabeça alinhada com a coluna.
3. Expanda os ossos da clavícula e tracione as escápulas ao longo das costas.

## Alongamento superior 3 (*up stretch 3*)

### Principais músculos envolvidos

Abdominais, extensores das costas e estabilizadores escapulares.

### Objetivos

Estabilização de ombro e tronco; fortalecimento do *core* e dos flexores do ombro; melhoria da flexibilidade dos posteriores da coxa, panturrilhas e ombros.

### Indicações

Este exercício é uma combinação e uma progressão do alongamento superior 2 e do alongamento longo.

### Precauções ou contraindicações

*Core* fraco ou controle deficiente do *core*, síndrome do impacto do ombro, ou pós-operatório recente de reparo do manguito ou do lábio glenoidal, bem como patologias discais lombares, se o paciente for incapaz de evitar a flexão lombar na posição de alongamento superior em virtude do tensionamento dos posteriores da coxa ou de falta de mobilidade do quadril.

## Resistência

Leve.

## Instruções

Comece na posição de alongamento 1 (ver foto do alongamento superior 1, *a*, p. 161). Inspire para abaixar o corpo até a posição de alongamento longo (ver alongamento superior 2, p. 161). Deslize para a frente até que o carrinho alcance a trava (ver foto do alongamento longo, p. 163). Expire para elevar a pelve e retorne à posição inicial (ver alongamento superior 1, foto *a*, p. 161).

## Dicas técnicas

1. Siga todas as dicas do alongamento superior 1 (p. 160) e do alongamento longo (p. 163).
2. Envolva profundamente os abdominais para iniciar a transição da posição de alongamento longo para a posição de alongamento superior.
3. Pressione o carrinho firmemente contra a trava ao fazer a transição do alongamento longo para o alongamento superior.

# Alongamento inferior (*down stretch*)

## Principais músculos envolvidos

Abdominais e extensores da parte superior das costas.

## Objetivos

Estabilização do tronco e da escápula, controle extensor do ombro e da parte superior das costas; melhora da postura.

## Indicações

Este exercício exige uma grande estabilização do tronco, bem como controle escapular e pélvico. Se esses controles não forem adequados, a parte lombar da coluna entra em hiperlordose, resultando em pressão excessiva. O uso de menor resistência aumenta o nível de dificuldade, desafiando a força e a estabilização do *core*. É outro exercício maravilhoso para pessoas com cifose torácica ou ombros curvos, pois se contrapõe a essas posturas.

## Precauções ou contraindicações

Espondilolistese, estenose, *core* fraco ou controle deficiente do *core*.

## Resistência

Leve.

## Instruções

Ajoelhe-se no carrinho com os pés pressionados contra os apoios para ombros e as mãos na barra para pés, afastadas na largura dos ombros com os braços estendidos. O corpo deve se posicionar em forma de arco com a pelve tracionada para uma leve inclinação posterior. Expanda as clavículas e se esforce para a extensão torácica máxima (ver foto *a*). Expire e gire os ombros para empurrar o carrinho para trás enquanto mantém a forma do corpo em arco (ver foto *b*). Inspire e pressione para baixo a barra para pés a fim de elevar o corpo de volta à posição inicial. O carrinho deve tocar a trava e a extensão torácica máxima deve ser novamente alcançada, sem criar uma lordose lombar excessiva.

## Dicas técnicas

1. Mantenha os abdominais ativados e a pelve em ligeira inclinação posterior durante todo o exercício para proteger a parte lombar da coluna.
2. Mantenha os extensores das costas, quadris e ombros trabalhando durante todo o movimento, em um esforço para manter o corpo em forma de arco consistente.
3. Imagine que o corpo é a figura de proa de um navio, com o esterno erguendo o corpo para cima e sobre as ondas.

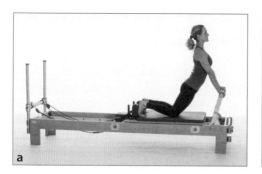
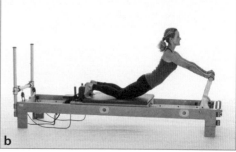

# Flexão de ombro (*shoulder push*)

Variação de um exercício original ensinado por Rael Isacowitz nos Programas BASI Master I e Master II (Isacowitz, 2018).

## Principais músculos envolvidos

Abdominais e estabilizadores escapulares.

## Objetivos

Estabilização do tronco e da escápula, controle do *core*, fortalecimento e controle do ombro.

## Indicações

Este exercício introduz o trabalho de cadeia fechada para os ombros, sem impor estresse aos punhos ou colocar o ombro em uma posição contraindicada para lesões como síndrome do impacto ou capsulite adesiva. Desafia a estabilização e o controle escapular e do *core* em uma posição menos precária do que nos exercícios de alongamento superior. A prancha na posição dos cotovelos demonstrou a coativação muscular sem carga externa sobre a parte lombar da coluna nos estudos eletromiográficos e é, portanto, benéfica para o treinamento de estabilização e resistência para melhor desempenho esportivo e prevenção de lesões (Ekstrom, Donatelli e Carp, 2007). Manter essa posição em uma superfície instável torna o exercício ainda mais desafiador para os estabilizadores do *core*.

## Precauções ou contraindicações

Patologias discais lombares, se o paciente for incapaz de evitar a flexão lombar neste exercício em função de um retesamento dos posteriores da coxa ou falta de mobilidade do quadril, pós-operatório recente de reparo do manguito rotador.

## Resistência

Leve.

## Instruções

Coloque a barra para pés na posição mais baixa. Ajoelhe-se sobre o carrinho de frente para os apoios para ombros e coloque os cotovelos no meio do carrinho com as palmas voltadas uma para a outra e pressionando-as na parte inferior dos apoios para ombros. Coloque um pé na barra para pés e empurre o carrinho (ver foto *a*). Levante cuidadosamente o pé oposto e coloque-o na barra para pés, alcançando a posição de prancha nos cotovelos (ver foto *b*). Direcione as escápulas para baixo e para trás e ative os músculos do *core*. Expire para elevar os quadris e puxe o carrinho de volta à trava, movendo o tórax na direção das coxas (ver foto *c*). Inspire para retornar à posição de prancha.

## Progressão

A barra para pés pode ser levantada ou o exercício pode ser realizado com uma perna elevada alguns centímetros da barra para pés (ver foto *d*).

## Dicas técnicas

1. Mantenha os músculos do *core* ativados durante todo o exercício.
2. Relaxe a cabeça e o pescoço, mantendo a cabeça alinhada com a coluna.
3. Mova os cotovelos em direção um ao outro. Eles devem estar diretamente alinhados sob os ombros, não estendidos para os lados.
4. Manter os quadris nivelados com o restante do corpo quando estiver na posição de prancha.

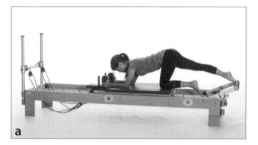
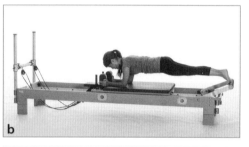
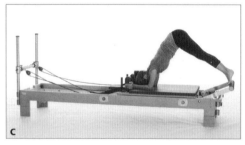
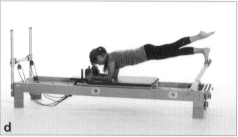

## Controle de equilíbrio frontal modificado (*modified balance control front*)

## Principais músculos envolvidos

Abdominais e estabilizadores escapulares.

## Objetivos

Estabilização do tronco e da escápula, controle do *core*, fortalecimento e controle do ombro.

## Indicações

As indicações são as mesmas da flexão de ombro (p. 167). Este exercício remove o componente de flexão do quadril, mas ainda requer muita força abdominal, controle do *core* e estabilização escapular.

## Precauções ou contraindicações

Pós-operatório recente de reparo do manguito rotador.

## Resistência

Leve.

## Instruções

A configuração e a posição inicial para este exercício são as mesmas da flexão de ombro (ver foto *b*, p. 168). Expire para forçar o carrinho alguns centímetros para a frente, mantendo a posição de prancha (ver foto *a*). Inspire enquanto o carrinho é puxado de volta para a posição inicial (ver foto *b*).

## Progressão

A barra para pés pode ser elevada ou o exercício pode ser realizado com uma perna levantada a poucos centímetros da barra para pés.

## Dicas técnicas

As dicas para este exercício são as mesmas da flexão de ombros (p. 167).

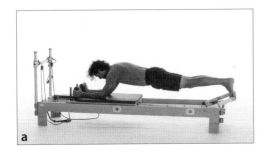
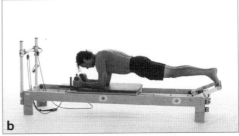

## Deslizamento híbrido (*skating hybrid*)

### Principais músculos envolvidos

Glúteo médio e quadríceps.

### Objetivos

Fortalecimento dos abdutores do quadril, estabilização lombopélvica, estabilização e controle do joelho e alinhamento patelofemoral adequado.

### Indicações

Este exercício é ótimo para os atletas porque fortalece os abdutores do quadril em uma posição funcional, desafia a estabilidade e o controle do joelho e estimula o alinhamento patelofemoral adequado. É claro que os músculos do *core* também estão trabalhando para manter a estabilização lombopélvica.

### Precauções ou contraindicações

Paciente com restrição de apoio de peso sobre o membro.

### Resistência

Média.

### Instruções

Posicione-se em pé na base dos pés ou com o pé direito na plataforma e o pé esquerdo na borda do carrinho, paralelo ao pé direito. Adote uma postura atlética, flexionando os dois joelhos e os quadris, mas mantendo as costas retas. Mantenha a patela esquerda alinhada com o segundo e terceiro dedos do pé. As mãos se posicionam nos quadris ou atrás das costas (ver foto *a*). Expire para afastar dinamicamente o carrinho e estenda apenas a perna direita (ver foto *b*), e depois inspire para retornar o carrinho até a trava lentamente e com controle. A perna esquerda se estabiliza enquanto a perna direita se move.

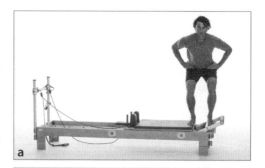

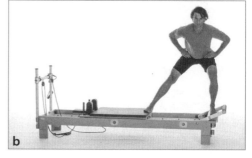

## Variação

Deslizamento invertido: faça a estabilização com a perna direita, enquanto a perna esquerda força o carrinho (ver foto c).

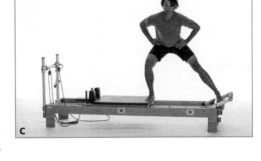

## Dicas técnicas

1. Mantenha o tronco e a perna estabilizadora completamente imóveis enquanto a outra perna desliza o carrinho.
2. Pressione o calcanhar da perna estabilizadora.
3. Este exercício deve ser sentido nos glúteos. Se não for, flexione um pouco mais os quadris e os joelhos.
4. Visualize como se fosse um patinador acelerando com força, mas voltando com graça e controle.

# Agachamentos laterais (*side splits*)

## Principais músculos envolvidos

Adutores do quadril.

## Objetivos

Fortalecimento e controle dos adutores do quadril e estabilização lombopélvica.

## Indicações

Este exercício fornece uma maneira fácil de fortalecer os adutores frequentemente enfraquecidos em uma posição em pé e funcional. Também proporciona um excelente alongamento enquanto maximiza a amplitude de movimento do quadril. A fase de pressão para fora trabalha os adutores excentricamente, enquanto a fase de tração trabalha esses músculos concentricamente. O exercício também requer a ativação coordenada dos abdominais, assoalho pélvico e extensores das costas para manter o corpo em posição ereta com a pelve neutra. Resistência leve é necessária para que os abdutores não assumam o controle.

## Precauções ou contraindicações

Restrição de apoio de peso sobre o membro.

## Resistência

Leve.

## Instruções

Posicione-se em pé no Reformer, com o pé esquerdo na plataforma como no deslizamento híbrido (p. 170), depois coloque o pé direito sobre um suporte antiderrapante o mais afastado possível do carrinho. Mantenha os braços para cima em posição de T (ver foto *a*). Inspire e permita que o carrinho se afaste da barra para pés o máximo possível, mantendo o controle. Mantenha a posição no final da amplitude por alguns segundos (ver foto *b*). Expire para trazer o carrinho de volta à posição inicial, juntando as coxas até que o carrinho chegue à trava.

## Progressões

1. Se o paciente tiver pernas longas e for muito forte e flexível, o pé pode ser colocado contra o apoio de ombros.
2. Se você tiver um acessório de plataforma em pé, o exercício pode ser realizado em rotação lateral do quadril, que é uma ótima posição para os dançarinos treinarem (ver foto *c*). Quando o carrinho estiver para fora, flexione os joelhos para uma posição de agachamento sem deixar o carrinho se mover (ver foto *d*), depois puxe o carrinho de volta para a trava e estenda as pernas.

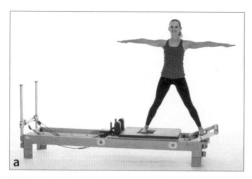
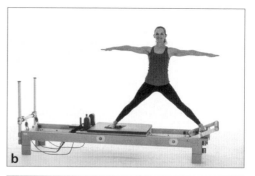
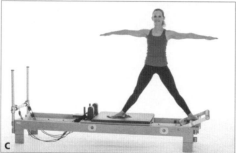
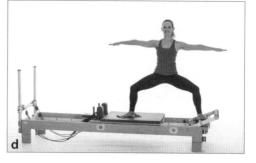

## Dicas técnicas

1. Incline a pelve levemente em direção posterior para envolver os músculos abdominais e proteger a parte lombar da coluna.
2. Há uma tendência de se inclinar para a frente durante o movimento. Para compensar isso, mantenha o tronco ereto, alongando-o em direção ao topo da cabeça.
3. Mantenha as escápulas tracionadas e as clavículas expandidas.
4. Ao puxar o carrinho, pense como se estivesse erguendo o corpo em direção ao teto e apertando uma grande bola entre as pernas.

## Extensão terminal do joelho (*terminal knee extension*)

### Principais músculos envolvidos

Quadríceps.

### Objetivos

Reeducação neuromuscular do vasto medial (porção oblíqua), fortalecimento do quadríceps e do glúteo médio, bem como melhora do equilíbrio.

### Indicações

Este exercício isola os estabilizadores locais profundos do joelho, o vasto medial (porção oblíqua). O funcionamento adequado desse músculo é crucial para um alinhamento patelar correto e a estabilização do joelho. É um dos favoritos para todos os pacientes com problemas no joelho, pois parece que, independentemente da lesão, os estabilizadores locais profundos se inibem. Em virtude da posição do corpo para este exercício, o paciente pode sentir e observar o alinhamento da patela e o acionamento adequados do vasto medial (porção oblíqua), tornando-o uma excelente maneira de retreinamento neuromuscular. Como é um exercício com apoio de peso unilateral, também é muito benéfico para melhorar a estabilidade lateral do quadril (fortalecimento do glúteo médio) e o equilíbrio.

### Precauções ou contraindicações

Restrição de apoio de peso sobre o membro.

### Resistência

Leve.

## Instruções

Posicione-se em pé no chão, bem em frente à barra para pés, voltado para o carrinho. Coloque um pé na borda do carrinho, enganchando o calcanhar sobre a borda, mas mantendo os dedos pressionados para baixo contra o carrinho. O joelho deve ficar flexionado em um ângulo de 90 graus, e a patela deve estar alinhada diretamente entre o segundo e o terceiro dedos do pé. Os braços devem estar relaxados nas laterais ou nos quadris (ver foto *a*). Lentamente, empurre o carrinho para a frente, trazendo a perna em extensão completa do joelho (ver foto *b*). Sem mover a perna, contraia isometricamente o vasto medial, porção oblíqua (parte medial inferior do quadríceps), tracionando a patela para cima. Depois, flexione lentamente o joelho e, com controle, retorne o carrinho à posição inicial.

## Variações

O exercício pode ser feito em posição meio sentada na barra para pés para os pacientes com restrições de apoio de peso ou com dificuldade de equilíbrio (ver fotos *c-d*).

## Progressão

Realize o exercício em pé sobre um disco de equilíbrio ou meio rolo de espuma.

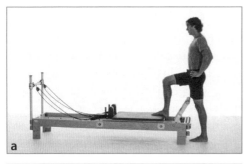
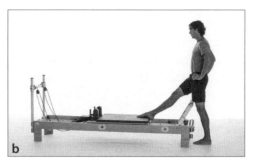
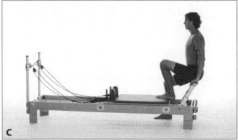
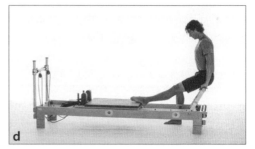

## Dicas técnicas

1. Mantenha os quadris nivelados e a perna estendida completamente imóvel durante todo o exercício. Não deixe a pelve se mover para a frente ou para trás quando o carrinho se move.
2. Recrute os músculos do *core* e fique em pé.
3. Se houver dificuldade de ativação do vasto medial (porção oblíqua), toque o músculo na parte interna da coxa logo acima da patela para sentir a ativação.
4. Para manter o alinhamento patelar adequado, certifique-se de que a patela desliza entre o segundo e o terceiro dedos do pé durante o movimento do carrinho de empurrar para fora e puxar para dentro.

## Rosca de pernas para os posteriores da coxa (*hamstring curl*)

### Principais músculos envolvidos

Posteriores da coxa.

### Objetivos

Fortalecimento dos posteriores da coxa e alinhamento patelar adequado.

### Indicações

Este exercício fornece um modo fácil de acionar os músculos posteriores da coxa. Nessa posição, o paciente pode observar o alinhamento da patela, o que não é possível na rosca de pernas em decúbito ventral. A posição sentada também torna o exercício apropriado para pacientes com restrição de apoio de peso, como ocorre após uma cirurgia de artroplastia total de joelho.

### Precauções ou contraindicações

Este exercício está contraindicado para pacientes pós-operatórios de artroplastia total de quadril com abordagem posterior se a altura da caixa exigir mais de 90 graus de flexão do quadril na posição sentada.

### Resistência

Média.

## Instruções

Coloque a caixa curta nos trilhos do Reformer. A distância dos tirantes variará dependendo do comprimento do membro inferior – quanto mais curtos os membros, mais próxima a caixa ficará do carrinho. Voltado para a barra para pés, sente-se na caixa com as pernas estendidas e enganchando os calcanhares nos apoios para ombros. Coloque as mãos nas laterais da caixa para ajudar a mantê-la no lugar (ver foto *a*). Ative os músculos do *core* e sente-se alongando o tronco. Expire para flexionar os joelhos e puxe o carrinho na direção da caixa (ver foto *b*); em seguida, inspire enquanto as pernas são estendidas lentamente e com controle de volta à posição inicial.

## Variações

Execute o exercício com uma perna de cada vez. A outra perna pode se manter flexionada em direção ao tórax, apoiada na caixa ou estendida para fora da caixa a fim de obter a ativação isométrica do quadríceps.

## Progressão

Retire a caixa e execute o exercício em pé (ver fotos *c-d*). Esta versão é muito desafiadora para o equilíbrio e a estabilidade lateral do quadril e, portanto, um ótimo treinamento funcional para atletas.

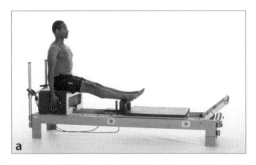
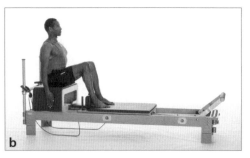
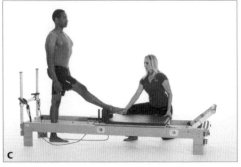
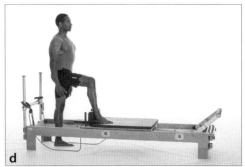

## Dicas técnicas

1. Mantenha os abdominais contraídos e alongue o tronco ao longo da coluna, para uma posição em pé ou sentada bem estendida.
2. Pressione as mãos nos lados da caixa, para estabilizar a caixa e ativar os músculos da parte superior do corpo.
3. Para manter o alinhamento patelar adequado, preste muita atenção para que a patela deslize entre o segundo e o terceiro dedos do pé durante o movimento de extensão e flexão.

## *Scooter*

### Principais músculos envolvidos

Extensores do quadril, extensores do joelho e abdominais.

### Objetivos

Desenvolvimento da estabilização do tronco e da escápula, dissociação do quadril, fortalecimento dos extensores do quadril e do joelho, bem como melhor capacidade de contração ativa dos abdominais profundos durante a atividade funcional.

### Indicações

Este é um dos exercícios favoritos porque é muito funcional e versátil. É um ótimo exercício de equilíbrio, e quase todo mundo pode fazê-lo. A intenção é estender o membro inferior até a extensão do quadril sem comprometer a estabilidade pélvica, do tronco e escapular. É um exercício que pode ser facilmente adaptado de acordo com o seu objetivo: equilíbrio, fortalecimento do *core*, fortalecimento dos extensores do quadril ou coordenação.

### Precauções ou contraindicações

Patologia discal lombar, osteoporose ou restrição de apoio de peso sobre o membro.

### Resistência

Leve a média, mas pesada se o objetivo for o fortalecimento dos membros inferiores e não a estabilização do tronco.

## Instruções

Posicione-se em pé ao lado do Reformer, de frente para a barra para pés. Coloque as mãos afastadas na largura dos ombros sobre a barra para pés, com os braços estendidos. Um pé é colocado no chão, alinhado com o apoio para ombros, com o joelho ligeiramente flexionado, e o outro pé de encontro ao apoio para ombros com o joelho pairando sobre o carrinho. Curve a parte inferior das costas, movendo para uma curvatura em C profunda, recrutando a musculatura do *core* (ver foto *a*). Inspire para empurrar o carrinho para trás, estendendo a perna que está no carrinho (ver foto *b*). Expire para puxar o carrinho de volta com a contração dos músculos abdominais, flexionando a perna de volta à posição inicial.

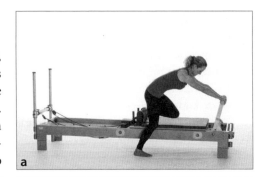

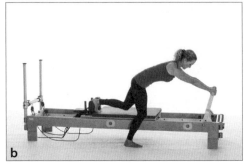

## Variações

1. Pacientes com patologias discais e osteoporose devem executar o exercício com a coluna em posição neutra (costas planas) em vez da curvatura C profunda. Isso enfatizará a extensão do quadril em vez da flexão do tronco.
2. Para pacientes idosos, imóveis ou muito fracos, o pé de apoio pode ser posicionado mais próximo à barra para pés, gerando mais força de alavanca e, novamente, favorecendo a extensão do quadril.

## Progressão

Remova uma mão da barra para pés e estenda-a à frente para aumentar o desafio da estabilidade lombopélvica no plano transverso.

## Dicas técnicas

1. Evite a tendência de curvar a parte superior das costas, tracionando as escápulas para baixo e para trás.
2. Para a versão clássica, mantenha a flexão lombar e a inclinação posterior da pelve durante todo o exercício.
3. Imagine um corredor se preparando para um tiro de velocidade, empurrando o bloco de partida.

# Afundo em pé (*standing lunge*)

## Principais músculos envolvidos

Posteriores da coxa e flexores do quadril.

## Objetivos

Maior flexibilidade dos posteriores da coxa e flexores do quadril.

## Indicações

Este é um ótimo exercício para ser feito após o *scooter*, pois oferece um alongamento maravilhoso e ativo para os posteriores da coxa e os flexores do quadril.

## Precauções ou contraindicações

Espondilolistese ou estenose lombar (em virtude da tendência de inclinação anterior excessiva da pelve ou extensão da parte lombar da coluna na posição de alongamento dos flexores do quadril), bem como condição de restrição de apoio de peso sobre o membro.

## Resistência

Leve.

## Instruções

A partir da posição de *scooter* (ver foto *a* para o exercício *scooter*, p. 177), mova o pé posicionado no chão para a frente até que ele se alinhe com a barra para pés; permita que o outro joelho repouse no carrinho (recomenda-se utilizar uma almofada para os joelhos sensíveis). Expire e deslize o carrinho para trás até sentir um alongamento nos flexores do quadril da perna que está no carrinho. Mantenha uma inclinação posterior da pelve e o tronco reto. Mantenha o alongamento dos flexores do quadril por 3 a 5 respirações (ver foto *a*). Expire para estender o joelho e elevar os dedos da perna posicionada no chão. Incline o peito para a frente em direção à perna estendida, mantendo as costas eretas. Mantenha o alongamento dos posteriores da coxa por 3 a 5 respirações (ver foto *b*).

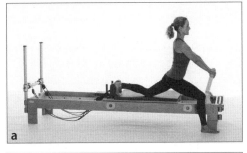
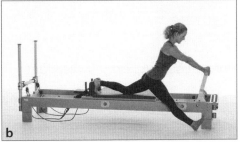

## Dicas técnicas

1. Mantenha a inclinação posterior ou flexione a pelve durante o alongamento dos flexores do quadril.
2. Incline levemente a pelve em direção anterior durante o alongamento dos posteriores da coxa.
3. Trace uma linha horizontal com a pelve ao estender a perna da frente.
4. Mantenha a cabeça alinhada com a coluna e os extensores das costas ativados.

## Puxadas em decúbito ventral 1 (*prone pulling straps 1*)

### Principais músculos envolvidos

Extensores dos ombros e das costas.

### Objetivos

Fortalecimento da musculatura extensora do ombro e das costas e melhoria da postura.

### Indicações

A posição de decúbito ventral deste exercício desafia os músculos do ombro contra a gravidade, semelhante ao exercício 1 comumente prescrito na reabilitação. As tiras do Reformer fornecem resistência adicional e permitem um desafio maior para os extensores das costas. Como toda a ADM está abaixo de 90 graus de flexão do ombro, é seguro para todas as patologias do ombro e funciona bem para a capsulite adesiva, pois proporciona uma tração no eixo longo e, portanto, o relaxamento. É um exercício funcional maravilhoso para nadadores e surfistas, já que o movimento é semelhante ao da remada. O grau de extensão depende do objetivo: extensão do ombro, extensão da parte torácica ou da parte lombar da coluna.

### Precauções ou contraindicações

Espondilolistese ou estenose.

### Resistência

Leve.

## Instruções

Posicione-se em decúbito ventral sobre a caixa longa com o esterno na extremidade da caixa, de costas para a barra para pés, segurando as cordas com os braços estendidos e ligeiramente à frente da articulação do ombro (cerca de 20 graus) com as palmas voltadas para dentro (ver foto *a*). Inspire para levantar e tracionar as cordas até os lados do corpo enquanto as escápulas tracionam as costas. Eleve os braços acima do nível das coxas, se possível (ver foto *b*). Expire enquanto os braços são abaixados de volta à posição inicial.

## Variações

Após cerca de 5-10 repetições, mantenha os braços no nível da coxa e adicione extensões do tríceps. Flexione e estenda os cotovelos, continuando a comprimir e aproximar as escápulas (ver foto *c*).

## Progressão

Durante a inspiração, adicione a extensão do tronco juntamente com a extensão do ombro (ver foto *d*).

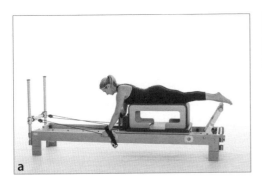
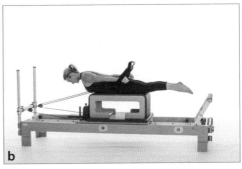
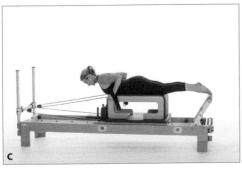
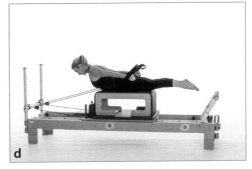

## Dicas técnicas

1. Certifique-se de que os abdominais estejam ativados durante todo o exercício para proteger a parte inferior das costas.
2. Mesmo sem executar uma extensão das costas, recrute os extensores das costas para iniciar o movimento dos braços.
3. Mantenha os braços estendidos com as palmas voltadas para o Reformer, evitando a rotação medial dos ombros e a curvatura do tórax.
4. Pressione os braços contra as coxas na parte de cima para ativar os adutores escapulares.
5. Quando o objetivo é melhorar a postura, concentre-se em elevar o meio das costas, arqueando a parte torácica da coluna e abrindo o tórax (expandindo as clavículas e movendo os ombros para baixo e para trás, em vez de curvar a parte superior das costas e os ombros para a frente).
6. Mantenha os flexores profundos do pescoço acionados para que a parte cervical da coluna não entre em extensão excessiva. Eleve a parte superior das costas, não a cabeça e o pescoço.

## Puxadas em decúbito ventral 2 (*prone pulling straps 2*)

### Principais músculos envolvidos

Adutores e rotadores laterais do ombro e extensores das costas.

### Objetivos

Amplitude de movimento e fortalecimento do ombro, estabilização escapular, ritmo escapuloumeral e melhora da postura.

### Indicações

Como no exercício anterior, a posição em decúbito ventral deste exercício desafia os músculos do ombro contra a gravidade, e a resistência oferecida pelo Reformer proporciona um desafio adicional aos extensores das costas. Este exercício é semelhante ao exercício T comumente prescrito na reabilitação. Este é um movimento mais complexo e difícil do que o anterior 1, porque os rotadores laterais devem atuar para neutralizar o padrão típico de rotação medial do ombro e curvatura da parte torácica da coluna. Mais um ótimo exercício para nadadores e surfistas, bem como para qualquer pessoa que precise melhorar a postura e a função do ombro.

## Precauções ou contraindicações

Espondilolistese, estenose dolorosa.

## Resistência

Leve.

## Instruções

Posicione-se em decúbito ventral na caixa longa, voltado para o lado oposto da barra para pés e com o esterno na borda da caixa. Segure as cordas com os braços estendidos para os lados em posição de T, com as palmas voltadas para o chão (ver foto *a*). Inspire para elevar o tronco, puxando os ombros para baixo e para trás, levando os braços para os lados do corpo, mantendo as palmas voltadas para o chão (ver foto *b*). Expire para trazer os braços de volta à posição inicial.

## Variações

Após cerca de 5-10 repetições, mantenha os braços na posição T e adicione uma retração escapular, elevando os braços na direção do teto contra a resistência das cordas. O carrinho não deve se mover.

## Progressão

Durante a inspiração, acrescente extensão do tronco e adução do ombro (como na foto *d* para a puxadas em decúbito ventral 1, p. 180).

## Dicas técnicas

1. Certifique-se de que a musculatura abdominal esteja recrutada durante todo o exercício para proteger a parte inferior das costas.

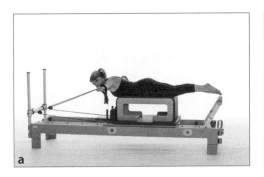
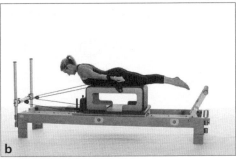

2. Mesmo não estendendo as costas, recrute os extensores das costas para iniciar o movimento dos braços.
3. Assegure a rotação lateral dos ombros, mantendo as palmas voltadas para o chão durante todo o movimento. Toque as coxas com os dedos mínimos (em vez das palmas das mãos ou o polegar).
4. Mova os braços ao longo de um plano horizontal, mantendo-os paralelos ao chão à medida que os ombros abduzem e aduzem.
5. Quando o objetivo é a melhora da postura, concentre-se em elevar a partir do meio das costas, arqueando a parte torácica da coluna e expandindo o tórax.
6. Mantenha os flexores profundos do pescoço acionados para que a parte cervical da coluna não entre em extensão excessiva. Eleve a parte superior das costas, não a cabeça e o pescoço.

## Alongamento do quadrado do lombo
### (*quadratus lumborum stretch*)

### Principais músculos envolvidos

Quadrado do lombo.

### Objetivos

Alongamento do quadrado do lombo.

### Indicações

Este é um alongamento maravilhoso e passivo do quadrado do lombo, que frequentemente se apresenta retesado. Esse músculo muitas vezes é a fonte de dor lombar e pode ser difícil de alongar efetivamente. O *design* do Reformer coloca o paciente em uma ótima posição de alongamento, em que a assistência manual e a mobilização podem ser facilmente adicionadas.

### Precauções ou contraindicações

Patologias discais lombares ou osteoporose (apenas a parte 2).

### Resistência

Pesada (todas as molas).

## Instruções

Mova a barra de molas para a frente e segure na correia para o pé por baixo. Em seguida, retorne a barra de molas para a posição apropriada. A barra de molas deve estar posicionada mais afastada da barra para pés para uma pessoa mais alta e mais próxima da barra para pés para uma pessoa mais baixa. Fixe todas as molas e coloque a caixa no Reformer, perpendicular a ele. Sente-se de lado na caixa, flexione a perna mais distante da barra para pés e coloque o quadril na borda traseira da caixa. Prenda o pé da perna de cima por baixo da correia para o pé e certifique-se de que ele esteja seguro (ver foto *a*). Parte 1: afaste-se da barra para pés e coloque a mão ou o cotovelo no encosto de cabeça (dependendo da flexibilidade e do comprimento do tronco). Estenda o braço acima da cabeça até sentir um alongamento e mantenha por 3 a 5 respirações (ver foto *b*). Parte 2: se apropriado, gire o tronco na direção do chão e coloque uma mão em cada trilho. Abaixe o tronco até sentir o alongamento e mantenha por 3 a 5 respirações (ver foto *c*).

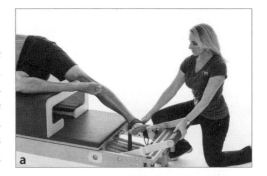

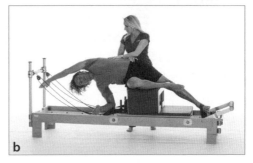

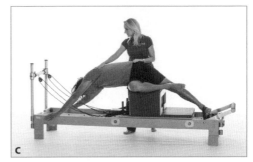

## Variações

O instrutor pode aplicar liberação miofascial manual ou mobilização de tecidos moles à medida que o paciente alonga nessa posição.

## Progressão

Pessoas mais flexíveis ou mais altas podem colocar a mão no chão.

## Dicas técnicas

1. Assegure-se de que os quadris estão posicionados formando uma curvatura lateral pura, sem torção da coluna (para a parte 1).
2. Certifique-se de que a perna do pé que está enganchada sob a correia do pé esteja completamente reta e que haja tensão na correia para obter todos os benefícios do

alongamento. Mova a barra de molas para uma posição diferente, se necessário, para acomodá-la.
3. Em ambas as posições, o corpo deve estar completamente relaxado e cobrir a caixa, permitindo que a gravidade e a estabilização da correia do pé criem um alongamento passivo.

## Saltos em série (*jumping series*)

### Principais músculos envolvidos

Quadríceps e gastrocnêmio.

### Objetivos

Fortalecimento dos extensores do joelho, fortalecimento dos extensores do quadril, fortalecimento dos flexores plantares, estabilização lombopélvica e reeducação neuromuscular para corrida e salto.

### Indicações

O acessório plataforma de salto proporciona um ótimo exercício de retreinamento funcional para atletas. Saltar no Reformer permite um apoio de peso progressivo mais precoce usando resistência de mola com gravidade zero. Isso permite que os padrões funcionais exatos e a memória muscular sejam treinados novamente para que, quando o paciente estiver pronto para retornar ao esporte, o movimento já tenha sido aprendido e os músculos corretos estejam fortalecidos. É também uma ótima maneira de ajudar alguém com a mecânica de aterrissagem deficiente a aprender técnicas de desaceleração adequadas, além de ser um grande desafio para o *core*.

### Precauções ou contraindicações

Osteoartrite da coluna vertebral e dos membros inferiores, na qual o impacto não é recomendado; lesões agudas nos membros inferiores, como tendinite patelar, síndrome do trato iliotibial, tendinite do calcâneo, tendinite do tibial posterior, fascite plantar ou entorse de tornozelo.

### Resistência

Leve a média.

## Instruções

Insira e prenda a plataforma de salto de acordo com as orientações do equipamento. Posicione-se em decúbito dorsal com a coluna em posição neutra no Reformer, pernas paralelas com os pés sobre a plataforma de salto, afastados na largura dos quadris, e os calcanhares pressionando para baixo (ver foto *a*). Expire para estender os joelhos, posicionar os pés em flexão plantar e pular na plataforma (ver foto *b*). Inspire para retornar à posição inicial, permitindo que os joelhos flexionem e os calcanhares desçam lentamente de volta à plataforma. Repita 10-20 vezes, mantendo o *core* ativado para que o carrinho não se mova.

## Variações

1. *Posição V*: esta variação tem a mesma configuração e movimento que o exercício principal, mas com as pernas giradas lateralmente e os pés na plataforma em posição V, os calcanhares pressionando para baixo (ver foto *c*). Junte as pernas quando estiver no ar para trabalhar os adutores e aterrissar com os joelhos alinhados sobre o segundo e terceiro dedos do pé. Repita 10-20 vezes.
2. *Unilateral*: nesta variação, comece com um pé na plataforma, como na versão bilateral, mas com a outra perna na posição de mesa (ver foto *d*). Salte e pouse sobre a mesma perna 10 vezes. Então troque as pernas.
3. *Alternância das pernas (saltos)*: esta variação é semelhante à unilateral, mas, quando a perna de salto se estende, a perna oposta também se estende. Troque de pernas no ar e aterrisse sobre a perna oposta, permitindo que o joelho flexione com o impacto, enquanto a outra perna é mantida na posição de mesa (ver foto *e*).

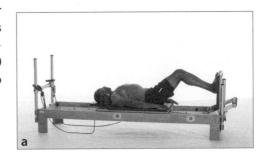

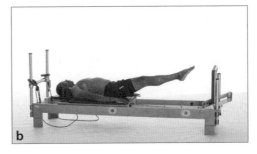

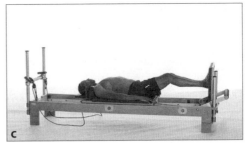

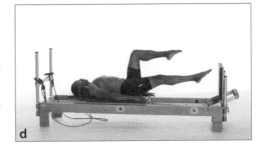

4. *Joelhos estendidos (saltos):* nesta variação, mantenha os joelhos estendidos durante o salto e a aterrissagem (ver fotos *f-g*). Esta versão trabalha os músculos inferiores da perna em vez do quadríceps, tornando-se muito valiosa para a recuperação e prevenção de lesões, como entorse de tornozelo crônica ou tendinose do calcâneo. Também é excelente para ajudar pessoas idosas na prevenção de quedas, pois treina o sistema neuromuscular para gerar força ou torque rapidamente, sem muita carga que gere estresse sobre as articulações.

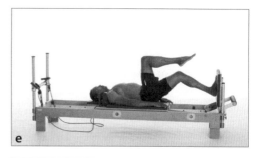

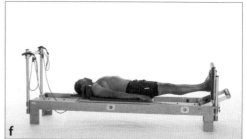

## Progressão

Qualquer uma das variações ou toda a sequência pode ser realizada enquanto o paciente agarra ou arremessa uma bola ou eleva pequenos pesos com as mãos.

## Dicas técnicas

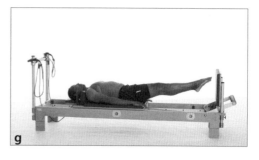

1. Se os músculos do *core* não estiverem ativados, toda a força vem das pernas, o que faz o carrinho se mover. Não permita que isso aconteça. Se for impossível evitar, alivie a carga das molas até que o padrão muscular correto seja aprendido para obter o movimento enquanto o carrinho permanece imóvel.
2. Esforce-se para manter o contato do calcanhar após a aterrissagem sem um salto duplo.
3. Articule por todo o pé na saída e aterrissagem, como alguém faria ao correr ou pular.
4. A saída deve ser dinâmica, mas a aterrissagem muito suave e controlada.
5. Nas versões unilaterais, mantenha a pelve estável e nivelada e a perna na posição de mesa completamente imóvel.

# 7

# Exercícios no Cadillac

O Cadillac, apesar de grande e caro, é um aparelho muito útil em um ambiente de reabilitação. Sua altura e largura o tornam muito amigável e seguro para pacientes idosos ou frágeis, e para aqueles com restrições na amplitude de movimento no pós-operatório. Também é muito estável, o que é ótimo para pessoas que se sentem desconfortáveis com a plataforma móvel do Reformer. Além disso pode ser utilizado como um pilar para a mobilização de articulações e tecidos moles, facilitação neuromuscular proprioceptiva ou alongamento manual. Em virtude de seu *design*, esse aparelho desafia o corpo em múltiplos planos de movimento. Assim como acontece com o Reformer e a Wunda Chair, os exercícios podem ser feitos em decúbito ventral, decúbito dorsal, decúbito lateral, posição sentada, ajoelhada e em pé sobre o aparelho. Há também alguns exercícios funcionais maravilhosos que são feitos em pé ao lado do Cadillac, utilizando suas molas ou barras para resistência ou suporte. Em relação à segurança, deve-se ter muito cuidado no uso da barra de apoio do Cadillac. Se for liberada repentinamente quando estiver carregada, ela recuará muito rápido e poderá atingir o instrutor ou o paciente. É necessário utilizar a correia de segurança durante os exercícios que exigem uma barra de apoio com carga inferior.

Cada exercício de Cadillac é descrito com instruções detalhadas, principais músculos envolvidos, objetivos, indicações, precauções ou contraindicações, variações e progressões, conforme apropriado, e dicas técnicas para execução correta. Além disso, a configuração sugerida e a resistência à mola são fornecidas. As instruções para os exercícios são escritas de forma que o profissional possa instruir seu paciente e de modo que as instruções possam ser seguidas pelo próprio praticante. Recomendamos que qualquer pessoa que não tenha experiência com o Pilates trabalhe com um instrutor certificado para praticar os exercícios – tanto no papel do paciente como do professor – antes de aplicá-los em uma prática de reabilitação. Isso é essencial para fornecer um programa de exercícios seguro e eficaz.

## Ponte com barra de rolagem (*pelvic curl with roll-up bar*)

Variação de um exercício original ensinado por Rael Isacowitz no programa BASI Master II (Isacowitz, 2018).

## Principais músculos envolvidos

Abdominais, posteriores da coxa e glúteo máximo.

## Objetivos

Mobilização da coluna vertebral e região pélvica, articulação da vertebral, controle dos posteriores da coxa, estabilização lombopélvica, recrutamento e cocontração dos músculos do *core* e tração leve da coluna.

## Indicações

Este exercício é semelhante à ponte no *mat* (p. 62) com a barra de rolagem colocada sob os joelhos. Isso gera um pouco de tração na coluna e ajuda a liberar os flexores do quadril. O acréscimo de resistência ajuda as pessoas com dificuldade de articular-se por meio de uma ponte, por exemplo, aquelas com rigidez geral ou artrite da coluna, fraqueza ou inibição do *core* ou rigidez dos extensores da coluna ou dos flexores do quadril. É uma ótima forma de iniciar uma sessão de Pilates, pois promove o relaxamento e a conexão mente-corpo e faz a coluna se mover na preparação para exercícios mais desafiadores.

## Precauções ou contraindicações

Patologia discal lombar aguda ou osteoporose (decorrente da flexão profunda da coluna).

## Resistência

Média (duas molas azuis ou vermelhas fixadas na barra de rolagem a aproximadamente três quartos de altura).

## Instruções

Deite-se em decúbito dorsal sobre o Cadillac com os joelhos flexionados, pernas paralelas afastadas aproximadamente na distância do quadril, braços relaxados nas laterais do corpo com as palmas voltadas para baixo e a pelve em posição neutra. Prenda a barra de rolagem sob os joelhos com tensão moderada nas molas (ver foto *a*). Inspire para preparar e expire para recrutar o *core* e começar a rolar a pelve e a coluna, afastando-as do *mat*, uma vértebra de cada vez (ver foto *b*). Inspire para manter a posição no topo da ADM, em que a pelve deve estar em inclinação posterior máxima e um alongamento deve ser sentido nos flexores do quadril. Expire enquanto a coluna é abaixada, começando na parte torácica da coluna e rolando uma vértebra de cada vez até que o cóccix toque o *mat*.

## Variações

1. Para pacientes com patologias discais, evite a flexão lombar profunda e simplesmente mantenha a coluna e a pelve em uma posição neutra durante a elevação.
2. Coloque uma bola entre os joelhos para promover maior ativação dos adutores.

## Progressão

1. Leve os braços acima da pelve para obter maior controle da parte superior da coluna (ver fotos *c* e *d*).
2. Elevação inferior no Reformer (p. 103) e elevação inferior com extensão no Reformer (p. 105).

## Dicas técnicas

1. Mantenha o pescoço e os ombros relaxados.
2. Maximize a flexão lombar à medida que a coluna se eleva do *mat*, tracionando os ísquios em direção ao queixo (inclinando posteriormente a pelve).
3. Pense como se estivesse tracionando os calcanhares na direção do cóccix para manter os posteriores da coxa ativos e a pelve inclinada posteriormente.
4. Visualize a descida da coluna como um brinquedo de mola Slinky descendo degraus, deliberadamente descendo uma vértebra de cada vez. Isso ajudará a alcançar a máxima articulação e mobilidade da coluna vertebral.

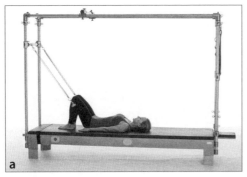
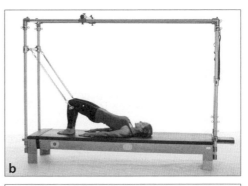
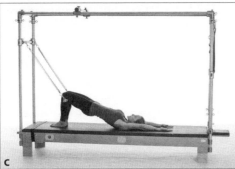
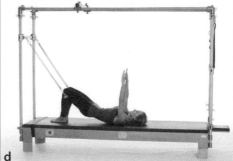

## Respiração com barra de apoio (*breathing with push-through bar*)

### Principais músculos envolvidos

Abdominais e extensores das costas.

### Objetivos

Fortalecimento abdominal, articulação e mobilidade da coluna vertebral, mobilidade do ombro e melhor coordenação, equilíbrio e respiração.

### Indicações

Como discutido nos Capítulos 2 e 3, o padrão básico de respiração utilizado em BASI Pilates é expirar durante a flexão da coluna e inspirar durante a extensão da coluna vertebral. Este é um excelente exercício para ensinar esse conceito de coordenação da respiração e do movimento. O corpo se move fluidamente durante a flexão e extensão do ombro, flexão lombar, extensão lombar e torácica e flexão e extensão do quadril. As molas fornecem assistência para aqueles com mobilidade restrita ou redução da força do *core*, que, geralmente, não podem alcançar essas posições.

### Precauções ou contraindicações

Patologia discal aguda, disfunção ou dor aguda da articulação sacroilíaca, ou quadro agudo de síndrome do impacto do ombro.

### Resistência

Média (duas molas azuis ou uma vermelha) ou menor para aumentar o desafio.

### Instruções

Posicione-se em decúbito dorsal sobre o Cadillac, com a pelve em posição neutra, os pés apoiados na alça do trapézio e as mãos segurando a barra de apoio com os braços afastados na largura dos ombros. As pernas devem estar estendidas com os pés girados lateralmente e os ombros a 90 graus de flexão (ver foto *a*). Inspire e puxe a barra de apoio para trás acima da cabeça (ver foto *b*). Expire e retorne a barra para a posição inicial. Inspire para recrutar os músculos abdominais e rolar a pelve e a coluna para cima em uma posição de ponte (ver foto *c*). Expire e abaixe a coluna e a pelve de volta ao *mat*, uma vértebra de cada vez. Inspire para tracionar os abdominais para dentro e elevar-se em uma posição de abdominal em V (ver foto *d*). Expire e role para baixo de volta até a posição inicial.

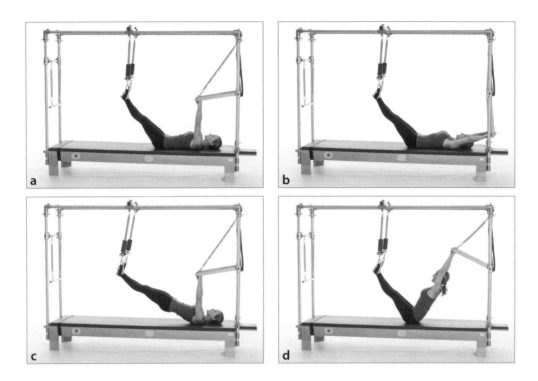

## Variações

Quando os pacientes com patologias discais se elevam em posição de ponte, eles devem fazê-lo em uma posição neutra de coluna (costas planas) e flexionar, em vez de rolar. A execução do exercício dessa forma enfatizará a extensão do quadril em vez da ativação abdominal profunda.

## Progressão

Realize o exercício com os pés apoiados por uma grande bola terapêutica em vez da alça do trapézio. Esta versão é mais difícil porque desafia a estabilidade lombopélvica em múltiplos planos.

## Dicas técnicas

1. Coordene o movimento com a respiração e mantenha ambos os movimentos fluidos.
2. Mantenha a coluna em uma posição neutra e evite abrir as costelas enquanto eleva a barra acima da cabeça.
3. Na posição de abdominal em V (foto *d*), leve o tórax na direção dos pés e se esforce para alongar o máximo possível a coluna, permitindo que a barra forneça ligeira tração.

## Trabalho de quadril: exercícios com as duas pernas em decúbito dorsal

Esta série é ótima para ensinar o conceito de dissociação do quadril, bem como aumentar a mobilidade da articulação do quadril e corrigir quaisquer desequilíbrios musculares nessa região. Desequilíbrios na musculatura do quadril frequentemente são causa de patologias lombares, pélvicas, de quadril e até de joelho. Esta série aborda esses desequilíbrios, uma vez que os principais músculos trabalhados são os extensores e adutores do quadril, e não os flexores do quadril, geralmente muito tensos. É semelhante ao trabalho para os quadris no Reformer (p. 120), mas, em virtude do ângulo de resistência, coloca mais carga sobre os extensores do quadril. Ao contrário do Reformer, no Cadillac cada perna utiliza uma mola separada, o que faz com que trabalhem completamente independentes uma da outra, aumentando, assim, o desafio da estabilidade pélvica e a capacidade de detectar quaisquer desequilíbrios entre os lados. Gostamos de utilizar o Cadillac para pacientes com problemas de instabilidade, equilíbrio ou coordenação (p. ex., patologias neurológicas, como acidente vascular encefálico, esclerose múltipla ou fibromialgia), porque promove uma sensação de estabilidade. Como o Cadillac é mais alto que o Reformer, é mais fácil e seguro entrar e sair. Isso é especialmente valioso para os pacientes durante o pós-operatório de artroplastias totais de quadril, uma vez que a contraindicação de não mais do que 90 graus de flexão do quadril é inerentemente respeitada. Esta série também é ótima para pacientes com disfunção da articulação sacroilíaca. Como no Reformer, a amplitude pode ser aumentada ou diminuída de acordo com a capacidade ou as limitações do paciente.

## Sapo (*frog*)

### Principais músculos envolvidos

Adutores do quadril.

### Objetivos

Estabilidade lombopélvica, dissociação do quadril, mobilidade do quadril, fortalecimento e controle dos adutores e controle dos extensores do joelho.

### Indicações

Este é um ótimo exercício para quadris e joelhos rígidos ou artríticos, patologias da articulação sacroilíaca e qualquer pessoa que precise desenvolver estabilização lombopélvica.

## Precauções ou contraindicações

Tenha cautela com os pacientes no pós-operatório de artroplastia total do quadril, pois a tendência é mover para mais de 90 graus de flexão do quadril quando as pernas atingem a posição do sapo.

## Resistência

As molas das pernas estão fixadas na barra transversal a cerca de três quartos de altura nas hastes. Utilize as molas leves (amarelas) para orientar o trabalho em direção à estabilização lombopélvica. A resistência pode ser aumentada (molas roxas) se o objetivo for fortalecer os extensores ou adutores do quadril.

## Instruções

Posicione-se em decúbito dorsal com a pelve neutra sobre o Cadillac, com os pés nas correias, os joelhos na posição do sapo e pés dorsiflexionados. Os braços estão estendidos ao lado do corpo e os ombros relaxados (ver foto *a*). Expire e comprima os calcanhares unidos, estendendo as pernas ao longo de uma linha horizontal (ver foto *b*). Inspire e retorne à posição inicial.

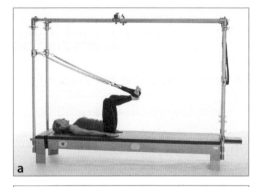

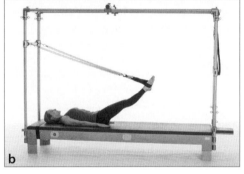

## Variação

As correias podem ser colocadas acima dos joelhos para diminuir o braço de alavanca nos casos de instabilidade grave ou patologias neurológicas.

## Progressão

O sapo pode ser realizado com uma perna na correia (trabalho de quadril: exercícios com uma perna em decúbito dorsal), enquanto a outra fica em linha reta no *mat* (ver foto *c*).

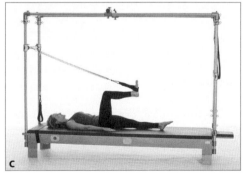

## Dicas técnicas

1. Inicie o movimento com os posteriores da coxa e adutores.
2. Concentre-se em juntar as pernas enquanto os joelhos se estendem, como se segurasse uma bola entre as pernas.
3. Junte os calcanhares ao longo do exercício, especialmente no movimento até a extensão total do joelho.
4. Mova os pés ao longo de um plano horizontal consistente.
5. Mantenha a pelve estável durante todo o exercício.
6. Evite aproximar os joelhos do tórax, pois isso pode fazer com que o cóccix se eleve e torne o exercício contraindicado para o pós-operatório de artroplastia total do quadril.

# Círculos com o quadril (*hip circles*)

## Principais músculos envolvidos

Adutores e extensores do quadril.

## Objetivos

Estabilização lombopélvica; mobilidade do quadril; fortalecimento e controle dos adutores, abdutores e extensores do quadril; dissociação do quadril; alongamento dos músculos adutores e posteriores da coxa.

## Indicações

Este é um exercício fabuloso para o controle e fortalecimento dos adutores, pois eles são forçados a trabalhar isométrica, concêntrica e excentricamente. É um dos exercícios favoritos para o desenvolvimento da dissociação do quadril e aumento da ADM da articulação do quadril.

## Precauções ou contraindicações

Nenhuma.

## Resistência

As molas das pernas estão fixadas na barra transversal a cerca de três quartos de altura nas hastes. Utilize as molas leves (amarelas) para orientar o trabalho direcionado à estabilização lombopélvica. A resistência pode ser aumentada (molas roxas) se o objetivo for fortalecer os extensores ou adutores do quadril.

## Instruções

Posicione-se em decúbito dorsal sobre o Cadillac com a pelve em posição neutra, os pés nas correias, as pernas estendidas e os quadris em 90 graus de flexão (se possível, sem inclinar a pelve). Gire lateralmente os quadris e posicione os pés em flexão plantar. Os braços são posicionados ao lado do corpo com os ombros relaxados (ver foto *a*). Expire e mova as pernas diretamente para baixo na linha mediana, mantendo-as unidas (ver foto *b*), e então inspire e abra as pernas (ver foto *c*), em movimento de círculo ao redor e de volta à posição inicial. Repita por 5-10 vezes e, em seguida, inverta a direção.

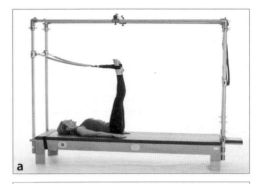

## Variação

As correias podem ser colocadas acima dos joelhos para diminuir o braço de alavanca nos casos de instabilidade grave ou patologias neurológicas.

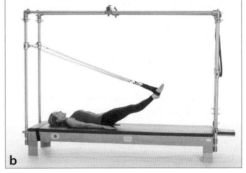

## Progressão

A progressão para este exercício é a mesma indicada para o sapo (p. 194), com uma perna na correia (trabalho de quadril: exercícios com uma perna em decúbito dorsal) e a outra em linha reta no *mat*.

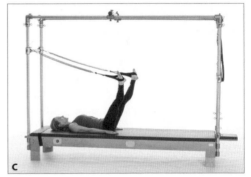

## Dicas técnicas

1. Imagine uma forma circular no teto, mantendo a tensão nas molas durante todo o movimento.
2. Junte as pernas enquanto elas descrevem uma linha para cima ou para baixo a partir do centro.
3. Envolva os posteriores da coxa com os adutores, comprimindo-os e empurrando para baixo contra uma bola imaginária enquanto as pernas são abaixadas no centro.
4. Maximize a contração dos adutores ao abrir e fechar as pernas.
5. Concentre-se na estabilidade pélvica, bem como na dissociação do quadril.

## Marcha (*walking*)

### Principais músculos envolvidos

Extensores do quadril.

### Objetivos

Estabilidade lombopélvica, mobilidade articular do quadril, fortalecimento dos extensores do quadril e dissociação do quadril.

### Indicações

Este exercício reforça a estabilidade pélvica com a mobilidade do quadril no plano sagital. É eficaz em mostrar aos pacientes onde, em sua amplitude de movimento, eles começam a perder a posição neutra da coluna e quais músculos podem ser utilizados para controlar essa perda. A posição inicial provoca o início do movimento da perna pelos posteriores da coxa, ao mesmo tempo que dá a esses músculos um alongamento ativo. É adaptável para todos, pois a amplitude pode ser aumentada ou diminuída de acordo com as habilidades ou limitações do paciente.

### Resistência

As molas para pernas são fixadas na barra transversal a cerca de três quartos de altura nas hastes. Utilize as molas leves (amarelas) para orientar o trabalho voltado para a estabilização lombopélvica. A resistência pode ser aumentada (molas roxas) se o objetivo for fortalecer os extensores ou adutores do quadril.

### Precauções ou contraindicações

Nenhuma.

### Instruções

Posicione-se em decúbito dorsal sobre o Cadillac com a pelve em posição neutra, com os pés nas correias, as pernas alinhadas com os quadris e paralelas, os quadris a 90 graus de flexão (se possível, sem inclinar a pelve). Os braços são colocados ao lado do corpo com os ombros relaxados (ver foto *a*). Expire e alterne as pernas com um pequeno movimento em forma de tesoura, estendendo os quadris e pressionando as pernas para baixo na direção do *mat* por cinco contagens (ver foto *b*). Inspire e eleve as pernas de volta à posição inicial contra a resistência das molas, com o mesmo movimento tipo tesoura por cinco contagens.

## Variação

As correias podem ser colocadas acima dos joelhos para diminuir o braço de alavanca nos casos de instabilidade grave ou patologias neurológicas.

## Progressão

Quanto aos exercícios do sapo e de círculos (p. 194 e p. 206), execute-os com uma perna na correia e a outra posicionada em linha reta no *mat* (trabalho de quadril: exercícios com uma perna em decúbito dorsal). A perna na correia puxa para baixo durante a extensão do quadril, maximizando o trabalho dos posteriores da coxa, enquanto a pelve e a perna oposta permanecem estáveis (ver foto *c*).

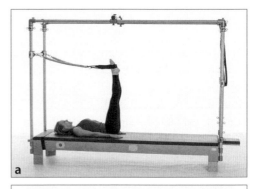

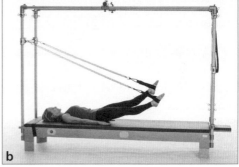

## Dicas técnicas

1. Mantenha os movimentos das pernas pequenos e controlados, como se estivesse nadando com batidas rápidas dos pés.
2. Mantenha a tensão nas molas durante todo o exercício.
3. Concentre-se na estabilidade lombopélvica.

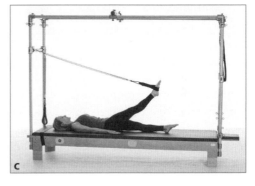

## Alongamento dos flexores do quadril em decúbito dorsal com assistência manual (*supine hip flexor stretch with manual assist*)

### Principais músculos envolvidos

Flexores do quadril.

### Objetivo

Libere e aumente a flexibilidade dos flexores do quadril.

## Indicações

Este é um modo seguro e confortável de alongar para pacientes com flexores do quadril retesados. A pressão descendente fornecida pela barra transversal impede que a parte lombar da coluna entre em hiperextensão, o que normalmente ocorre com este alongamento. Uma solução comum para essa hiperextensão é manter o joelho da perna que não está sendo alongada de encontro ao tórax, mas isso ativa outros músculos e, assim, impede a liberação da tensão e a capacidade de obter o máximo benefício do alongamento. O *design* do Cadillac, juntamente com alguma assistência manual, permite que se desfrute de um alongamento completamente passivo dos flexores do quadril.

## Precauções ou contraindicações

As contraindicações incluem os estágios iniciais do pós-operatório de artroplastias totais do quadril por abordagem posterior (em virtude da posição da perna não alongada em mais de 90 graus de flexão do quadril). Tenha cautela com os pacientes com espondilolistese.

## Resistência

Nenhuma.

## Instruções

Posicione-se em decúbito dorsal na extremidade da barra de rolagem do Cadillac, com o cóccix na extremidade do *mat*. Flexione um joelho sobre o tórax e deixe a outra perna pendente na borda, com os braços relaxados nas laterais (ver foto *a*). O instrutor abaixa a barra transversal até a altura apropriada para o conforto do paciente e coloca a barra na superfície plantar do pé do paciente. O instrutor então se ajoelha no solo e pressiona a perna estendida do paciente suave e lentamente em extensão do quadril e flexão do joelho até que o paciente relate sentir um bom alongamento (ver foto *b*). Man-

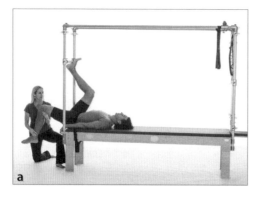
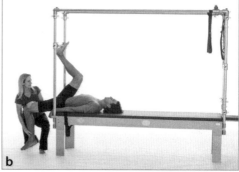

tenha a posição por algumas respirações, depois eleve a perna estendida do paciente e coloque o pé sob a barra perto do pé oposto. Repita o alongamento no lado oposto.

## Dicas técnicas

1. Para entrar e sair da posição, simplesmente eleve a barra transversal e oriente o paciente a utilizar as hastes para assistência, passando da posição sentada para o decúbito dorsal.
2. Certifique-se de que a barra transversal oferece pressão descendente suficiente para manter a coluna do paciente pressionando o *mat*.
3. Coloque o pé em dorsiflexão na barra, com a superfície plantar voltada para o teto.
4. Se o paciente não sentir o alongamento, peça para ele deslizar mais para fora da borda do Cadillac, de modo que o quadril fique em uma posição mais estendida.

# Protração e retração em decúbito dorsal sobre o rolo de espuma (*supine protraction and retraction on foam roll*)

## Principais músculos envolvidos

Serrátil anterior, romboides e parte transversa do trapézio.

## Objetivos

Fortalecimento da protração e retração escapular e mobilidade escapular.

## Indicações

Um serrátil anterior fraco é um achado muito comum em pessoas com patologias do ombro. Este exercício é um ótimo modo de isolar e fortalecer o serrátil anterior, que é muito importante para a função adequada do ombro, especialmente em atletas. O principal papel do serrátil anterior é estabilizar a escápula durante a elevação e tracionar a escápula para a frente e ao redor da caixa torácica, conforme necessário, durante os movimentos da natação, de empurrar, socar ou arremessar. Conforme discutido no Capítulo 3, a pesquisa mostrou que o serrátil anterior e a porção ascendente do trapézio são os músculos mais fracos ou inibidos da articulação escapulotorácica que podem levar a movimentos anormais. Assim, é crucial em nossos pacientes com problemas de ombro fortalecer esse músculo. Este exercício fornece uma maneira fácil de isolar o serrátil anterior, para que os pacientes possam aprender como ativá-lo e, então, executar essa ativação adequadamente em exercícios mais desafiadores e atividades esportivas.

## Precauções ou contraindicações

Nenhuma.

## Resistência

Pesada (duas molas vermelhas de carregamento inferior na barra de apoio).

## Instruções

Posicione-se em decúbito dorsal sobre meio rolo de espuma, segurando a barra de apoio com carga inferior (correia de segurança acionada), com as mãos posicionadas diretamente sobre os ombros. Flexione os joelhos e coloque os pés estendidos no *mat*, com a coluna em uma posição neutra e o rolo de espuma entre as escápulas (ver foto *a*). Expire para protrair as escápulas, pressionando a barra para cima contra a resistência com os braços estendidos (ver foto *b*). Inspire e abaixe a barra, puxando as escápulas em retração enquanto os braços permanecem estendidos.

## Variações

Se o objetivo é fortalecer a retração escapular (romboides e parte transversa do trapézio), realize o mesmo exercício, mas com a barra de apoio com carregamento superior (ver foto *c*).

## Progressão

1. Para desafiar a estabilidade do *core*, realize o exercício sobre um rolo de espuma.
2. Realize o exercício unilateralmente (ver foto *d*).

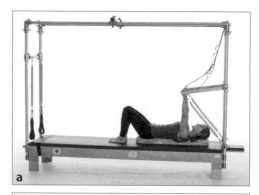

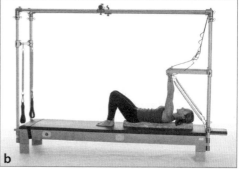

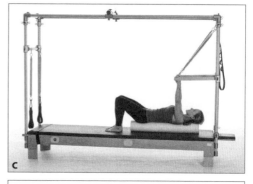

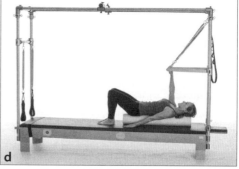

## Dicas técnicas

1. Mantenha os cotovelos completamente estendidos durante os exercícios.
2. Mantenha a musculatura abdominal ativada e o corpo estável.
3. Enquanto a barra é movida para baixo, comprima as escápulas ao redor do rolo de espuma.
4. Mantenha o queixo ligeiramente encaixado no tórax para recrutar os flexores profundos do pescoço.
5. Mantenha a parte ascendente do trapézio ativada, não deixando os ombros se elevarem na direção das orelhas.

## Séries laterais com uma perna

Esta série oferece os mesmos benefícios do trabalho de quadril: exercícios com as duas pernas em decúbito dorsal (p. 194). Como é executada em decúbito lateral, os oblíquos e abdutores do quadril também são recrutados.

## Modificações (*changes*)

### Principais músculos envolvidos

Adutores do quadril.

### Objetivos

Fortalecimento e controle dos adutores e estabilização lombopélvica.

### Indicações

Este é um exercício fabuloso para o controle e fortalecimento dos adutores, pois esses músculos são forçados a trabalhar de forma isométrica, concêntrica e excêntrica. É eficaz em apresentar aos pacientes onde, em sua amplitude de movimento, eles começam a perder a posição neutra da coluna e quais músculos eles podem usar para controlar essa perda. É adaptável para todos, pois a amplitude de movimento pode ser aumentada ou diminuída de acordo com a capacidade ou as limitações do paciente.

### Precauções ou contraindicações

As contraindicações incluem bursite do trocanter maior e pós-operatório recente de artroplastia total do quadril (em virtude da adução do quadril além da linha mediana). Para os casos de síndrome do impacto do ombro, a posição do braço pode ser modificada.

## Resistência

Leve a média (mola amarela, a partir de três quartos de altura na haste ou a partir do topo da estrutura para maior resistência).

## Instruções

Posicione-se em decúbito lateral no Cadillac com as pernas estendidas e giradas lateralmente. A perna de cima se estende para fora em linha diagonal (aproximadamente 45 graus) com o pé na correia (ver foto *a*). O braço de baixo é estendido acima da cabeça, com a cabeça apoiada no braço, enquanto o braço de cima segura a haste lateral ou simplesmente repousa sobre o Cadillac na frente do corpo. Expire e abaixe a perna de cima pela frente da perna de baixo (ver foto *b*), depois inspire e eleve a perna de cima. Expire para abaixar a perna de cima e tocá-la atrás da perna de baixo (ver foto *c*), depois inspire para elevar a perna de cima de volta à posição inicial.

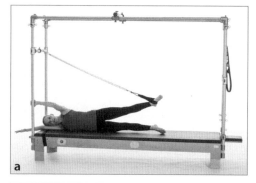

## Variações

1. A correia pode ser colocada acima dos joelhos para diminuir o braço de alavanca nos casos de instabilidade grave ou patologias neurológicas.
2. Para patologias do ombro ou cervicais, pode-se utilizar uma almofada para apoiar a cabeça, e os braços podem ser colocados em uma posição confortável.

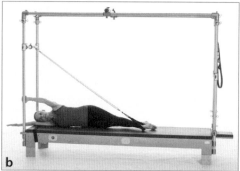

## Dicas técnicas

1. Acione os abdominais com foco particular nos oblíquos para criar e manter um pequeno espaço sob a cintura durante todo o exercício.
2. Minimize o movimento da pelve, mantendo o quadril de cima diretamente sobre o quadril de baixo.
3. Imagine as duas pernas se movendo para fora a partir das articulações do quadril.

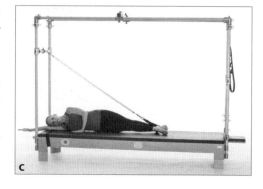

# Tesoura (*scissors*)

## Principais músculos envolvidos

Extensores e flexores do quadril.

## Objetivos

Fortalecimento e controle dos extensores do quadril, alongamento dos flexores do quadril e estabilização lombopélvica.

## Indicações

Este exercício reforça a estabilidade pélvica com mobilidade do quadril no plano sagital, semelhante à marcha (p. 198), mas, como é feito na posição de decúbito lateral, os adutores, abdutores e oblíquos estão mais envolvidos. Um benefício adicional dessa posição é que as pernas podem passar para a extensão do quadril após a posição neutra, criando, assim, um alongamento dos flexores do quadril. É eficaz em mostrar aos pacientes onde, em sua amplitude de movimento, eles começam a perder a posição neutra da coluna e quais músculos eles podem usar para controlar isso. É adaptável para todos, pois a amplitude pode ser aumentada ou diminuída de acordo com a capacidade ou as limitações do paciente.

## Precauções ou contraindicações

Contraindicações incluem bursite do trocanter maior. Para casos de síndrome do impacto do ombro, a posição do braço pode ser modificada.

## Resistência

Leve a média (mola amarela, três quartos de altura na haste ou no topo da estrutura para maior resistência).

## Instruções

Posicione-se em decúbito lateral no Cadillac com as pernas estendidas, giradas lateralmente e unidas. O pé de cima fica na correia (ver foto *a*). O braço de baixo é estendido acima da cabeça, com a cabeça apoiada no braço, e o braço de cima segura a haste lateral ou simplesmente repousa sobre o Cadillac na frente do corpo (ver foto *a*). Expire para trazer a perna de cima para a frente enquanto estende a perna de baixo para trás, mantendo as duas pernas estendidas por dois batimentos (dois pequenos movimentos) (ver foto *b*). Inspire e troque as pernas por dois batimentos.

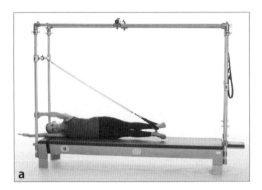 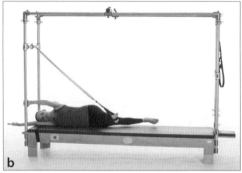

## Variações

As variações para esta série são as mesmas das séries laterais com uma perna – modificações (p. 203).

## Dicas técnicas

1. As dicas para as séries laterais com uma perna – modificações (p. 203) também se aplicam aqui.
2. Mova a perna de cima e a de baixo em amplitudes de movimento iguais para manter a estabilidade pélvica e do quadril.
3. Esforce-se para sentir um alongamento do flexor do quadril quando a perna se mover para trás.

## Círculos (para a frente e para trás) (*circles (forward and back)*)

### Principais músculos envolvidos

Adutores, extensores e flexores do quadril.

### Objetivos

Estabilização lombopélvica; mobilidade do quadril; fortalecimento e controle dos adutores, abdutores, flexores e extensores do quadril; dissociação do quadril; alongamento muscular do quadril.

### Indicações

As indicações para este exercício são as mesmas enumeradas para os círculos do quadril do trabalho de quadril: exercícios com as duas pernas em decúbito dorsal (p. 194), mas com o benefício adicional de estender a perna além da linha mediana na extensão do quadril e, portanto, de obter um alongamento dos flexores do quadril.

## Precauções ou contraindicações

Contraindicações incluem bursite do trocanter maior. Para síndrome do impacto do ombro, a posição do braço pode ser modificada.

## Resistência

Leve a média (mola amarela três quartos de altura na haste ou a partir do topo da estrutura para maior resistência).

## Instruções

Posicione-se em decúbito lateral no Cadillac com as pernas estendidas, giradas lateralmente e unidas. Coloque o pé de cima na correia. O braço de baixo fica estendido acima da cabeça, com a cabeça apoiada sobre ele, e o braço de cima segura a haste lateral ou simplesmente repousa sobre o Cadillac na frente do corpo (ver foto *a*). Inspire e estenda a perna de cima para a frente (ver foto *b*). Expire e circule a perna para cima, ao redor e para trás, depois retorne à posição inicial (ver fotos *c* e *d*). Repita 5-10 vezes e depois mude a direção.

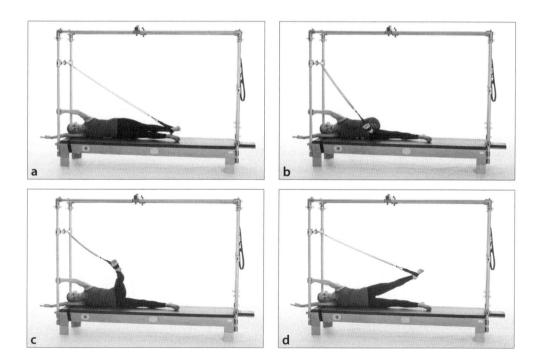

## Variações

As variações para esta série são as mesmas das séries laterais com uma perna – modificações (p. 203).

## Dicas técnicas

1. As dicas para as séries laterais com uma perna – modificações (p. 203) também se aplicam aqui.
2. Mantenha a tensão na mola ao longo de todo o círculo.
3. Maximize a rotação lateral do quadril durante todo o movimento.
4. Esforce-se para sentir um alongamento dos flexores do quadril quando a perna se estende para trás.

# Protração e retração na posição sentada (modificação de adução de ombros na posição sentada para a frente) (*seated protraction and retraction (modification of shoulder adduction sitting forward)*)

## Principais músculos envolvidos

Latíssimo do dorso, partes ascendente e transversa do trapézio.

## Objetivos

Fortalecimento e controle da adução e do abaixamento escapulares, mobilidade e estabilidade escapulares.

## Indicações

Este exercício fornece retreinamento neuromuscular e aumenta a mobilidade para pessoas com dificuldade de mobilizar a escápula ou isolar os músculos estabilizadores da escápula. É muito comum, especialmente em pessoas que sofrem de patologias cervicais ou do ombro, que a parte descendente do trapézio seja recrutada excessivamente, causando elevação dos ombros e tensão na musculatura cervical. As escápulas tendem a ficar presas em uma posição, tornando-se hipermóveis ou rígidas. A parte ascendente do trapézio, comumente, está entre os músculos mais fracos ou inibidos da articulação escapulotorácica, o que pode levar a movimentos anormais. Neste exercício, a capacidade de recrutar a parte ascendente do trapézio e o latíssimo do dorso é enfatizada, pois as escápulas são tracionadas para baixo e para trás contra a resistência. Nessa posição confortável, com muito pouca resistência, o paciente aprende que pode de fato controlar o movimento de suas escápulas ativando músculos específicos e relaxando outros. Essa habilidade recém-aprendida pode então ser traduzida em exercícios e atividades funcionais mais difíceis. Este é um ótimo exercício para pessoas com postura dos ombros curvada e para pacientes nos estágios de "descongelamento" de ombro congelado (capsulite adesiva).

## Precauções ou contraindicações

Síndrome do impacto do ombro aguda ou capsulite adesiva (a posição inicial é de 90 graus de flexão do ombro).

## Resistência

Média (duas molas azuis na barra de apoio).

## Instruções

O paciente deve sentar-se em posição vertical sobre o Cadillac com uma mão pressionando em cada lado da barra de apoio com os braços estendidos e os cotovelos soltos (não hiperestendidos) (ver foto *a*). Expire para retrair e abaixar as escápulas, puxando a barra de apoio para baixo e para trás sem flexionar os cotovelos (ver foto *b*). Inspire e resista quando a barra puxar os braços de volta para a posição inicial.

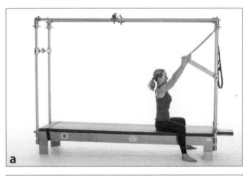

## Variações

Classicamente, este exercício é realizado flexionando os cotovelos a fim de puxar a barra para baixo. Ao fazê-lo, entretanto, o foco passa da parte ascendente do trapézio para o bíceps.

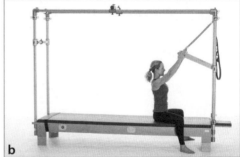

## Dicas técnicas

1. Sente-se com o tronco estendido, com a pelve o mais próximo possível de uma posição neutra.
2. Ao puxar a barra para baixo, imagine-se colocando as escápulas nos bolsos traseiros da calça.
3. Resista ativamente à barra que retorna à posição inicial para criar alguma ativação do serrátil anterior.
4. Evite a elevação dos ombros quando a barra retorna à posição inicial.

# Alongamentos com barra de apoio na posição sentada
## (*push-through sitting stretches*)

### Principais músculos envolvidos

Posteriores da coxa e extensores da coluna vertebral.

### Objetivos

Mobilização e tração da coluna vertebral, alongamento dos músculos posteriores da coxa, da região lombar e do latíssimo do dorso.

### Indicações

Este exercício é uma ótima maneira de alongar e mobilizar pacientes com retesamento da musculatura da coluna. O *design* do Cadillac coloca o paciente em uma ótima posição de alongamento, em que assistência manual, mobilização e tração podem ser facilmente adicionadas pelo instrutor.

### Precauções ou contraindicações

Patologias discais lombares e osteoporose ou pós-operatório recente de artroplastia total de quadril por abordagem posterior (em razão de um ângulo maior de 90 graus de posição de flexão do quadril).

### Resistência

Média (uma ou duas molas vermelhas na barra de apoio).

### Instruções

O paciente deve sentar-se no Cadillac de frente para a barra de apoio, com os pés contra as hastes laterais, as mãos afastadas na largura dos ombros sobre a barra de apoio. O instrutor se ajoelha no Cadillac atrás do paciente.

*Parte 1*

Ao inspirar, o paciente puxa a barra, recrutando os músculos abdominais e inclinando-se ligeiramente para trás, depois empurra a barra para a frente em uma posição de inclinação frontal. Mantenha essa posição por 3-5 ciclos de respiração. O instrutor pode aplicar alongamento manual e/ou mobilização de articulações e tecidos moles (ver foto *a*).

*Parte 2*

Ao inspirar, o paciente puxa a barra de apoio de volta em direção a si mesmo e depois expira para movê-la na direção do teto. O instrutor se posiciona e coloca um joelho contra as costas do paciente no nível apropriado e aplica a pressão para cima e para a frente. Ao mesmo tempo, o instrutor utiliza as duas mãos para pressionar a barra de apoio, auxiliando a barra para aumentar a tração sobre a coluna. Mantenha o alongamento por 3-5 ciclos de respiração (ver foto *b*).

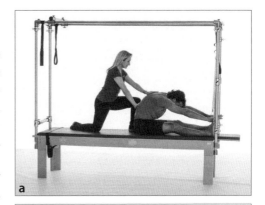

*Parte 3*

O paciente puxa a barra de apoio de volta à posição inicial enquanto inspira e, em seguida, gira a parte superior do corpo enquanto estende uma mão até a haste lateral oposta quando expira. O instrutor se ajoelha e pressiona um joelho contra a lateral estendida do ombro do paciente, facilitando a rotação da coluna com uma leve pressão. O instrutor empurra a barra de apoio para aplicar tração com uma mão, enquanto a outra mão e o antebraço suportam o braço do paciente que está na barra de apoio, incentivando, gentilmente, mais rotação. Mantenha o alongamento por três a cinco ciclos de respiração (ver foto *c*) e repita do outro lado.

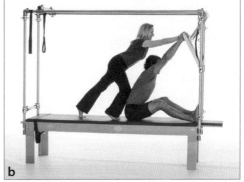

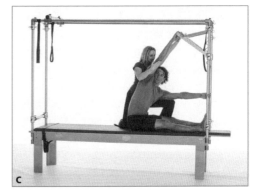

## Variações

Estes alongamentos podem ser feitos com os joelhos flexionados, sentado em um bloco ou caixa pequena, ou até mesmo em uma posição com as pernas abertas para aqueles que apresentam retesamento dos posteriores da coxa.

## Dicas técnicas

1. Em todas as fases, pense em alongar a coluna em vez de contraí-la.

2. Mantenha os abdominais recrutados para proteger a parte inferior da coluna, especialmente na parte 1.
3. Na parte 2, pense em estender o tórax para a frente e alongar a coluna o mais ereta possível.
4. Na parte 3, quanto maior o contato com a área de superfície do paciente, mais estável e seguro ele se sentirá. Em vez de apenas segurar o braço do paciente distalmente, aproxime-se e use todo o antebraço.

## Agachamentos assistidos (*assisted squats*)

### Principais músculos envolvidos

Quadríceps, glúteos e bíceps.

### Objetivos

Fortalecimento e estabilização dos membros inferiores e diminuição da carga nas articulações do quadril e do joelho durante o movimento funcional.

### Indicações

As molas pesadas posicionadas acima fornecem resistência para reduzir a carga sobre as articulações dos quadris e joelhos (reduzir a compressão articular e a quantidade de apoio de peso), permitindo que o paciente execute o movimento funcional de um agachamento com menor compressão articular. Isso torna este exercício maravilhoso para quadris e joelhos artríticos. Como é executado na posição vertical em vez da posição flexionada para a frente de um agachamento típico, o alinhamento neutro é incentivado e a carga sobre a parte inferior da coluna é reduzida. É também um ótimo exercício para pacientes com fraqueza generalizada, por exemplo, após um acidente vascular encefálico ou por idade avançada, porque as molas proporcionam alguma estabilidade e permitem a realização do movimento e dos padrões neuromusculares. Se o objetivo é desafiar a força e o equilíbrio dos membros inferiores de um atleta, este exercício pode progredir diminuindo a resistência ou mudando para uma versão unipodal.

### Precauções ou contraindicações

Paciente com restrição total de carga ou osteoartrite grave de quadril ou joelho.

### Resistência

Muito pesada (duas molas vermelhas), quando o objetivo é descarregar as articulações; leve a média, quando o objetivo é desafiar a força, a estabilidade e o equilíbrio.

## Instruções

Fique em pé no chão, de frente para as hastes verticais ao lado da barra de rolagem do Cadillac. Os pés estão afastados na largura dos quadris e paralelos. Segure a barra de rolagem com ambas as mãos, afastadas na largura dos ombros, com as palmas voltadas para cima e os cotovelos levemente flexionados, para que haja alguma tensão nas molas (ver foto *a*). Expire e flexione os joelhos para obter uma posição de agachamento (com os joelhos sobre os tornozelos e as costas retas), enquanto os cotovelos flexionam a 90 graus, em um movimento tipo rosca bíceps (ver foto *b*). Inspire para estender os joelhos e retorne à posição inicial.

## Variações

O exercício de rosca bíceps (flexionando os cotovelos a 90 graus) pode ser omitido, se necessário, em função de patologia do membro superior ou falta de coordenação.

## Progressão

1. Em vez da barra de rolagem, prenda as alças nas molas. Isso diminui a estabilidade e, assim, aumenta o desafio.
2. Para aumentar ainda mais o desafio, conecte as molas à barra transversal em vez dos trilhos superiores. Quanto mais baixa a barra transversal, menor a resistência proporcionada pelas molas, o que aumentará a carga sobre as articulações do joelho e do quadril.
3. Realize o exercício sobre uma meia-bola BOSU ou um disco de equilíbrio (ver foto *c*).
4. Para desafiar ainda mais o equilíbrio e a força, execute um agachamento unipodal em qualquer uma das posições anteriores (ver foto *d*).

## Dicas técnicas

1. Mantenha o movimento adequado dos joelhos durante todo o exercício (as patelas devem estar alinhadas diretamente sobre o segundo e terceiro dedos do pé).

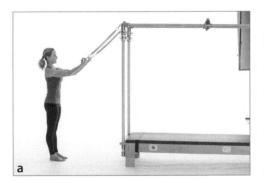
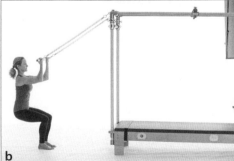

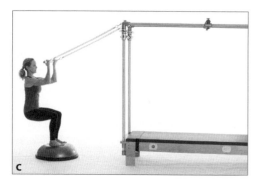 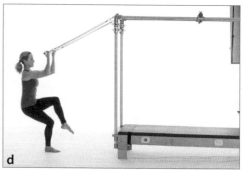

2. Estenda os quadris para trás como se estivesse tentando sentar-se em uma cadeira, assegurando que os joelhos se posicionem diretamente sobre os tornozelos (não sobre os dedos do pé) na posição agachada.
3. Mantenha o tronco na posição vertical, como se estivesse deslizando para cima e para baixo contra uma parede.

## Afundos resistidos (*resisted lunges*)

### Principais músculos envolvidos

Quadríceps e glúteos.

### Objetivos

Fortalecimento e estabilização dos membros inferiores, equilíbrio, coordenação, controle excêntrico e fortalecimento do *core*.

### Indicações

Este é um ótimo exercício para atletas porque desafia os músculos de modo excêntrico em um movimento funcional. O afundo é um exercício difícil por si só, mas com o acréscimo da resistência da mola em ambas as direções é ainda mais desafiador. Não apenas enfatiza a força e o controle excêntricos do quadril como também trabalha os glúteos, posteriores da coxa, abdominais e latíssimo do dorso. O equilíbrio e a coordenação também são desafiados, sendo fácil ajustar o nível de dificuldade a fim de torná-lo apropriado para diferentes objetivos e níveis.

### Precauções ou contraindicações

Restrição total de apoio de peso.

## Resistência

Leve a média (duas molas amarelas presas à barra transversal a cerca de metade a três quartos de altura nas hastes, dependendo da altura e força do paciente).

## Instruções

Posicione-se em pé, entre as molas da barra de rolagem na extremidade do Cadillac, de costas para ele, com as mãos segurando a barra na largura dos ombros. Separe os pés em uma posição de apoio ampla para o afundo, deixando a barra de rolagem se elevar a aproximadamente 120 graus de flexão do ombro. Deve haver uma ligeira tensão nas molas (ver foto *a*). Expire e, mantendo o tronco ereto, flexione os joelhos para realizar o afundo e puxe a barra de rolagem para baixo até a altura do ombro (ver foto *b*). Inspire e resista contra a força das molas para retornar à posição inicial.

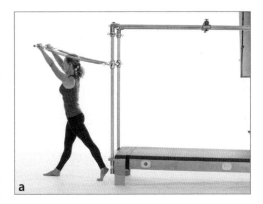
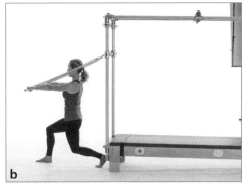

## Progressão

Para aumentar o desafio, mova a barra transversal mais acima nas hastes a fim de criar maior resistência.

## Dicas técnicas

1. Mantenha o joelho da frente diretamente sobre o tornozelo na fase de descida do afundo, não à frente do tornozelo ou sobre os dedos do pé.
2. Certifique-se de que a patela curse diretamente sobre o segundo e terceiro dedos do pé.
3. Mantenha o tronco ereto e as costas planas. Não se incline para a frente sobre o joelho posicionado adiante.
4. Posteriormente, incline a pelve para evitar hiperlordose e assegurar a ativação dos glúteos.
5. O joelho de trás deve quase tocar o chão na fase de descida do afundo.
6. Na fase de subida do afundo, mantenha os músculos do *core* e o latíssimo do dorso ativados para evitar que as molas puxem a parte lombar da coluna em hiperextensão.

## Trabalho de braço na posição em pé

## Expansão do tórax em pé (*standing chest expansion*)

### Principais músculos envolvidos

Latíssimo do dorso e parte espinal do deltoide.

### Objetivos

Fortalecimento da musculatura extensora do ombro, estabilização do tronco, controle do *core*, melhora do equilíbrio e da postura.

### Indicações

Este exercício é essencialmente o mesmo que a expansão do tórax no Reformer (p. 144), mas realizado em pé. Isso o torna uma excelente escolha quando se trabalha com pacientes cujas condições exigem exercícios com apoio de peso, como osteoporose ou problemas de equilíbrio ou propriocepção. Além de desenvolver a força, a flexibilidade e o controle do ombro e do braço, ele exige postura ereta do tronco, bom alinhamento geral e controle do *core* em uma posição funcional e ereta.

### Precauções ou contraindicações

Restrição total de apoio de peso.

### Resistência

Média (duas molas amarelas posicionadas na altura do ombro ou ligeiramente acima).

### Instruções

O paciente deve se posicionar em pé de frente para a extremidade da barra de rolagem do Cadillac, com os braços estendidos e próximos do lado do corpo. Segure as alças com as palmas voltadas para trás, os braços levemente para a frente do tronco e com leve tensão sobre as molas. Inspire para recrutar o *core* e ampliar as clavículas, tracionando as escápulas para baixo e para trás (ver a foto *a*). Expire e puxe os braços para trás o máximo possível, sem perder o ali-

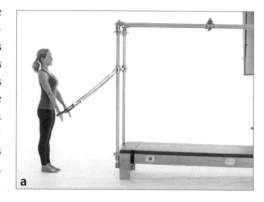

nhamento vertical do tronco (ver foto *b*). Inspire para retornar à posição inicial.

## Variações

Para melhorar a mobilidade da parte cervical da coluna e treinar a dissociação entre a cabeça e o tronco, adicione rotação da cabeça. Quando as molas são puxadas para trás, mantenha a posição e gire a cabeça lentamente para a esquerda (ver foto *c*), para a direita e de volta para o centro. Retorne as molas para a posição inicial. Alterne a direção do giro da cabeça antes de cada repetição. Isso é muito eficaz para aqueles que tendem a tensionar a parte descendente do trapézio e o levantador da escápula sempre que um exercício da parte superior do corpo é executado (ou mesmo imaginado). A rotação da cabeça enquanto os braços estão recrutados demonstra a capacidade de obter, de modo simultâneo, a ativação da musculatura superior das costas e o relaxamento cervical.

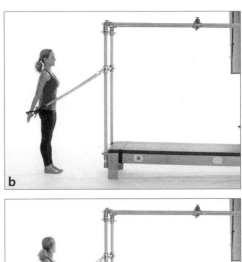

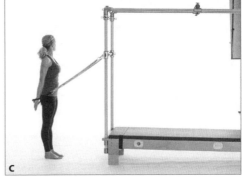

## Progressão

Para aumentar o desafio, execute o exercício mais afastado do Cadillac, equilibrando-se sobre uma perna ou sobre uma superfície instável, como um disco de rotação ou um disco de equilíbrio.

## Dicas técnicas

1. Alongue os braços, estendendo as pontas dos dedos em direção ao chão.
2. Conscientemente, puxe os braços para trás das costas e resista à tração das molas ao retornar os braços para a frente, em vez de balançá-los para a frente e para trás.

## Abraço na árvore em pé (*standing hug a tree*)

### Principais músculos envolvidos

Peitoral maior.

## Objetivo

Fortalecimento horizontal dos adutores, alongamento dos peitorais, estabilização do tronco e da escápula, melhora da postura, equilíbrio e controle do *core*.

## Indicações

Assim como acontece com todos os exercícios da série de trabalho de braço na posição em pé, esta é uma excelente escolha quando se trabalha com pacientes cujas condições exigem exercícios com apoio de peso, como osteoporose ou equilíbrio ou propriocepção inadequados. Além de desenvolver a força, a flexibilidade e o controle do ombro e do braço, ele exige postura ereta do tronco, bom alinhamento geral e controle do *core* em uma posição funcional e ereta.

## Precauções ou contraindicações

Restrição total de apoio de peso.

## Resistência

Média (duas molas amarelas posicionadas na altura do ombro ou ligeiramente acima).

## Instruções

Posicione-se em pé com os pés afastados na largura dos quadris, de costas para a extremidade da barra de rolagem do Cadillac. Segure as alças em posição de T com os cotovelos flexíveis e as palmas das mãos voltadas para a frente. Ative a musculatura abdominal e incline o tronco para a frente, levemente, contra a resistência das molas (ver foto *a*). Expire e conduza os braços na direção um do outro até que estejam paralelos, as mãos alinhadas com os ombros (ver foto *b*), depois inspire e retorne à posição inicial.

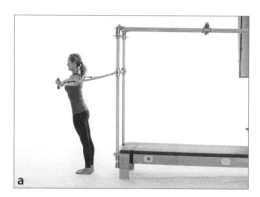
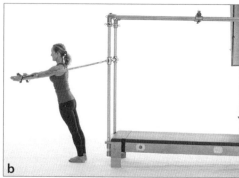

## Progressão

Para aumentar o desafio, mantenha-se mais distante do Cadillac, aproxime os pés, equilibre-se sobre uma perna ou fique em pé sobre uma superfície instável, como em um disco de rotação ou um disco de equilíbrio.

## Dicas técnicas

1. Mantenha uma boa postura e alinhamento, conservando os abdominais recrutados durante todo o exercício e inclinando-se ligeiramente para a frente contra as molas.
2. Mantenha os braços alongados, mas os cotovelos flexíveis, enquanto estende a mão pelos dedos.
3. Oriente a mão pelo dedo mínimo para que os ombros fiquem em ligeira rotação lateral.
4. Mantenha uma estabilização adequada das escápulas, puxando-as para baixo e para trás.

# Círculos de braço em pé (*standing arm circles*)

## Principais músculos envolvidos

Extensores de ombro e adutores horizontais.

## Objetivos

Mobilidade do ombro, fortalecimento e controle do ombro, estabilização do tronco e da escápula e melhora da postura, do equilíbrio e do controle do *core*.

## Indicações

Como em todos os exercícios da série de trabalho de braço na posição em pé, esta é uma excelente escolha quando se atua com pacientes cujas condições exigem exercícios com apoio de peso, como em casos de osteoporose ou equilíbrio ou propriocepção inadequados. Além de desenvolver a força, a flexibilidade e o controle do ombro e do braço, ele exige uma postura ereta do tronco, bom alinhamento geral e controle do *core* em uma posição funcional e ereta. Como este exercício possui movimentos dos braços acima da cabeça, é muito desafiador para a força do ombro e a estabilidade escapular. Também ajuda a aumentar ou manter a amplitude de movimento da elevação do ombro. É especialmente útil para a reabilitação do ombro de atletas que praticam esportes com movimentos acima da cabeça, como nadadores, jogadores de vôlei, tenistas e jogadores de polo aquático. Também é um enorme desafio para o controle do *core* e a estabilização do tronco. Para os não atletas, também é muito útil, pois todos nós precisamos ser capazes de estender e elevar os braços acima da cabeça com a escápula estabilizada.

## Precauções ou contraindicações

Restrição total de apoio de peso, síndrome do impacto do ombro, tendinite ou ruptura do manguito rotador, estágio pós-operatório inicial a intermediário de reparo do manguito rotador ou dor com a mobilização acima da cabeça.

## Resistência

Média (duas molas amarelas posicionadas na altura do ombro ou ligeiramente acima).

## Instruções

Posicione-se de costas para a barra de rolagem do Cadillac, com os pés afastados na largura do quadril. Segure as alças em posição de T com os cotovelos flexíveis e as palmas das mãos voltadas para a frente. Ative a musculatura abdominal e incline o tronco à frente, levemente, contra a resistência das molas (ver foto *a*).

### Círculos para cima em pé

Expire e puxe os braços na direção um do outro até que estejam paralelos entre si, as mãos alinhadas com os ombros (ver foto *b*). Inspire e gire as palmas das mãos para baixo e eleve os braços acima da cabeça (ver foto *c*). Circule os braços para os lados e volte à posição inicial (ver foto *d*). Repita 5-10 vezes e, em seguida, inverta a direção.

## Progressão

Para aumentar o desafio, execute o exercício mais distante do Cadillac, aproximando os pés, equilibrando-se sobre uma perna, ou fique sobre uma superfície instável, como um disco de rotação ou um disco de equilíbrio.

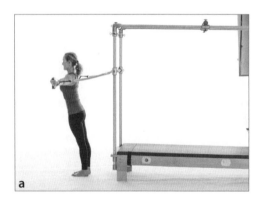
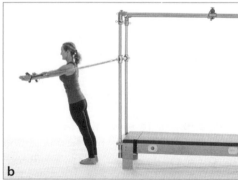

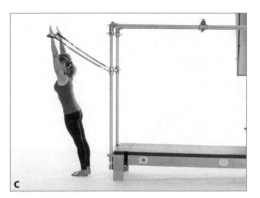 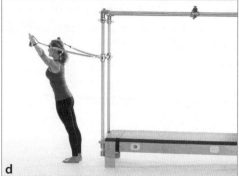

## Dicas técnicas

1. Mantenha o movimento suave como no exercício de círculos de braço em decúbito dorsal no Reformer (p. 110) e círculos de braço ajoelhado no Reformer (p. 151).
2. Não deixe as mãos passarem para trás do tronco.
3. Mantenha o *core* ativado, conservando a posição vertical do tronco.
4. Mantenha as escápulas ativadas para que os ombros não se elevem na direção das orelhas quando os braços são elevados.

## Bíceps em pé (*standing biceps*)

### Principais músculos envolvidos

Bíceps.

### Objetivos

Fortalecimento dos flexores do cotovelo, fortalecimento dos adutores da escápula, alongamento dos peitorais e da musculatura anterior do ombro, estabilização do tronco e da escápula, melhora da postura, do equilíbrio e controle do *core*.

### Indicações

Como em todos os exercícios da série de trabalho de braço na posição em pé, esta é uma excelente escolha quando se trabalha com pacientes cujas condições exigem exercícios com apoio de peso, como aqueles com osteoporose ou equilíbrio ou propriocepção inadequados. Além de desenvolver a força, a flexibilidade e o controle do ombro e do braço, ele exige uma postura ereta do tronco, bom alinhamento geral e controle do *core* em uma posição funcional e ereta. Este exercício nos dá uma excelente posição alternativa na qual trabalhar o bíceps – posição que neutraliza a tendência de curvar os ombros para a frente e utilizar os peitorais. Com os braços atrás das costas, o tórax está aberto, a parte superior do corpo não está curvada para a frente e os adutores escapulares estão funcionando. A estabilização escapular e a do tronco também são desafiadas nesta posição e pela direção da resistência.

### Precauções ou contraindicações

Restrição total de apoio de peso.

### Resistência

Média (duas molas amarelas posicionadas na altura do ombro ou ligeiramente acima).

### Instruções

Posicione-se em pé, de costas para a barra de rolagem do Cadillac, com os pés afastados na largura do quadril. Segure as alças e incline-se levemente à frente, levando os braços para trás do corpo e paralelos entre si. Estenda os cotovelos enquanto as clavículas se elevam (ver foto *a*). Expire e flexione os cotovelos, mantendo os braços imóveis e os cotovelos a uma altura constante (ver foto *b*), então inspire para estender os braços e retornar à posição inicial.

### Progressão

Para aumentar o desafio, realize o exercício mais distante do Cadillac, aproxime os pés unidos, equilibre-se sobre uma perna ou fique sobre uma superfície instável, como um disco de rotação ou um disco de equilíbrio.

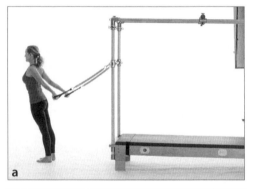

### Dicas técnicas

1. Mantenha os cotovelos e braços imóveis e paralelos entre si, com os ombros em extensão.
2. Amplie as clavículas, mantendo os adutores escapulares ativados para evitar que os ombros caiam ou se curvem para a frente.
3. Mantenha a musculatura abdominal recrutada, evitando deslocar as costelas para a frente.

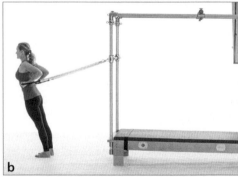

# 8
# Exercícios na Wunda Chair

A Wunda ou Combo Chair pode ser utilizada em muitos exercícios eficazes para o *core* e os membros superiores, embora utilizemos mais este equipamento para a reabilitação e pré-reabilitação de pacientes com lesões no quadril e no joelho ou problemas de equilíbrio. É uma ótima ferramenta para a progressão do estado de apoio de peso sobre o membro, desde o decúbito dorsal em gravidade zero no Reformer até a posição sentada sem apoio e, finalmente, exercícios em pé na Chair. A Chair é um equipamento essencial para um centro de reabilitação baseado em Pilates, pois é versátil, leve, relativamente barata, não ocupa muito espaço e permite muitos exercícios funcionais com apoio de peso.

Assim como acontece com o Reformer e o Cadillac, a resistência é fornecida por molas. Entretanto, a resistência na Wunda ou Combo Chair é um pouco mais difícil de padronizar em virtude das diferenças entre os fabricantes, tanto na resistência fornecida por molas individuais como nos sistemas de ajuste variáveis. Recomendamos experimentar várias configurações para garantir que o sistema de molas da sua Chair seja completamente compreendido antes de prescrever exercícios aos seus pacientes. As seguintes diretrizes podem ser utilizadas:

Ajuste mais leve = uma mola leve (geralmente branca)
na posição mais baixa em um pedal

Ajuste mais pesado = duas molas pesadas (geralmente pretas)
na posição mais alta em cada pedal

As instruções do exercício são escritas de modo que o profissional possa instruir seu paciente, e de forma que as instruções possam ser seguidas pelo próprio praticante. Recomendamos que qualquer pessoa que não tenha experiência com o Pilates trabalhe com um instrutor certificado para praticar os exercícios – tanto no papel do paciente como no de instrutor – antes de aplicá-los em uma prática de reabilitação. Isso é essencial para fornecer um programa de exercícios seguro e eficaz.

# Ponte (*pelvic curl*)

## Principais músculos envolvidos

Abdominais e posteriores da coxa.

## Objetivos

Mobilização da coluna vertebral e região pélvica, articulação vertebral, força e controle dos posteriores da coxa, estabilização lombopélvica, recrutamento e cocontração dos músculos do *core*.

## Indicações

Esta é outra versão da ponte no *mat* (p. 62), com o benefício adicional de desafiar os posteriores da coxa. É um ótimo exercício para pacientes com rigidez generalizada ou artrite da coluna vertebral, fraqueza ou inibição do *core*, ou rigidez dos extensores da coluna ou dos flexores do quadril. Também é uma ótima maneira de começar uma sessão de Pilates, pois promove o relaxamento e a conexão mente-corpo, além de fazer a coluna se mover, preparando-a para exercícios mais desafiadores.

## Precauções ou contraindicações

Patologia aguda de disco lombar ou osteoporose (em virtude da flexão profunda da coluna).

## Resistência

Extraleve a leve.

## Instruções

O paciente deve se posicionar em decúbito dorsal, com a pelve em posição neutra, joelhos flexionados e calcanhares no pedal. Os braços devem estar relaxados ao lado do corpo com as palmas para baixo. Inspire para pressionar o pedal até o chão (ver foto *a*). Expire para ativar o *core*, depois role a pelve e eleve a coluna do chão, uma vértebra por vez, empurrando o pedal para baixo (ver foto *b*). Inspire e faça uma pausa no topo da amplitude de movimento dis-

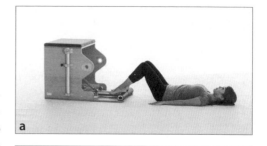
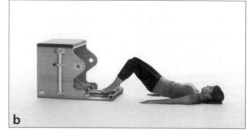

ponível. O ideal é que haja uma linha de energia diagonal desde os ombros, através dos quadris até os joelhos (ver foto c). Expire e role para baixo até o início da posição, uma vértebra por vez, novamente mantendo o pedal para baixo.

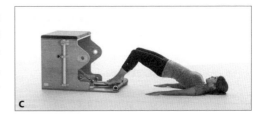

## Variações

1. Para pacientes com patologias discais, omita a flexão lombar profunda, mantendo a coluna e a pelve em posição neutra quando ela for elevada.
2. Coloque uma bola entre os joelhos para promover maior ativação dos adutores.
3. Eleve os braços acima da pelve para obter mais controle da parte superior da coluna.

## Dicas técnicas

1. Imagine-se puxando os calcanhares em direção ao cóccix para manter os posteriores da coxa ativados e a pelve inclinada posteriormente.
2. Mantenha o pescoço e os ombros relaxados.
3. Maximize a flexão lombar à medida que a coluna se ergue do *mat*, puxando o púbis na direção do queixo (inclinando posteriormente a pelve).
4. Visualize a descida da coluna como um brinquedo de mola Slinky descendo degraus, deliberadamente abaixando uma vértebra de cada vez. Isso ajudará a alcançar a articulação e mobilidade máximas da coluna vertebral.

## Rosca de pernas para os posteriores da coxa (*hamstring curl*)

### Principais músculos envolvidos

Posteriores da coxa.

### Objetivos

Fortalecimento e controle dos posteriores da coxa e estabilização lombopélvica.

### Indicações

A maioria dos exercícios de flexão de posteriores da coxa é feita em decúbito ventral, o que coloca a parte lombar da coluna em risco de hiperextensão. Essa configuração na Wunda Chair isola os posteriores da coxa em uma posição estável e confortável para a coluna, tornando-a útil para pessoas que sofrem de dor aguda nas articulações lombar ou sacroilíaca, estenose ou espondilolistese. O exercício também pode ser realizado unilateralmente, o que é ótimo para desequilíbrios musculares ou fortalecimento pós-operatório.

### Precauções ou contraindicações

Lesão aguda dos posteriores da coxa.

### Resistência

Leve.

### Instruções

O paciente deve se posicionar em decúbito dorsal no chão, em uma posição neutra com os joelhos flexionados em aproximadamente 90 graus e os calcanhares nos pedais da Wunda Chair. As pernas devem estar paralelas e os braços apoiados nas laterais (ver foto *a*). Expire para flexionar os joelhos e puxe o pedal até a metade (ver foto *b*). Inspire e, de modo controlado, retorne lentamente o pedal para a posição inicial, estendendo os joelhos.

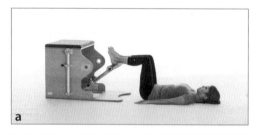

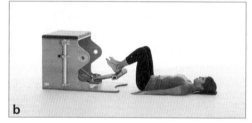

### Progressão

Execute o exercício unilateralmente, com a perna oposta na posição de mesa.

### Dicas técnicas

1. Mantenha a pelve em uma posição neutra (ou em uma posição pélvica apropriada para a condição específica) ao longo da série.
2. Imagine uma faixa de borracha conectando cada calcanhar ao túber isquiático oposto. Enquanto os joelhos flexionam, puxe os calcanhares na direção dos túberes isquiáticos, encurtando a faixa de borracha. Quando os joelhos se estendem, a faixa estica, criando uma forte tração entre o calcanhar e os túberes isquiáticos. Resista ao movimento como se estivesse tentando manter os joelhos flexionados. Essa resistência interna aumenta o trabalho nos músculos, maximizando a contração excêntrica.
3. Não leve o pedal até o chão, pois isso faz com que a pelve entre em uma inclinação anterior e perca a conexão com os posteriores da coxa.

# Cisne modificado no solo (*modified swan on floor*)

## Principais músculos envolvidos

Partes transversa e ascendente do trapézio.

## Objetivos

Retreinamento da coativação dos músculos do *core* superior (flexores profundos do pescoço, parte ascendente do trapézio e serrátil anterior), fortalecimento dos extensores das costas, fortalecimento e controle das partes transversa e ascendente do trapézio, estabilização e mobilização escapular.

## Indicações

Este é um exercício maravilhoso para aqueles com rigidez da região torácica da coluna ou escápulas que não se movem. Muitas pessoas (especialmente aquelas que tendem ao estresse, que passam muitas horas no computador ou que são atletas de esportes com movimentos acima da cabeça) sobrecarregam a parte descendente dou trapézio, mas têm dificuldade em recrutar ou até mesmo em encontrar as partes transversa e ascendente do trapézio. As escápulas tornam-se hipomóveis ou rígidas. A porção ascendente do trapézio é um dos músculos mais comumente atrofiados ou inibidos da articulação escapulotorácica, o que pode levar à mobilização anormal. A posição do corpo e do pedal na Wunda Chair, bem como a direção da resistência, funcionam muito bem no recrutamento da porção ascendente do trapézio e no fornecimento de um *feedback* tangível. Pressionar o pedal ativa o serrátil anterior. Um benefício adicional é que o corpo se mantém em posição de extensão do tronco, por isso é maravilhoso para fortalecer a parte posterior do corpo e melhorar a postura.

## Precauções ou contraindicações

As contraindicações incluem síndrome aguda do impacto do ombro, espondilolistese e dor lombar ou cervical aguda. Tenha cuidado com estenose cervical ou lombar.

## Resistência

Extraleve ou leve.

## Instruções

O paciente deve se posicionar em decúbito ventral no chão na posição da esfinge (apoiado sobre os cotovelos). O instrutor empurra o pedal para baixo, de modo que o paciente possa colocar as mãos no pedal sem tensionar o pescoço ou o ombro (ver foto *a*). A seguir, o paciente estende a coluna, colocando ambos os punhos no pedal. Ative os músculos do *core*, talvez com uma ligeira inclinação posterior da pelve para proteger a região lombar da coluna (ver foto *b*). Inspire e puxe o pedal na direção do corpo, pressionando-o levemente para baixo, puxando as escápulas para baixo e as costas na direção da pelve (ver foto *c*). Expire para retornar lentamente o pedal até a posição inicial. Repita o abaixamento e elevação da escápula por 10-20 repetições, mantendo a extensão das costas. Após o término da última repetição, o instrutor mantém o pedal imóvel para que o paciente possa retornar com segurança à posição da esfinge (ver foto *d*).

## Variações

Se não houver problemas cervicais ou no ombro, o exercício pode ser realizado da maneira clássica, sem a assistência do instrutor. Em decúbito ventral no chão, coloque as mãos no pedal com a testa apoiada no chão (ver foto *e*). Inspire para estender as costas, pressionando o pedal para baixo (ver foto *f*). Expire e abaixe o corpo de volta ao chão enquanto o pedal sobe de volta à posição inicial. Esta versão enfatiza a força dos extensores e a amplitude de movimento das costas em vez da mobilidade escapular e da força e controle da parte ascendente do trapézio.

## Dicas técnicas

1. Evite projetar o queixo para a frente, mantendo-o inclinado durante todo o exercício.
2. Em vez de elevar a cabeça, imagine-se elevando o topo da cabeça e afastando-a do cóccix, alongando pelo pescoço.

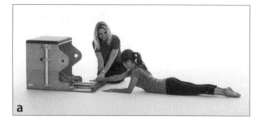
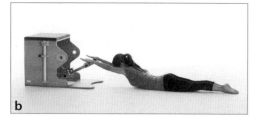
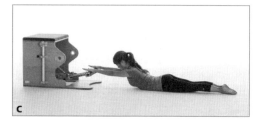
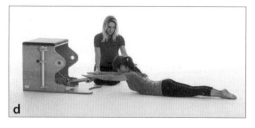
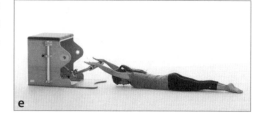
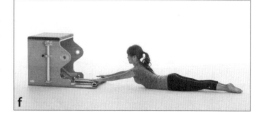

3. Mantenha os abdominais ativados durante todo o exercício.
4. Visualize as escápulas deslizando pelas costas na direção dos quadris.
5. Na fase de elevação da escápula, não permita que os ombros se movam para cima na direção das orelhas (minimize a atividade da parte descendente do trapézio).
6. A sinalização tátil nas bordas inferiores das escápulas é muito eficaz nesta posição.

## Flexão de braço unilateral (*single-arm push-up*)

Variação de um exercício original ensinado por Rael Isacowitz no Programa BASI Mentor (Isacowitz, 2018).

### Principais músculos envolvidos

Peitorais maior e menor.

### Objetivos

Fortalecimento da adução horizontal do ombro, estabilização da escápula, estabilização lombopélvica, recrutamento e cocontração da musculatura do *core*.

### Indicações

Este é outro exemplo de exercício de integração de todo o corpo. Exercícios neste bloco dependem da integração de todo o corpo para o desempenho, em vez de uma única região. Os exercícios de integração de todo o corpo são de cadeia fechada, o que os torna muito funcionais e, portanto, cruciais na reabilitação de lesões e para os atletas. Esta série de flexões é muito desafiadora para todo o corpo, mas uma simples mudança na posição inferior do corpo a torna apropriada para quase todos. É feita de maneira específica para enfatizar a ativação e a força do peitoral menor (em vez do peitoral maior, que é o foco dos exercícios de flexão tradicionais), um estabilizador escapular importante, embora muitas vezes esquecido.

### Precauções ou contraindicações

Devem ser utilizadas joelheiras ou um *mat* grosso para pacientes com joelhos sensíveis.

### Resistência

Utilize resistência média a pesada. A resistência pode ser muito complicada para este exercício; ela precisa ser leve o suficiente para isolar o peitoral menor ao empurrar o pedal para baixo, mas pesada o bastante para suportar o tronco em uma posição unilateral de prancha.

## Instruções

Posicione-se em quatro apoios no chão ao lado da Chair, com a coluna em posição neutra, os joelhos diretamente sob os quadris e a mão de apoio diretamente sob esse ombro. Coloque o cotovelo e o antebraço opostos no pedal (ver foto *a*). Ative a musculatura do *core* e ajuste a escápula, tracionando-a para baixo e para trás. Pressione a mão de apoio no chão para recrutar o serrátil anterior. Expire e puxe o pedal na direção do corpo com o cotovelo (adução horizontal). Quando for impossível empurrar mais com o cotovelo, deixe este flutuar, mas continue pressionando o pedal no chão (ver foto *b*). Inspire e, com um movimento controlado, permita que o pedal retorne lentamente ao cotovelo, abduzindo o braço devagar de volta à posição inicial.

## Progressão

1. Realize o exercício em meia posição de quatro apoios (ver foto *c*).
2. Realize o exercício em posição de prancha completa, com os joelhos afastados do chão (ver foto *d*).
3. Para uma estabilidade ainda menor e, portanto, um desafio maior da musculatura do *core*, mova o corpo para trás de modo que o cotovelo não toque o pedal no início do exercício.

## Dicas técnicas

1. Mantenha os músculos do *core* ativados durante todo o exercício.
2. A mão que empurra deve estar ligeiramente à frente da mão de apoio quando ambas estiverem na posição para baixo.
3. Evitar a tendência de simplesmente empurrar o pedal para baixo (trabalhando mais tríceps e peitoral maior). Em vez disso, enfatize puxar o cotovelo na direção do corpo o máximo possível.

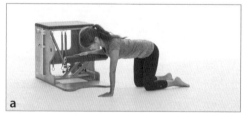
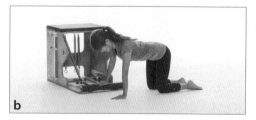
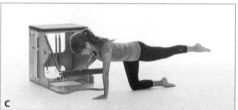
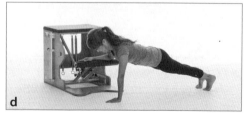

# Encolhimentos invertidos (*reverse shrugs*)

## Principais músculos envolvidos

Partes transversa e ascendente do trapézio.

## Objetivos

Fortalecimento dos abaixadores escapulares, estabilização do tronco e melhora da postura.

## Indicações

Atletas de esportes com atividades acima da cabeça, pintores ou cabeleireiros, e mesmo aqueles que passam muitas horas no computador, tendem a ter a parte descendente do trapézio superdesenvolvida e encurtada, mas apresentam dificuldade para ativar ou até mesmo encontrar as partes transversa e ascendente do trapézio. Ao contrário dos encolhimentos tradicionais de ombros, que fortalecem a parte descendente do trapézio, estes encolhimentos de ombros fortalecem as partes transversa e ascendente do trapézio, que são muito importantes para garantir o movimento escapulotorácico adequado e, assim, prevenir lesões no pescoço e nos ombros.

## Precauções ou contraindicações

Nenhuma.

## Resistência

Média.

## Instruções

Sente-se em uma caixa pequena colocada no chão, de costas para a Chair, com as pernas unidas, os joelhos flexionados e os pés apoiados no chão. Coloque as mãos no pedal com os dedos voltados para o corpo. Pressione o pedal para baixo com os braços. Tracione os ombros para trás (ver foto *a*). Inspire para deixar que o pedal e os ombros subam (ver foto *b*). Expire e pressione o pedal para baixo.

## Variações

Pacientes mais altos ou aqueles com flexores do quadril encurtados podem sentar-se em uma caixa maior.

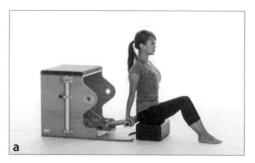 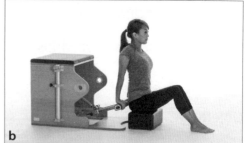

## Progressão

Para aumentar o desafio de estabilização do *core*, coloque um disco de rotação ou um disco de equilíbrio no topo da caixa, ou sente-se sobre um rolo de espuma em vez da caixa.

## Dicas técnicas

1. Existe uma tendência a se inclinar na direção dos pedais. Evite isso contraindo os músculos abdominais e extensores das costas, mantendo o tronco ereto e centralizado na caixa.
2. Mantenha os adutores escapulares ativados durante o exercício (tracione as escápulas uma em direção à outra).
3. Amplie as clavículas e evite inclinar os ombros para a frente.
4. Durante a elevação, os ombros devem subir na direção das orelhas e não para a frente ou para trás.

## Desenvolvimento de tríceps sentado (*triceps press sit*)

### Principais músculos envolvidos

Tríceps.

### Objetivos

Fortalecimento dos extensores do cotovelo, estabilização escapular, estabilização do tronco e melhora da postura.

### Indicações

Este exercício fornece um modo simples de trabalhar o tríceps que também desafia a força do *core* e enfatiza a postura ereta. Além dos extensores do cotovelo, também são recrutados os retratores e abaixadores escapulares.

## Precauções ou contraindicações

Síndrome do impacto do ombro aguda.

## Resistência

Média.

## Instruções

Sente-se em uma pequena caixa no chão, de costas para a Chair, com as pernas unidas, os joelhos flexionados e os pés apoiados no chão. Coloque as mãos no pedal com os dedos voltados para o corpo, com os cotovelos flexionados e direcionados um em direção ao outro (ver foto *a*). Expire e pressione o pedal para baixo, estendendo os cotovelos (ver foto *b*). Inspire e flexione os cotovelos para retornar o pedal à posição inicial.

## Variações

Como indicado para os encolhimentos invertidos, pessoas mais altas ou com os flexores do quadril encurtados podem se sentar em uma caixa maior.

## Progressão

De maneira semelhante aos encolhimentos invertidos, para aumentar o desafio de estabilização da musculatura do *core*, peça para o paciente sentar-se em um rolo de espuma em vez da caixa ou coloque um disco de rotação no topo da caixa.

## Dicas técnicas

1. Mantenha o tronco na posição vertical e os músculos do *core* ativados. Não incline o tronco para trás.
2. Mantenha as partes transversa e ascendente do trapézio ativadas, tracionando as escápulas para baixo e para trás durante todo o exercício.

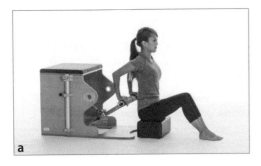
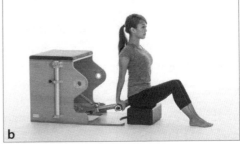

3. Amplie as clavículas e evite que os ombros rolem para a frente.
4. Mantenha os cotovelos paralelos entre si.
5. Visualize as escápulas deslizando pelas costas e elevando o corpo da caixa enquanto o pedal é pressionado.

## Tríceps em decúbito ventral (*prone triceps*)

### Principais músculos envolvidos

Tríceps.

### Objetivos

Fortalecimento dos extensores do cotovelo, fortalecimento dos extensores do tronco e estabilização escapular e do tronco.

### Indicações

Esta é outra ótima maneira de fortalecer o tríceps, com o benefício adicional de desafiar a força e o controle do *core*. O movimento é o mesmo de uma flexão de braços, mas em uma posição sem apoio de peso, tornando-o uma opção muito boa para ensinar a forma de flexão adequada. Mesmo aqueles sem força suficiente no *core* para manter o corpo em posição de prancha podem fazer essa "flexão" sem risco de colapso na região lombopélvica.

### Precauções ou contraindicações

Espondilolistese.

### Resistência

Média.

### Instruções

Posicione-se em decúbito ventral sobre a Chair com os membros inferiores estendidos e unidos. Coloque as mãos no pedal, com os braços estendidos e os ombros alinhados sobre os punhos. Os dedos ficam voltados para a frente e os cotovelos direcionados um para o outro, mantendo-se paralelos. Ative a musculatura do *core* e flexione ligeiramente o cóccix para proteger a parte lombar da coluna de uma extensão excessiva (ver foto *a*). Inspire e flexione os cotovelos (ver foto *b*), depois expire e estenda os cotovelos.

## Variações

1. Para facilitar o exercício, coloque uma grande bola terapêutica sob os pés para apoiar a parte inferior do corpo (ver foto *c*).
2. Para enfatizar a força do peitoral ou preparar-se para flexões, estenda as mãos, gire os dedos para dentro e os cotovelos para fora (ver foto *d*).

## Progressão

Execute o exercício unilateralmente, com um braço estendido para o lado, a palma para baixo. Isso aumenta o desafio para o fortalecimento do braço e a estabilização do *core*.

## Dicas técnicas

1. Mantenha o corpo paralelo ao chão e completamente imóvel.
2. Mantenha os músculos abdominais e extensores das costas contraídos durante todo o exercício.
3. Mantenha a cabeça alinhada com a coluna.
4. Na versão unilateral, não deixe o corpo girar. O corpo deve estar alinhado e parecer como se ambos os braços estivessem empurrando o pedal.

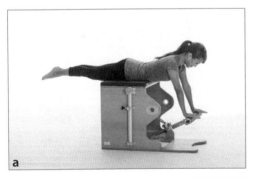
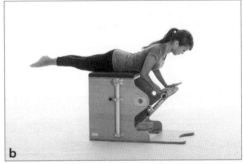
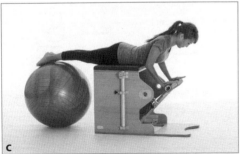
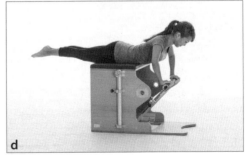

# Cisne básico (extensão das costas) (*basic swan – back extension*)

## Principais músculos envolvidos

Extensores das costas.

## Objetivos

Fortalecimento dos extensores das costas, estabilização escapular, controle abdominal e melhora da postura.

## Indicações

Este é um exercício maravilhoso após uma lesão na coluna, pois fornece reeducação neuromuscular para os extensores. A tensão da mola pode ser regulada para fornecer assistência no início e, depois, pode ser reduzida gradualmente à medida que o paciente se cura e os músculos das costas se tornam mais fortes. Também é uma ótima maneira de ensinar a cocontração adequada dos músculos do *core* durante a extensão das costas, já que a musculatura abdominal deve ser recrutada para evitar a curvatura excessiva da região lombar. É um ótimo exercício postural, pois os pedais estimulam a abertura dos ombros à medida que o tronco se estende.

## Precauções ou contraindicações

Espondilolistese, estenose ou lesão/dor aguda na coluna.

## Resistência

Leve ou média para auxiliar apenas na amplitude de movimento; mais leve para desafiar a força da musculatura extensora.

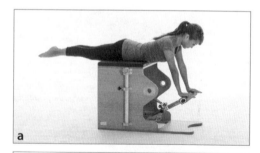

## Instruções

Posicione-se em decúbito ventral sobre a Chair com as pernas estendidas e unidas, o tronco paralelo ao chão. Coloque as mãos no pedal com os ombros alinhados sobre os punhos e os braços estendidos. Ative os abdominais (ver foto *a*). Inspire e estenda a coluna conforme o pedal sobe (ver foto *b*). Expire lentamente e, com o controle, retorne à posição inicial.

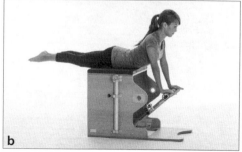

## Variações

Para facilitar o exercício, coloque uma grande bola terapêutica sob os pés para apoiar a parte inferior do corpo (ver tríceps em decúbito ventral, foto *c*, p. 235).

## Progressão

Execute o exercício unilateralmente. Comece na mesma posição, mas com um braço estendido para o lado. Inspire e estenda a coluna para elevar o pedal, mantendo o braço oposto completamente imóvel, e, em seguida, expire e abaixe até a posição inicial.

## Dicas técnicas

1. Inicie a articulação da coluna com a cabeça (desde que não haja problemas cervicais). A ideia é criar um arco suave em toda a coluna, em vez de curvar a região lombar da coluna, o que resulta em hiperextensão intensa nessa região.
2. Mantenha os abdominais ativados.
3. Mantenha os adutores ativados.
4. Na versão com apenas um braço, não permitir nenhuma rotação ou flexão lateral da coluna ao elevar e retornar à posição inicial.

# Desenvolvimento de tronco sentado (*torso press sit*)

## Principais músculos envolvidos

Abdominais e extensores das costas.

## Objetivos

Fortalecimento dos extensores abdominais e das costas, estabilização e controle do *core*, alongamento da musculatura do ombro e do tórax, controle dos flexores do quadril e melhora da postura.

## Indicações

Este é um exercício muito difícil de ser corretamente executado, mas uma ótima maneira de desafiar a força e o controle de todo o corpo. O movimento ocorre na articulação do quadril, mas os músculos abdominais e extensores das costas devem se cocontrair para manter o tronco alinhado e estável contra a gravidade. Também é um ótimo exercício para pessoas que trabalham em escritório, pois contrabalança a má postura na posição sentada, estimulando a extensão das costas e a abertura dos ombros.

## Precauções ou contraindicações

Espondilolistese, lombalgia aguda ou lesão dos flexores do quadril.

## Resistência

Extraleve a leve.

## Instruções

Sente-se na Chair com as costas voltadas para o pedal. Coloque as mãos no pedal com os dedos afastados do corpo, os ombros alinhados sobre as mãos com os braços estendidos. Estenda as pernas paralelamente ao chão e mantenha o tronco em uma linha diagonal (ver foto *a*). Inspire para abaixar o corpo e o pedal em direção ao chão até que o corpo fique paralelo ao chão (ver foto *b*). Expire para retornar à posição inicial.

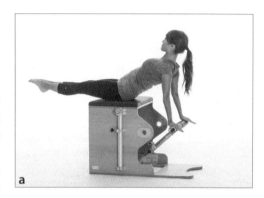

## Variações

Coloque uma grande bola terapêutica ou caixa sob os pés para apoiar as pernas e reduza a carga sobre os flexores do quadril.

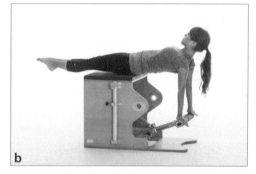

## Dicas técnicas

1. Mantenha a cocontração dos músculos abdominais e extensores das costas durante todo o exercício.
2. A cabeça deve estar alinhada com a coluna durante todo o movimento e os flexores profundos do pescoço devem ser suavemente envolvidos.
3. As pernas devem permanecer completamente imóveis e paralelas ao chão.
4. Visualize o corpo se alongando, afastando o máximo possível a cabeça dos pés.

## Alongamento do piriforme (*piriformis stretch*)

### Principais músculos envolvidos

Piriforme.

## Objetivos

Alongar o piriforme e o tendão do calcâneo.

## Indicações

Esta é uma boa alternativa ao alongamento "pombo", muitas vezes feito na ioga. Nesta versão há menos pressão no joelho, pois o exercício nesta posição suporta mais peso corporal do que quando feito no solo. Os bônus adicionais são o alongamento do tendão do calcâneo da perna oposta e uma liberação suave da musculatura do tronco.

## Precauções ou contraindicações

As contraindicações incluem patologia do disco lombar, osteoporose ou lesão aguda no joelho. Tenha cuidado com os pacientes em pós-operatório de artroplastia total de quadril.

## Resistência

Leve.

## Instruções

O paciente deve se posicionar atrás da Chair, de frente para o assento no lado da mola. Coloque uma perna no assento em uma posição de pombo que seja confortável (quadril em rotação lateral). Estenda a perna oposta para trás e pressione o calcanhar no chão (ou uma caixa ou almofada). Coloque as mãos no pedal (ver foto *a*). Expire para pressionar o pedal até o chão, relaxando completamente o corpo sobre a Chair (ver foto *b*). Mantenha o alongamento e respire por 30 segundos a 1 minuto.

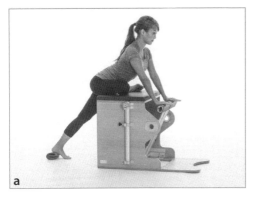
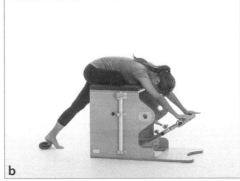

## Variações

Antes ou depois de manter o alongamento, o corpo pode ser elevado e retirado lentamente da posição de alongamento. Inspire enquanto o pedal é elevado e expire para pressionar o pedal na direção do chão.

## Dicas técnicas

1. Para maior alongamento, coloque o pé mais próximo do topo do assento com a região tibial paralela a ele. Pessoas com músculos mais retesados precisarão posicionar o pé mais baixo no assento, mais próximo à pelve.
2. Para obter o alongamento do tendão do calcâneo, é importante que o pé esteja plano contra uma superfície (o chão para pessoas mais altas, em uma caixa ou almofada para pessoas mais baixas).

# Desenvolvimento de panturrilha (*calf press*)

## Principais músculos envolvidos

Flexores plantares do pé (sóleo, tibial posterior, fibular longo e curto, plantar, flexor longo dos dedos e flexor longo do hálux).

## Objetivos

Fortalecimento da flexão plantar e alongamento dos flexores da panturrilha e do quadril.

## Indicações

Esta é uma maneira simples de isolar os flexores plantares uniarticulares em uma posição funcional. Amplitude de movimento, força e flexibilidade da panturrilha são abordadas com este movimento. A posição é muito boa para aprender o alinhamento correto dos pés. Os benefícios adicionais são o alongamento do flexor do quadril sentido no membro inferior apoiado e a estabilidade do *core* necessária para manter a posição nas versões mais avançadas. O exercício também pode ser utilizado para desafiar o equilíbrio.

## Precauções ou contraindicações

Estado de restrição total de apoio de peso.

## Resistência

Média a pesada.

## Instruções

O paciente deve se posicionar em pé, na frente do pedal da Chair, colocando os dedos de um pé no pedal e a parte do joelho logo abaixo da patela na borda da frente do assento. Pode-se colocar uma almofada entre o joelho e o assento para maior conforto. A perna de trás fica estendida com o calcanhar no chão e os dedos voltados para a frente. Coloque as mãos nas laterais do assento (ver foto *a*). Expire para pressionar o pedal para baixo, por meio de uma flexão plantar do pé (ver foto *b*). Inspire para realizar uma dorsiflexão do pé e retorne o pedal para a posição inicial.

## Variações

Os braços podem se posicionar ao lado do tronco ou atrás da cabeça para aumentar o desafio do equilíbrio.

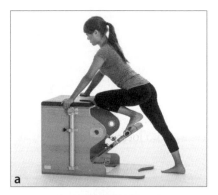

## Progressão

Acrescente o movimento da parte superior do corpo ou resistência, como trações diagonais, com uma faixa de resistência, para desafiar o equilíbrio e a coordenação (ver foto *c*).

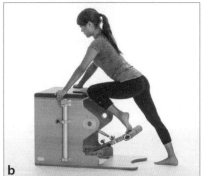

## Dicas técnicas

1. Mantenha os quadris nivelados e o corpo em uma longa linha diagonal, do calcanhar até a cabeça.
2. Enfatize o controle do pedal ao longo de toda a amplitude de movimento.
3. Mantenha a ativação abdominal.
4. Se nenhum alongamento for sentido na face posterior da perna (tendões do calcâneo e flexores do quadril), afaste-se e certifique-se de que os dedos estão voltados para a frente (não para o lado).

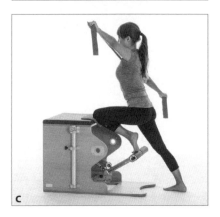

## Leg press em pé (standing leg press)

### Principais músculos envolvidos

Posteriores da coxa e glúteo médio.

### Objetivos

Melhora do equilíbrio, fortalecimento dos extensores do quadril, estabilidade lateral do quadril e melhora da postura ereta.

### Indicações

Este é um ótimo exercício para desafiar o equilíbrio, a propriocepção, a estabilidade lateral do quadril e o controle excêntrico dos membros inferiores. É um movimento muito funcional, semelhante ao de subir escadas, sendo muito útil na reeducação neuromuscular após um período de restrição de apoio de peso em virtude de uma lesão ou cirurgia no joelho, quadril ou tornozelo. Também é uma ótima opção para pacientes com osteoporose.

### Precauções ou contraindicações

Restrição total de apoio de peso.

### Resistência

Leve a média.

### Instruções

Posicione-se em pé de frente para a Chair, com os dedos de um dos pés no pedal. Fique bem ereto, com os abdominais ativados e os braços estendidos na posição em T (ver foto *a*). Expire para pressionar o pedal até a base da Chair (ver foto *b*) e inspire para retornar o pedal até a posição inicial com controle.

### Variações

1. Tradicionalmente, este exercício é feito em pé a uma distância aproximada de 30-61 cm da Chair, com o pé em flexão plantar no pedal. Achamos essa posição muito difícil para os pacientes idosos manterem o equilíbrio, por isso deixamos que eles fiquem o mais próximo possível da Chair e colocamos o meio do pé apoiado sobre o pedal. Se eles forem incapazes de se equilibrar em uma perna sozinhos, fornecemos assistência manual para eles ou deixamos que se segurem em um bastão.

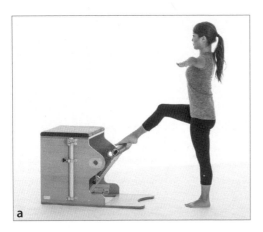 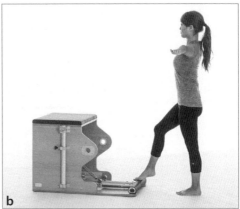

2. Para aumentar a ativação dos glúteos e desafiar o equilíbrio em um plano diferente, vire de lado para a Chair, colocando o quadril em rotação lateral ao pressionar o pedal para baixo.

## Progressão

Posicione-se sobre um disco de rotação, meio rolo de espuma ou disco de equilíbrio.

## Dicas técnicas

1. Fique em pé, completamente ereto; não se incline para a frente ou para trás.
2. Inicie o movimento pelos extensores do quadril e não pelos extensores do joelho.

## Afundo frontal (*forward lunge*)

### Principais músculos envolvidos

Posteriores da coxa, glúteo médio e quadríceps.

## Objetivos

Fortalecimento dos extensores do quadril, abdutores do quadril e extensores do joelho e melhora do equilíbrio.

## Indicações

Este é um dos exercícios favoritos para atletas, especialmente em qualquer esporte que envolva as atividades de corrida ou saltos. É muito desafiador! Para realizá-lo corretamente, é preciso um excelente equilíbrio, força, controle, padrões musculares e estabilidade lombopélvica. A execução correta requer o início do movimento de elevação com os extensores do quadril, estabilidade lateral à medida que o pé sai do pedal, além de força e controle do quadríceps para a extensão terminal do joelho na parte superior.

### Precauções ou contraindicações

Restrição total de apoio de peso, osteoartrite nos membros inferiores, patologias do joelho que são agravadas por flexões profundas do joelho com apoio de peso (ruptura do menisco, síndrome da dor patelofemoral ou tendinite patelar).

### Resistência

Pesada; quanto menor a resistência, maior o desafio.

### Instruções

Posicione-se em pé com um dos pés na Chair, o joelho alinhado sobre o segundo e o terceiro dedos e o outro pé em flexão plantar, pressionando o pedal até o chão. Mantenha-se ereto com os quadris diretamente sobre o pedal e os músculos do *core* ativados. Estenda os braços para uma posição em T ou mantenha-os atrás da cabeça (ver foto *a*). Expire para pressionar o calcanhar do pé da frente no assento e estenda a perna conforme o pedal se eleva (ver foto *b*). Continue estendendo a perna até a extensão completa do joelho, enquanto o pé se levanta do pedal e toca a borda posterior do assento (ver foto *c*). Inspire para abaixar o pedal de forma controlada até a coxa ficar paralela ao chão (ver foto *d*). Repita 8-10 vezes antes de abaixar o pedal até o chão, ou mantenha a última repetição e passe para o próximo exercício (descida de degraus para trás, p. 246).

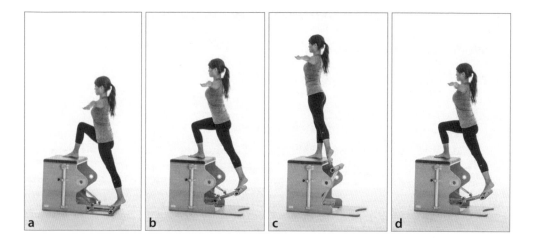

## Variações

1. Conforme mencionado, este é um exercício muito difícil, então existem algumas maneiras de modificá-lo.
2. Os cabos da Chair podem ser utilizados para ensinar a mecânica deste exercício, ou podem ser utilizados no início, nos casos de fraqueza intensa (ver foto *e*). Entretanto, a tendência é inclinar o tronco para a frente, o que altera o foco muscular. É melhor desacostumar do uso desta versão o mais rápido possível para que a forma correta e o recrutamento muscular possam ser aprendidos.
3. Coloque a Wunda Chair na borda do Cadillac para que as hastes verticais possam ser utilizadas para o equilíbrio.
4. Utilize um bastão para auxiliar no equilíbrio.
5. Para patologias do joelho em que a flexão profunda do joelho com apoio de peso é contraindicada, mas o fortalecimento da extensão terminal do joelho, do quadríceps e do glúteo médio é desejado, uma caixa pode ser colocada na base da Wunda Chair para limitar a flexão do joelho. Peça ao paciente subir na Chair como se estivesse subindo uma escada, de modo que não seja necessário carregar o joelho em flexão profunda (ver fotos *f* e *g*).

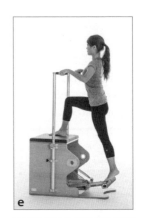

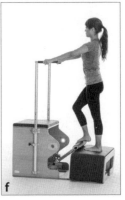

## Progressão

Pode-se colocar um disco de equilíbrio ou um disco de rotação no assento da Chair para desafiar ainda mais o equilíbrio e a propriocepção.

## Dicas técnicas

1. Colocar um espelho na frente do paciente é muito útil para o ensino da técnica adequada e o alinhamento dos membros inferiores para este exercício.
2. Os músculos devem ser ativados sequencialmente: primeiro os extensores do quadril, depois os abdutores do quadril e, finalmente, os extensores do joelho.
3. Para obter todos os benefícios do exercício, é muito importante enfatizar a extensão terminal do joelho na posição unipodal no topo. Isso garante a ativação do vasto intermédio. Tracione a patela para isso.
4. Deve ser sentido como se o corpo estivesse levitando diretamente para o teto. Pressione o calcanhar dianteiro enquanto o corpo sobe e desce e evite inclinar-se para a frente.

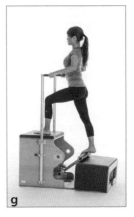

5. A pelve deve permanecer estável e nivelada. A tendência é que caia, especialmente quando o pé se ergue do pedal. Uma grande quantidade de ativação do glúteo médio é necessária neste ponto para evitar isso.
6. O joelho deve permanecer alinhado diretamente sobre o segundo e terceiro dedos durante todo o exercício.

## Descida de degraus para trás (*backward step-down*)

### Principais músculos envolvidos

Glúteos, posteriores da coxa e quadríceps.

### Objetivos

Fortalecimento dos extensores e abdutores do quadril, fortalecimento e controle isométrico do quadríceps e melhoria do equilíbrio.

### Indicações

Este é outro ótimo exercício para atletas, pois fortalece os abdutores do quadril em uma posição funcional, desafia a estabilidade e o controle do joelho, além de estimular o alinhamento patelofemoral adequado. Naturalmente os músculos do *core* também estão trabalhando para manter a estabilização lombopélvica. O foco está nos abdutores do quadril, sobretudo no glúteo médio, que frequentemente é fraco quando comparado ao quadríceps e aos posteriores da coxa usados em excesso. Isso é muito comum em atletas cujas atividades dominantes ocorrem no plano sagital (corrida, ciclismo, batida rápida dos pés na natação). Esse desequilíbrio muscular pode ser um fator contribuinte em patologias como a síndrome da dor patelofemoral, a síndrome do trato iliotibial e a tendinopatia patelar. Tal como acontece no afundo frontal, para executar o movimento corretamente é necessário excelente equilíbrio, força, controle, padrões musculares e estabilidade lombopélvica.

### Precauções ou contraindicações

Restrição total de apoio de peso ou osteoartrite de membro inferior.

### Resistência

Resistência média a pesada. Como no afundo frontal, quanto menor a resistência, maior o desafio.

## Instruções

Posicione-se em pé com um dos pés no assento da Chair, com o joelho alinhado sobre o segundo e o terceiro dedos e o outro pé em flexão plantar no pedal. Inclinar o tronco ligeiramente para a frente com todo o peso na perna de apoio frontal, movendo a coxa em paralelo ao chão e o pedal aproximadamente até a metade. As costas devem estar planas no sentido diagonal, com os abdominais ativados e os braços cruzados na frente do tórax (ver foto *a*). Inspire para flexionar a perna de trás e expire para estendê-la (em um movimento de bombeamento), pressionando o pedal para cima e para baixo (ver foto *b*). A perna de apoio deve permanecer completamente imóvel.

*Nota*: este exercício flui bem a partir do afundo frontal. Mantenha a última repetição do afundo frontal (ver foto *d*, p. 244) da metade para baixo (coxa paralela ao chão) e comece o movimento para trás. Depois da última repetição da descida de degrau para trás, termine subindo até a posição final do afundo frontal, coloque os dois pés no assento, troque as pernas e repita a sequência.

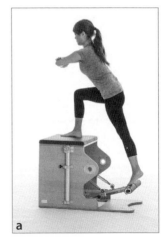

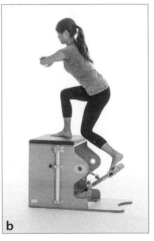

## Variações

1. Como acontece com o afundo frontal, os cabos podem ser utilizados para ensinar a mecânica deste exercício, ou para fraqueza intensa; ver foto *e*, p. 245. Entretanto, a tendência é inclinar-se para a frente, o que altera o foco muscular. É melhor deixar de utilizar esta versão o mais rápido possível para que a forma e o recrutamento muscular corretos possam ser aprendidos.
2. As hastes verticais do Cadillac ou um bastão podem ser usados, se necessário, para equilíbrio e assistência.
3. Os braços podem ser estendidos acima da cabeça.

## Progressão

Pode-se colocar um disco de equilíbrio ou um disco de rotação no assento para desafiar ainda mais o equilíbrio e a propriocepção.

## Dicas técnicas

1. Existe a tendência de mover o quadril da perna de apoio para cima e para baixo à medida que o pedal se move. Pressione o calcanhar do pé apoiado no assento e ative os glúteos para evitar esse movimento.
2. O joelho da perna de apoio deve estar diretamente sobre o tornozelo e os dedos dos pés. Não permita que o joelho se mova para a frente dos dedos, pois isso aumenta a pressão na articulação do joelho.
3. A pelve deve permanecer estável e nivelada.
4. O pé sobre o pedal deve permanecer em flexão plantar.

## Desenvolvimento de panturrilha no afundo frontal (*calf press in forward lunge*)

### Principais músculos envolvidos

Gastrocnêmio.

### Objetivos

Fortalecimento dos flexores plantares, fortalecimento do glúteo médio, estabilização e controle do quadril e do joelho e melhoria do equilíbrio.

### Indicações

Este é outro exercício ótimo para atletas porque fortalece o gastrocnêmio em uma posição funcional, desafia a estabilidade e o controle do joelho e requer excelente equilíbrio e estabilização do *core*. O gastrocnêmio é um importante estabilizador do joelho, frequentemente negligenciado na reabilitação do joelho, já que estamos mais focados nos quadríceps e nos posteriores da coxa. Quando há fraqueza ou retesamento do gastrocnêmio, os outros músculos do joelho são forçados a trabalhar mais para estabilizar a articulação patelofemoral, resultando em desequilíbrios musculares e contribuindo para patologias como as tendinopatias da patela e dos posteriores da coxa. Um benefício adicional dessa posição é que ela força o glúteo médio a estabilizar lateralmente o quadril, o que desafia o equilíbrio e, assim, contribui para essa estabilização. Este exercício é outro exemplo de integração total do corpo!

### Precauções ou contraindicações

Restrição total de apoio de peso ou osteoartrite nos membros inferiores (em virtude da carga na perna de suporte).

## Resistência

Média.

## Instruções

Coloque um pé na Chair, com o joelho alinhado sobre o segundo e terceiro dedos e o outro pé no pedal, aproximadamente três quartos acima. Posicione-se em pé com os quadris diretamente sobre o pedal e os músculos do *core* ativados. Estenda os braços na posição de T ou coloque-os atrás da cabeça (ver foto *a*). Expire para posicionar o pé que está sobre o pedal em flexão plantar, mantendo o joelho totalmente estendido e o restante do corpo em imobilidade completa (ver foto *b*). Inspire para a dorsiflexão do pé, controlando o pedal conforme ele sobe.

*Nota*: este exercício, como a descida de degraus para trás, flui bem a partir do afundo frontal (p. 243).

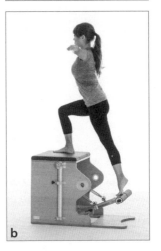

## Variações

Os braços podem ser estendidos para o teto, ou segurar uma bola ou um *magic circle* para ativar os músculos da parte superior do corpo.

## Progressão

Pode-se colocar um disco de equilíbrio ou um disco de rotação no assento para desafiar ainda mais o equilíbrio e a propriocepção.

## Dicas técnicas

1. Mantenha o joelho da perna de apoio alinhado diretamente sobre o tornozelo e os dedos do pé. Não permita que ele se mova para a frente dos dedos, pois esse movimento aumenta a pressão sobre a articulação do joelho.
2. Levante-se ereto e mantenha os músculos do *core* ativados.
3. Mantenha a pelve estável e nivelada.
4. Estenda completamente o joelho da perna apoiada no pedal durante todo o exercício, pois o objetivo é o gastrocnêmio biarticular, não o sóleo ou outros flexores plantares monoarticulares.

# V invertido (*full pike*)

## Principais músculos envolvidos

Abdominais e serrátil anterior.

## Objetivos

Fortalecimento da musculatura abdominal, estabilização da escápula, fortalecimento e controle do cíngulo do membro superior.

## Indicações

Este é um exercício muito desafiador que se concentra nos abdominais. A combinação da ativação e estabilização dos músculos do cíngulo do membro superior com um trabalho profundo do *core* em geral permite que as pessoas realmente sintam que os músculos abdominais estão trabalhando de forma mais intensa do que nunca. A força, o controle, a integração muscular e o foco que são necessários para executar corretamente este movimento são semelhantes aos de uma parada de mãos.

## Precauções ou contraindicações

Lesão ou dor aguda no ombro, lesão ou dor aguda nas costas, patologia discal lombar ou osteoporose.

## Resistência

Média (outro exercício em que, quanto menor a resistência, maior a dificuldade).

## Instruções

Posicione-se em pé sobre o pedal de frente para a Chair, com as mãos colocadas na borda mais distante do assento, os dedos voltados para fora. Alinhe os ombros diretamente sobre os punhos. Direcione as escápulas para baixo e para trás, pressionando a Chair para baixo a fim de ativar o serrátil anterior. Ative os abdominais mais profundos para assumir uma posição curva em C (ver foto *a*). Expire para tracionar os abdominais para cima e profundamente, elevando o pedal até o topo (ver fotos *b* e *c*). Inspire para abaixar o pedal quase até o chão, mantendo a posição de V invertido.

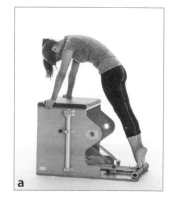

## Variações

1. Mesmo que o paciente seja incapaz de fazer o movimento completo, flutuar alguns centímetros a partir da posição de V invertido para obter a coordenação e a sensação de ativação abdominal profunda é muito valioso.
2. Execute um movimento lateral semelhante, que recrute os músculos abdominais oblíquos. Ficar em pé no pedal de lado, com a perna interna à frente e as mãos segurando a borda da Chair (ver fotos *d* e *e*). Seguir as instruções para o movimento completo descritas anteriormente.

## Progressão

Execute o movimento com apoio unilateral, mantendo uma perna afastada para o lado em abdução do quadril. Pode ser realizado nas versões completa e lateral.

## Dicas técnicas

1. Utilize os músculos mais profundos do *core* para tracionar para cima e chegar ao máximo da flexão lombar. Tracione a pelve na direção da cabeça e a cabeça na direção da pelve, como se tentasse encurtar o corpo o máximo possível.
2. Mantenha os ombros sobre as mãos e a cabeça alinhada com a coluna. Não deixe que os ombros se movam para a frente para elevar o corpo.
3. Imagine o corpo flutuando sobre os pedais, como se estivesse levitando.
4. Se for impossível flutuar o corpo, acrescente resistência para ajudar, a fim de que o paciente possa sentir o movimento e a sensação. A incapacidade de realizar este exercício muitas vezes não é uma questão de força, mas de integração neuromuscular.

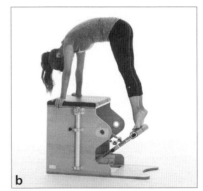

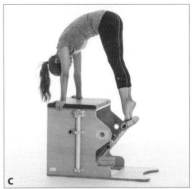

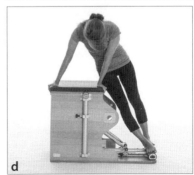

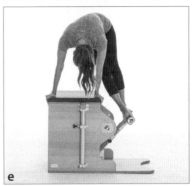

# PARTE III

# PILATES PARA LESÕES E PATOLOGIAS COMUNS

# 9

# As partes cervical e torácica da coluna

A cervicalgia é muito comum e tem muitas causas: estresse ou tensão, posturas prolongadas, quedas ou acidentes de menor gravidade, dor irradiada por lesões na parte superior das costas, uso excessivo (distensão muscular) ou, simplesmente, envelhecimento. Na verdade, dois terços de todos os adultos padecem de cervicalgia em algum momento da vida (Cote et al., 2008), e a cervicalgia é o segundo distúrbio mais comum relacionado a queixas por lesão e incapacidade (Childs et al., 2004).

O Pilates é ideal para lesões e patologias cervicais em virtude da ênfase na boa postura, respiração adequada e alongamento muscular. Ao trabalhar com a parte cervical da coluna, devemos também considerar a região torácica superior, clavícula e escápula – em função das relações musculares e faciais. Em geral, a maioria dos exercícios que visam à estabilização e mobilidade escapulares e do ombro também será apropriada para patologias cervicais. Consulte as tabelas a seguir para obter informações sobre como aplicar os exercícios às condições específicas.

Observe que essas tabelas representam o que geralmente seria apropriado para pacientes com diagnósticos ou patologias associados. Entretanto, como cada pessoa se apresentará de maneira diferente e com problemas diferentes, é crucial avaliar cada paciente individualmente e omitir os exercícios ou escolher a modificação correta, conforme apropriado. Se o paciente não tiver força, flexibilidade ou controle para realizar um exercício corretamente, este não deve ser incluído em seu programa.

# Recomendações de exercícios para lesões e patologias cervicais comuns

## PATOLOGIAS DE DISCO CERVICAL

| Patologia | Contraindicações gerais e precauções | Problemas comuns | Objetivos |
|---|---|---|---|
| **Discal**<br>• Degeneração<br>• Protrusão<br>• Herniação | • Evitar flexão profunda, compressão (carga vertical) e rotação intensa | • Dor cervical<br>• Instabilidade da parte superior da coluna<br>• Fraqueza do *core* superior<br>• Tensão na porção descendente do trapézio, levantador da escápula<br>• Postura inadequada (cabeça para a frente, ombros curvados)<br>• Sintomas periféricos (dor no braço, dormência, formigamento ou fraqueza) | • Retreinar o quadrante superior<br>• Fortalecer o *core* superior com a parte cervical da coluna em posição neutra<br>• Melhorar a estabilização cervical e escapular<br>• Melhorar a flexibilidade dos músculos cervicais ou dos ombros tensionados<br>• Melhorar a postura<br>• Aumentar a força do *core* |

## Exercícios recomendados

### Mat

Elevações unipodais, Rotação da coluna em decúbito dorsal, Pré-preparação para o cem, Alongamento unilateral modificado de perna, Apoio frontal, Elevação da perna de frente, Elevação lateral, Extensão básica das costas, Esfinge, Trave, Natação.

### Reformer

Trabalho com os pés (apoio de cabeça para baixo), Série de braços em decúbito dorsal, Coordenação unilateral de braço, Aberturas abdominais (variação com a cabeça para baixo), Série de trabalho para os quadris, Bíceps sentado, Romboides 1, Romboides 2, Manguito rotador na posição de trave, Rotação lateral bilateral, Expansão ampla do tórax, Abraço na árvore, Remadas modificadas, Expansão do tórax, Rotação medial do ombro, Rotação lateral do ombro, Puxada diagonal de ombro, Braços acima da cabeça, Círculos de braço, Bíceps ajoelhado, Abdominais em quatro apoios, Abdominais em quatro apoios invertidos, Tríceps em quatro apoios, Alongamento superior 1, Alongamento superior 2, Alongamento longo, Alongamento superior 3, Alongamento inferior, Flexão de ombro, Puxadas em decúbito ventral 1, Puxadas em decúbito ventral 2.

## Cadillac

Trabalho de quadril: exercícios com as duas pernas em decúbito dorsal, Alongamento dos flexores do quadril em decúbito dorsal com assistência manual, Protração e retração em decúbito dorsal sobre o rolo de espuma, Séries laterais com uma perna, Protração e retração na posição sentada, Alongamentos com barra de apoio na posição sentada, Séries de trabalho de braços em pé.

## Wunda Chair

Cisne modificado no solo, Flexão de braço unilateral, Encolhimentos invertidos, Desenvolvimento de tríceps sentado, Tríceps em decúbito ventral, Cisne básico, Desenvolvimento de tronco sentado, V invertido.

## OSTEOARTRITE CERVICAL OU TORÁCICA

| Patologia | Contraindicações gerais e precauções | Problemas comuns | Objetivos |
|---|---|---|---|
| **Osteoartrite**<br>• Osteoartrose<br>• Doença articular degenerativa<br>• Espondilose | • Evitar exercícios de alto impacto<br>• Utilizar menor resistência durante períodos de inflamação ou dor | • Dor cervical<br>• Rigidez cervical<br>• Amplitude de movimento limitada<br>• Sintomas piores durante a manhã<br>• Instabilidade da parte superior da coluna<br>• Fraqueza do *core* superior<br>• Tensão da parte descendente do trapézio, levantador da escápula, músculos superficiais e anteriores cervicais<br>• Postura inadequada (cabeça para a frente, ombros curvos) | • Retreinar o quadrante superior<br>• Melhorar a estabilização cervical e escapular<br>• Melhorar a flexibilidade da musculatura tensa do pescoço ou dos ombros<br>• Melhorar a postura<br>• Aumentar a força do *core* |

## Exercícios recomendados

### Mat

Ponte, Elevações unipodais, Rotação da coluna em decúbito dorsal, Elevação do tórax (variação 2), Elevação do tórax com rotação (variação 2), Pré-preparação para o cem, Alongamento unilateral modificado de perna, Apoio frontal, Elevação da perna de frente, Elevação lateral, Extensão básica das costas (variação prep.), Esfinge, Trave, Natação.

### Reformer

Trabalho com os pés, Elevação inferior, Elevação inferior com extensão, Série de braços em decúbito dorsal, Coordenação unilateral de braço, Aberturas abdominais (variação cabeça para baixo), Série de trabalho para os quadris, Bíceps sentado, Romboides 1, Romboides 2, Manguito rotador na posição de trave, Rotação lateral bilateral, Expansão ampla do tórax, Abraço na árvore, Remadas modificadas, Expansão do tórax, Rotação medial do ombro, Rotação lateral do ombro, Puxada diagonal de ombro, Braços acima da cabeça, Círculos de braço, Bíceps ajoelhado, Abdominais em quatro apoios, Abdominais em quatro apoios invertidos, Tríceps em quatro apoios, Alongamento superior 1, Alongamento superior 2, Alongamento longo, Alongamento superior 3, Alongamento inferior, Flexão de ombro, Controle de equilíbrio frontal modificado, Puxadas em decúbito ventral 1, Puxadas em decúbito ventral 2, Alongamento do quadrado do lombo.

## Cadillac

Ponte com barra de rolagem, Respiração com barra de apoio, Trabalho de quadril: exercícios com as duas pernas em decúbito dorsal, Alongamento dos flexores do quadril em decúbito dorsal com assistência manual, Protração e retração em decúbito dorsal sobre o rolo de espuma, Séries laterais com uma perna, Protração e retração na posição sentada, Alongamentos com barra de apoio na posição sentada, Séries de trabalho de braços em pé.

## Wunda Chair

Ponte, Cisne modificado no solo, Flexão de braço unilateral, Encolhimentos invertidos, Desenvolvimento de tríceps sentado, Tríceps em decúbito ventral, Cisne básico, Desenvolvimento de tronco sentado, V invertido.

## ESTENOSE CERVICAL

| Patologia | Contraindicações gerais e precauções | Problemas comuns | Objetivos |
|---|---|---|---|
| Estenose | ▪ Tenha cautela com a extensão cervical<br>▪ Evite a extensão cervical se causar dor, dormência ou formigamento | ▪ Longo histórico de dor cervical, escapular ou na mão<br>▪ Postura inadequada<br>▪ Dormência, formigamento ou fraqueza em um ou nos dois braços<br>▪ Rigidez cervical<br>▪ Limitação da amplitude de movimento<br>▪ Instabilidade da parte superior da coluna vertebral<br>▪ Fraqueza do *core* superior<br>▪ Tensão da parte descendente do trapézio ou levantador da escápula | ▪ Trabalhar primeiro em flexão, progredindo para posições neutras e extensão leve quando o paciente estiver livre de sintomas<br>▪ Retreinar o quadrante superior<br>▪ Aumentar a estabilização cervical e escapular<br>▪ Melhorar a flexibilidade de músculos tensos do pescoço e dos ombros<br>▪ Melhorar a postura<br>▪ Aumentar a força do *core* |

## Exercícios recomendados

### Mat

Ponte, Elevações unipodais, Rotação da coluna em decúbito dorsal, Elevação do tórax (variação 2), Elevação do tórax com rotação (variação 2), Pré-preparação para o cem, Alongamento unilateral modificado de perna, Apoio frontal, Elevação da perna de frente, Elevação lateral, Esfinge, Trave.

### Reformer

Trabalho com os pés (apoio de cabeça para cima, segurando com as palmas para cima), Elevação inferior, Elevação inferior com extensão, Série de braços em decúbito dorsal, Coordenação unilateral de braço, Aberturas abdominais (variação com a cabeça para baixo), Série de trabalho para os quadris, Bíceps sentado, Romboides 1, Romboides 2, Manguito rotador na posição de trave, Rotação lateral bilateral, Expansão ampla do tórax, Abraço na árvore, Remadas modificadas, Expansão do tórax, Rotação medial do ombro, Rotação lateral do ombro, Puxada diagonal de ombro, Braços acima da cabeça, Círculos de braço, Bíceps ajoelhado, Abdominais em quatro apoios, Abdominais em quatro apoios invertidos, Tríceps em quatro apoios, Alongamento superior 1, Alongamento superior 2, Alongamento longo, Alongamento superior 3, Flexão de ombro, Controle de equilíbrio frontal modificado.

## Cadillac

Ponte com barra de rolagem, Respiração com barra de apoio, Trabalho de quadril: exercícios com as duas pernas em decúbito dorsal, Alongamento dos flexores do quadril em decúbito dorsal com assistência manual, Protração e retração em decúbito dorsal sobre o rolo de espuma, Séries laterais com uma perna, Protração e retração na posição sentada, Alongamentos com barra de apoio na posição sentada, Séries de trabalho de braços em pé.

## Wunda Chair

Ponte, Flexão de braço unilateral, Encolhimentos invertidos, Desenvolvimento de tríceps sentado, Tríceps em decúbito ventral, V invertido.

## SÍNDROME DO DESFILADEIRO TORÁCICO

| Patologia | Contraindicações gerais e precauções | Problemas comuns | Objetivos |
|---|---|---|---|
| Síndrome do desfiladeiro torácico | ▪ Agravada pela compressão da região do desfiladeiro torácico<br>▪ Evitar qualquer posição ou movimento que reproduza os sintomas no braço do paciente | ▪ Dormência, formigamento, dor<br>▪ Ausência do pulso radial<br>▪ Membro superior afetado frio<br>▪ Postura inadequada<br>▪ Músculos escalenos disfuncionais ou tensos<br>▪ Estabilização cervical ou escapular insuficiente | ▪ Reduzir a compressão no desfiladeiro torácico<br>▪ Aumentar a flexibilidade e restaurar a função normal dos músculos escalenos<br>▪ Retreinar o quadrante superior<br>▪ Melhorar a estabilização cervical e escapular<br>▪ Melhorar a flexibilidade dos músculos tensos do pescoço e dos ombros<br>▪ Melhorar a postura<br>▪ Aumentar a força do *core* |

## Exercícios recomendados

*Mat*

Ponte, Elevações unipodais, Rotação da coluna em decúbito dorsal, Elevação do tórax (variação 2 ou 4), Elevação do tórax com rotação (variação 2 ou 4), Pré-preparação para o cem, Alongamento unilateral modificado de perna, Apoio frontal (sobre os cotovelos), Elevação da perna de frente (sobre os cotovelos), Elevação lateral (sobre os cotovelos), Extensão básica das costas, Esfinge, Trave.

*Reformer*

Trabalho com os pés (coloque uma almofada sobre o apoio de ombros, segurando com as palmas para cima), Série de braços em decúbito dorsal, Coordenação unilateral de braço, Aberturas abdominais (variação com a cabeça para baixo), Série de trabalho para os quadris, Romboides 1, Romboides 2, Manguito rotador na posição de trave, Rotação lateral bilateral, Expansão ampla do tórax, Remadas modificadas, Expansão do tórax, Rotação medial do ombro, Rotação lateral do ombro, Bíceps ajoelhado, Abdominais em quatro apoios, Abdominais em quatro apoios invertidos, Tríceps em quatro apoios, Alongamento superior 2, Alongamento longo, Alongamento superior 3, Alongamento inferior, Flexão de ombro, Controle de equilíbrio frontal modificado, Puxadas em decúbito ventral 1, Puxadas em decúbito ventral 2.

## Cadillac

Ponte com barra de rolagem, Respiração com barra de apoio, Trabalho de quadril: exercícios com as duas pernas em decúbito dorsal, Alongamento dos flexores do quadril em decúbito dorsal com assistência manual, Protração e retração em decúbito dorsal sobre o rolo de espuma, Séries laterais com uma perna, Protração e retração na posição sentada, Alongamentos com barra de apoio na posição sentada, Séries de trabalho de braços em pé, Expansão do tórax, Bíceps em pé.

## Wunda Chair

Ponte, Encolhimentos invertidos, Desenvolvimento de tríceps sentado, Tríceps em decúbito ventral, Cisne básico, Desenvolvimento de tronco sentado.

## LESÃO EM CHICOTE

| Patologia | Contraindicações gerais e precauções | Problemas comuns | Objetivos |
|---|---|---|---|
| Lesão em chicote | ▪ Evitar posições ou movimentos que causem tensão nos músculos cervicais | ▪ Dor no pescoço e na parte superior das costas<br>▪ Cefaleias<br>▪ Inibição do quadrante superior<br>▪ Instabilidade da região superior da coluna<br>▪ Tensão da parte descendente do trapézio, levantador da escápula, esternocleidomastóideo, escalenos<br>▪ Postura inadequada (cabeça para a frente, ombros curvos)<br>▪ Distúrbios sensoriais nos braços | ▪ Retreinar o quadrante superior<br>▪ Melhorar a estabilização cervical e escapular<br>▪ Melhorar a flexibilidade dos músculos tensos do pescoço e dos ombros<br>▪ Melhorar a postura<br>▪ Aumentar a força do *core* |

## Exercícios recomendados

### Mat

Elevações unipodais, Rotação da coluna em decúbito dorsal, Pré-preparação para o cem, Alongamento unilateral modificado de perna, Apoio frontal (sobre os cotovelos), Elevação da perna de frente (sobre os cotovelos), Elevação lateral (sobre os cotovelos), Extensão básica das costas (variação prep.), Esfinge, Trave.

### Reformer

Trabalho com os pés (segurando com as palmas para cima), Série de braços em decúbito dorsal, Coordenação unilateral de braço, Aberturas abdominais (variação com a cabeça para baixo), Série de trabalho para os quadris, Rotação lateral bilateral, Expansão ampla do tórax, Abraço na árvore, Remadas modificadas, Expansão do tórax, Rotação medial do ombro, Rotação lateral do ombro, Bíceps ajoelhado, Abdominais em quatro apoios, Abdominais em quatro apoios invertidos, Tríceps em quatro apoios, Alongamento superior 1, Alongamento superior 2, Flexão de ombro, Alongamento do quadrado do lombo.

### Cadillac

Trabalho de quadril: exercícios com as duas pernas em decúbito dorsal, Alongamento dos flexores do quadril em decúbito dorsal com assistência manual, Protração e retração em decúbito dorsal sobre o rolo de espuma, Séries laterais com uma perna, Protração e retração na posição sentada, Alongamentos com barra de apoio na posição sentada, Séries de trabalho de braços em pé, Expansão do tórax, Abraço na árvore, Bíceps em pé.

## Wunda Chair

Ponte, Flexão de braço unilateral (posição de quatro apoios, somente), Encolhimentos invertidos, Desenvolvimento de tríceps sentado, Tríceps em decúbito ventral, Cisne básico, Alongamento do piriforme.

## OSTEOPOROSE

| Patologia | Contraindicações gerais e precauções | Problemas comuns | Objetivos |
|---|---|---|---|
| Osteoporose | - Evitar a flexão da coluna vertebral<br>- Evitar todas as formas de rolamentos e abdominais<br>- Evitar o trabalho abdominal com rotação oblíqua<br>- Evitar pressionar a caixa torácica<br>- Evitar o apoio de peso sobre as partes cervical ou torácica da coluna<br>- Limitar a rotação da coluna vertebral e a flexão lateral<br>- Evitar a rotação lateral forçada do quadril | - Redução da densidade mineral óssea > 25% leva a um risco 4-8 vezes maior de fratura<br>- Postura inadequada<br>- Cifose torácica<br>- Redução de altura | - Aumentar a densidade mineral óssea com exercícios de apoio de peso<br>- Concentrar-se na extensão torácica para melhorar a postura e reduzir o risco de fraturas<br>- Retreinar o quadrante superior<br>- Melhorar a estabilização cervical e escapular<br>- Melhorar a flexibilidade dos músculos tensos do pescoço e dos ombros<br>- Melhorar o equilíbrio e a propriocepção (para reduzir o risco de quedas que levam a fraturas)<br>- Aumentar a força do *core* |

## Exercícios recomendados

### Mat

Ponte, Elevações unipodais, Rotação da coluna em decúbito dorsal (variações 1 e 2), Elevação do tórax (variação 3, somente), Pré-preparação para o cem, Alongamento unilateral modificado de perna, Apoio frontal, Elevação da perna de frente, Elevação lateral, Extensão básica das costas, Esfinge, Trave, Natação.

### Reformer

Trabalho com os pés (com a mola pesada e segurando a alça com as palmas para cima), Série de braços em decúbito dorsal, Coordenação unilateral de braço, Aberturas abdominais (variação com a cabeça para baixo), Série de trabalho para os quadris, Bíceps sentado, Romboides 1, Romboides 2, Manguito rotador na posição de trave, Rotação lateral bilateral, Expansão ampla do tórax, Abraço na árvore, Remadas modificadas, Expansão do tórax, Rotação medial do ombro, Rotação lateral do ombro, Puxada diagonal de ombro, Braços acima da cabeça, Círculos de braço, Bíceps ajoelhado, Abdominais em quatro apoios (costas planas somente), Abdominais em quatro apoios invertidos, Tríceps em quatro apoios, Alongamento superior 1, Alongamento superior 2, Alongamento longo, Alongamento superior 3, Alongamento inferior, Flexão de ombro, Controle de equilíbrio frontal modificado, Deslizamento híbrido, Agachamentos laterais, Extensão terminal do joelho (em pé), Rosca de pernas para os posteriores da coxa (em pé), *Scooter* (variação costas planas somente), Afundo em pé, Puxadas em decúbito ventral 1, Puxadas em decúbito ventral 2.

### Cadillac

Ponte com barra de rolagem, Trabalho de quadril: exercícios com as duas pernas em decúbito dorsal, Alongamento dos flexores do quadril em decúbito dorsal com assistência manual, Protração e retração em decúbito dorsal sobre o rolo de espuma, Séries laterais com uma perna, Protração e retração na posição sentada, Agachamentos assistidos, Afundos resistidos, Séries de trabalho de braços em pé.

### Wunda Chair

Cisne modificado no solo, Flexão de braço unilateral, Encolhimentos invertidos, Desenvolvimento de tríceps sentado, Tríceps em decúbito ventral, Cisne básico, Desenvolvimento de tronco sentado, Desenvolvimento de panturrilha, *Leg press* em pé, Afundo frontal, Descida de degraus para trás, Desenvolvimento de panturrilha no afundo frontal.

# 10

# A parte lombar da coluna

A dor lombar é um problema de saúde muito comum, incapacitante e caro. Um quarto de todas as sessões de fisioterapia nos Estados Unidos envolve pacientes com dores lombares. Estima-se que 80% dos pacientes adultos sofra, pelo menos uma vez em suas vidas, um episódio de dor lombar suficientemente intenso para interromper temporariamente sua atividade laboral (Limba da Fonseca, Magini e de Freitas, 2009). Machado et al. (2017) publicaram que um terço dos pacientes experimentará dor lombar recorrente, enquanto outros pesquisadores relataram índices de recorrência de até 60-80% (Troup, Martin e Lloyd, 1981). Não existem evidências em favor de que as modalidades comumente utilizadas em reabilitação – como medicamentos, ultrassom, *laser*, calor e gelo, tração ou estimulação elétrica – realmente afetem os resultados no longo prazo da dor lombar. Exercícios, entretanto, demonstraram reduzir a dor e a incapacidade em pessoas que sofrem de dor lombar. Rever o Capítulo 1 para estudos de pesquisas que defendem o uso do método Pilates como a opção de exercício para pacientes com dores lombares. Dependendo da causa da dor lombar, a prescrição específica do exercício irá variar. Verifique as tabelas seguintes para as prescrições de exercícios para a dor lombar e a parte lombar da coluna.

Observe que estas tabelas representam o que geralmente seria apropriado para pacientes com diagnósticos e patologias associadas. Entretanto, como cada pessoa se apresentará de modo diferente e relatará problemas diversos, é crucial avaliar cada paciente individualmente e omitir exercícios ou optar pela modificação correta, conforme a necessidade. Se o paciente não tem força, flexibilidade ou controle suficientes para realizar um exercício corretamente, este não deve ser incluído nesse programa.

## Recomendações de exercícios para lesões e patologias lombares comuns

### PATOLOGIAS DISCAIS LOMBARES

| Patologia | Contraindicações gerais e precauções | Problemas comuns | Objetivos |
|---|---|---|---|
| **Discal**<br>- Degeneração<br>- Protrusão<br>- Herniação | - Evitar a flexão lombar profunda<br>- Evitar compressão (carregamento vertical)<br>- Evitar rotação intensa | - Dor lombar<br>- Instabilidade da coluna<br>- Fraqueza do *core*<br>- Rigidez dos posteriores da coxa ou dos flexores do quadril<br>- Postura ruim<br>- Sintomas periféricos (dor em membro inferior, dormência, formigamento) | - Descarregar o disco<br>- Executar exercícios baseados na extensão<br>- Estabilizar o *core*<br>- Aumentar a força<br>- Melhorar a flexibilidade do membro inferior (MI)<br>- Melhorar a postura |

## Exercícios recomendados

### Mat

Ponte (variação em posição neutra somente), Elevações unipodais, Rotação da coluna em decúbito dorsal, Elevação do tórax (variação 3 somente), Elevação do tórax com rotação (variação 3 somente), Pré-preparação para o cem, Alongamento unilateral modificado de perna, Apoio frontal, Elevação da perna de frente, Elevação lateral (variação 1), Extensão básica das costas, Esfinge, Trave, Preparação para a ponte sobre os ombros, ponte sobre os ombros.

### Reformer

Trabalho com os pés, Elevação inferior (variação 1 somente), Elevação inferior com extensão (variação da coluna em posição neutra somente), Séries de braços em decúbito dorsal, Coordenação unilateral de braço, Aberturas abdominais (variação cabeça para baixo), Séries de trabalho para os quadris, Alongamento dos adutores, Alongamento dos posteriores da coxa, Abdominais em quatro apoios (variação costas planas somente), Abdominais em quatro apoios invertidos (variação costas planas somente), *Scooter* (variação costas planas somente), Afundo em pé, Bíceps sentado (posição ajoelhada preferida), Romboides 1 (posição ajoelhada preferida), Romboides 2 (posição ajoelhada preferida), Rotação lateral bilateral (posição ajoelhada preferida), Expansão ampla do tórax (posição ajoelhada preferida), Abraço na árvore (posição ajoelhada preferida), Tríceps em quatro apoios, Remadas modificadas, Expansão do tórax, Puxada diagonal de ombro, Círculos de braço, Bíceps ajoelhado, Puxadas em decúbito ventral 1, Puxadas em decúbito ventral 2, Alongamento longo, Alongamento inferior, Controle de equilíbrio frontal modificado, Agachamentos laterais, Deslizamento híbrido, Saltos em série, Alongamento do quadrado do lombo.

### Cadillac

Respiração com barra de apoio (variação posição neutra), Trabalho de quadril: exercícios com as duas pernas em decúbito dorsal, Alongamento dos flexores do quadril em decúbito dorsal com assistência manual, Séries laterais com uma perna, Agachamentos assistidos, Afundos resistidos, Séries de trabalho de braços em pé.

### Wunda Chair

Rosca de pernas para os posteriores da coxa, Cisne modificado no solo, Flexão de braço unilateral, Tríceps em decúbito ventral, Cisne básico, Desenvolvimento de panturrilha, *Leg press* em pé, Afundo frontal, Descida de degraus para trás, Desenvolvimento de panturrilha no afundo frontal.

## OSTEOARTRITE LOMBOSSACRAL

| Patologia | Contraindicações gerais e precauções | Problemas comuns | Objetivos |
|---|---|---|---|
| **Osteoartrite**<br>• Osteoartrose<br>• Doença articular degenerativa<br>• Espondilose | • Evitar exercícios de alto impacto<br>• Reduzir a intensidade quando sintomática | • Dor<br>• Rigidez<br>• Amplitude de movimentos restrita<br>• Fraqueza do *core*<br>• Má postura | • Melhorar a articulação e a mobilidade da coluna<br>• Melhorar a flexibilidade<br>• Estabilizar o *core*<br>• Melhorar a força<br>• Melhorar a postura |

## Exercícios recomendados

### Mat

Ponte, Elevações unipodais, Rotação da coluna em decúbito dorsal, Elevação do tórax, Elevação do tórax com rotação, Preparação para o cem, Pré-preparação para o cem, Alongamento unilateral de perna, Alongamento unilateral modificado de perna, Apoio frontal, Elevação da perna de frente, Elevação lateral, Extensão básica das costas, Esfinge, Trave, Preparação para a ponte sobre os ombros, Ponte sobre os ombros.

### Reformer

Trabalho com os pés, Elevação inferior com extensão, Séries de braços em decúbito dorsal, Preparação para o cem, Coordenação unilateral de braço, Aberturas abdominais, Séries de trabalho para os quadris, Alongamento dos adutores, Alongamento dos posteriores da coxa, Abdominais em quatro apoios, Abdominais em quatro apoios invertidos, *Scooter*, Afundo em pé, Alongamento do quadrado do lombo, Bíceps sentado, Romboides 1, Romboides 2, Rotação lateral bilateral, Expansão ampla do tórax, Abraço na árvore, Tríceps em quatro apoios, Remadas modificadas, Expansão do tórax (começar com a variação na caixa longa), Puxada diagonal de ombro, Círculos de braço (começar com a variação na caixa longa), Bíceps ajoelhado (começar com a variação na caixa longa), Puxadas em decúbito ventral 1, Puxadas em decúbito ventral 2, Alongamento superior 1, Alongamento superior 2, Alongamento superior 3, Alongamento inferior, Deslizamento híbrido, Agachamentos laterais, Alongamento do quadrado do lombo.

### Cadillac

Ponte com barra de rolagem, Respiração com barra de apoio, Trabalho de quadril: exercícios com as duas pernas em decúbito dorsal, Alongamento dos flexores do quadril em decúbito dorsal com assistência manual, Protração e retração em decúbito dorsal sobre o rolo de espuma, Séries laterais com uma perna, Alongamentos com barra de apoio na posição sentada, Agachamentos assistidos, Afundos resistidos, Séries de trabalho de braços em pé.

*Wunda Chair*

Ponte, Rosca de pernas para os posteriores da coxa, Cisne modificado no solo, Encolhimentos invertidos, Desenvolvimento de tríceps sentado, Tríceps em decúbito ventral, Cisne básico, Alongamento do piriforme, *Leg press* em pé.

**ESTENOSE LOMBAR**

| Patologia | Contraindicações gerais e precauções | Problemas comuns | Objetivos |
|---|---|---|---|
| Estenose | ▪ Tomar cuidado com a extensão lombar<br>▪ Evitar extensão lombar se desencadear dor, dormência ou formigamento | ▪ Longo histórico de dor lombar, nas nádegas ou membros inferiores<br>▪ Peso, fraqueza nas nádegas ou membros inferiores<br>▪ Dormência ou formigamento em membros inferiores<br>▪ Dor que piora com a deambulação ou postura em pé<br>▪ Rigidez<br>▪ Restrição da amplitude de movimentos<br>▪ Marcha antálgica | ▪ Trabalhar em flexão primeiro, progredindo para a posição neutra e leve extensão quando livre de sintomas<br>▪ Melhorar a flexibilidade de membro inferior<br>▪ Estabilizar o *core*<br>▪ Aumentar a força<br>▪ Melhorar a postura |

## Exercícios recomendados

### Mat

Ponte, Elevações unipodais, Rotação da coluna em decúbito dorsal, Elevação do tórax (variação 1), Elevação do tórax com rotação (variação 1), Preparação para o cem, Pré-preparação para o cem, Alongamento unilateral modificado de perna, Apoio frontal, Elevação lateral, Esfinge (variação sobre a bola terapêutica), Preparação para a ponte sobre os ombros.

### Reformer

Trabalho com os pés, Elevação inferior, Séries de braços em decúbito dorsal (começar com a variação 1 da série), Preparação para o cem, Coordenação, Aberturas abdominais, Séries de trabalho para os quadris, Alongamento dos adutores, Alongamento dos posteriores da coxa, Abdominais em quatro apoios (variação costas curvas), Abdominais em quatro apoios invertidos, *Scooter*, Alongamento do quadrado do lombo, Bíceps sentado, Romboides 1, Romboides 2, Rotação lateral bilateral, Expansão ampla do tórax, Abraço na árvore, Tríceps em quatro apoios, Remadas modificadas, Expansão do tórax (começar com a variação na caixa longa), Puxada diagonal de ombro, Círculos de braço (começar com a variação na caixa longa), Bíceps ajoelhado (começar com a variação na caixa longa), Alongamento superior 1, Alongamento superior 2, Flexão de ombro, Deslizamento híbrido.

## Cadillac

Ponto com barra de rolagem, Respiração com barra de apoio, Trabalho de quadril: exercícios com as duas pernas em decúbito dorsal, Alongamento dos flexores do quadril em decúbito dorsal com assistência manual, Protração e retração em decúbito dorsal sobre o rolo de espuma, Alongamentos com barra de apoio na posição sentada (parte 1 somente), Agachamentos assistidos.

## Wunda Chair

Ponte, Rosca de pernas para os dos posteriores da coxa, Flexão de braço unilateral, Encolhimento invertidos, Desenvolvimento de tríceps sentado, Alongamento do piriforme, *Leg press* em pé, V invertido (variação 1).

## ESPONDILOLISTESE

| Patologia | Contraindicações gerais e precauções | Problemas comuns | Objetivos |
|---|---|---|---|
| Espondilolistese | ▪ Evitar extensão<br>▪ Tomar cuidado com as posições ou amplitudes de movimento extremas | ▪ Instabilidade da coluna<br>▪ Dor<br>▪ Rigidez<br>▪ Choques intermitentes de dor pelo(s) membro(s) inferior(es)<br>▪ Posteriores da coxa retesados<br>▪ Inclinação frontal durante a marcha<br>▪ Fraqueza do *core*<br>▪ Má postura | ▪ Obter estabilização lombopélvica<br>▪ Aumentar a força do *core*<br>▪ Sempre trabalhar em flexão ou posição neutra<br>▪ Melhorar a postura<br>▪ Aumentar a força |

## Exercícios recomendados

### Mat

Ponte, Elevações unipodais, Rotação da coluna em decúbito dorsal, Elevação do tórax (variação 1), Elevação do tórax com rotação (variação 1), Preparação para o cem, O cem (somente variações), Pré-preparação para o cem, Alongamento unilateral de perna, Apoio frontal, Elevação lateral, Esfinge (variação sobre a bola terapêutica), Preparação para a ponte sobre os ombros.

### Reformer

Trabalho com os pés, Elevação inferior, Séries de braços em decúbito dorsal (variação 1 da série), Preparação para o cem, Coordenação, Séries de trabalho para os quadris, Alongamento dos adutores, Alongamento dos posteriores da coxa, Abdominais em quatro apoios (costas curvas somente), Abdominais em quatro apoios invertidos (costas curvas somente), *Scooter* (costas curvas somente), Bíceps sentado, Romboides 1, Romboides 2, Rotação lateral bilateral, Expansão ampla do tórax, Abraço na árvore, Tríceps em quatro apoios, Remadas modificadas (variação na caixa longa), Expansão do tórax (variação na caixa longa), Puxada diagonal de ombro, Círculos de braço (variação na caixa longa), Bíceps ajoelhado (variação na caixa longa), Alongamento superior 1, Alongamento superior 2, Flexão de ombro, Deslizamento híbrido.

### Cadillac

Ponte com barra de rolagem, Respiração com barra de apoio, Trabalho de quadril: exercícios com as duas pernas em decúbito dorsal, Alongamento dos flexores do quadril em decúbito dorsal com assistência manual, Protração e retração em decúbito dorsal sobre o rolo de espuma, Alongamentos com barra de apoio na posição sentada (parte 1 somente), Agachamentos assistidos.

## Wunda Chair

Ponte, Rosca de pernas para os posteriores da coxa, Flexão de braço unilateral (posição de quatro apoios somente), Encolhimentos invertidos, Desenvolvimento de tríceps sentado, Alongamento do piriforme, *Leg press* em pé, Descida de degraus para trás.

## SÍNDROME DA FACETA ARTICULAR LOMBOSSACRAL

| Patologia | Contraindicações gerais e precauções | Problemas comuns | Objetivos |
|---|---|---|---|
| Síndrome da faceta articular lombossacral | ■ Evitar as posições de dor | ■ Dor lombar (localizada, pior em certas posições com base na localização da lesão)<br>■ Restrição da amplitude de movimentos<br>■ Má postura<br>■ Rigidez<br>■ Tensão muscular (extensores longos da coluna) | ■ Restaurar a amplitude de movimento normal<br>■ Melhorar a flexibilidade do MI<br>■ Melhorar a estabilização do *core*<br>■ Aumentar a força<br>■ Melhorar a postura<br>■ Melhorar a articulação e mobilidade da coluna |

## Exercícios recomendados

### Mat

Ponte, Elevações unipodais, Rotação da coluna em decúbito dorsal, Elevação do tórax (começar com a variação 1), Elevação do tórax com rotação (começar com a variação 1), Preparação para o cem, O cem, Pré-preparação para o cem, Alongamento unilateral de perna, Alongamento unilateral modificado de perna, Apoio frontal, Elevação da perna de frente, Elevação lateral (cuidado: pode ser dolorosa dependendo do local da lesão), Extensão básica das costas, Natação, Esfinge, Trave, Preparação para a ponte sobre os ombros, Ponte sobre os ombros.

### Reformer

Trabalho com os pés, Elevação inferior, Elevação inferior com extensão, Séries de braços em decúbito dorsal, Preparação para o cem, O cem, Coordenação, Coordenação unilateral de braço, Aberturas abdominais, Séries de trabalho para os quadris, Alongamento dos adutores, Alongamento dos posteriores da coxa, *Scooter*, Afundo em pé, Alongamento do quadrado do lombo, Bíceps sentado, Romboides 1, Romboides 2, Rotação lateral bilateral, Expansão ampla do tórax, Abraço na árvore, Tríceps em quatro apoios, Remadas modificadas, Expansão do tórax, Puxada diagonal de ombro, Círculos de braço, Bíceps ajoelhado, Puxadas em decúbito ventral 1, Puxadas em decúbito ventral 2, Alongamento superior 1, Alongamento superior 2, Alongamento superior 3, Alongamento longo, Alongamento inferior, Flexão de ombro, Deslizamento híbrido, Agachamentos laterais, Saltos em série.

## Cadillac

Ponte com barra de rolagem, Respiração com barra de apoio, Trabalho de quadril: exercícios com as duas pernas em decúbito dorsal, Alongamento dos flexores do quadril em decúbito dorsal com assistência manual, Protração e retração em decúbito dorsal sobre o rolo de espuma, Séries laterais com uma perna, Alongamentos com barra de apoio na posição sentada (parte 1 somente), Agachamentos assistidos, Séries de trabalho de braços em pé.

## Wunda Chair

Pelve, Rosca de pernas para os posteriores da coxa, Cisne modificado no solo, Flexão de braço unilateral, Encolhimentos invertidos, Desenvolvimento de tríceps sentado, Tríceps em decúbito ventral, Cisne básico, Desenvolvimento de tronco sentado, Alongamento do piriforme, *Leg press* em pé.

## SÍNDROME POSTURAL

| Patologia | Contraindicações gerais e precauções | Problemas comuns | Objetivos |
|---|---|---|---|
| Síndrome postural | - Nenhuma | - Dor lombar<br>- Má postura<br>- Fraqueza do *core*<br>- Instabilidade lombossacral<br>- Tensão dos flexores do quadril<br>- Tensão dos posteriores da coxa<br>- Rigidez | - Melhorar a postura<br>- Melhorar a flexibilidade de MI<br>- Estabilizar o *core*<br>- Aumentar a força<br>- Melhorar a articulação e mobilidade da coluna |

## Exercícios recomendados

Todos.

## DOR CIÁTICA

| Patologia | Contraindicações gerais e precauções | Problemas comuns | Objetivos |
|---|---|---|---|
| **Dor ciática**<br>• Compressão do nervo isquiático causada por herniação discal, estenose ou esporões ósseos | • Contraindicações específicas e precauções dependem da fonte da compressão nervosa.<br>• Geralmente a patologia discal é a causa, então siga as precauções para problemas discais.<br>• Evitar flexão lombar profunda, compressão (carregamento vertical) e rotação intensa | • Dor lombar que se irradia das nádegas até a face posterior da coxa, perna e pé<br>• Instabilidade da coluna<br>• Fraqueza do *core*<br>• Rigidez dos posteriores da coxa e flexores do quadril<br>• Má postura<br>• Outros sintomas periféricos (dormência, formigamento em membro inferior) | • Descarregar o disco<br>• Estabilização do *core*<br>• Aumentar a força<br>• Melhorar a flexibilidade do MI<br>• Melhorar a postura |

## Exercícios recomendados

### Mat

Ponte (variação posição neutra somente), Elevações unipodais, Rotação da coluna em decúbito dorsal, Elevação do tórax (variação 3 somente), Elevação do tórax com rotação (variação 3 somente), Pré-preparação para o cem, Alongamento unilateral modificado de perna, Apoio frontal, Elevação da perna de frente, Elevação lateral (variação 1), Extensão básica das costas, Natação, Esfinge, Trave, Preparação para a ponte sobre os ombros, Ponte sobre os ombros.

### Reformer

Trabalho com os pés, Elevação inferior (variação 1 somente), Elevação inferior com extensão (variação com a coluna em posição neutra somente), Séries de braços em decúbito dorsal, Coordenação unilateral de braço, Aberturas abdominais (variação cabeça para baixo), Séries de trabalho para os quadris, Alongamento dos adutores, Alongamento dos posteriores da coxa, Abdominais em quatro apoios (versão costas planas somente), Abdominais em quatro apoios invertidos (versão costas planas somente), *Scooter* (variação costas planas somente), Afundo em pé, Bíceps sentado, Romboides 1, Romboides 2, Rotação lateral bilateral, Expansão ampla do tórax, Abraço na árvore, Tríceps em quatro apoios, Remadas modificadas, Expansão do tórax, Puxada diagonal de ombro, Círculos de braço, Bíceps ajoelhado, Puxadas em decúbito ventral 1, Puxadas em decúbito ventral 2, Alongamento longo, Alongamento inferior, Agachamentos laterais, Deslizamento híbrido, Saltos em série.

## Cadillac

Respiração com barra de apoio (variação posição neutra), Trabalho de quadril: exercícios com as duas pernas em decúbito dorsal, Alongamento dos flexores do quadril em decúbito dorsal com assistência manual, Séries laterais com uma perna, Agachamentos assistidos, Afundos resistidos, Séries de trabalho de braços em pé.

## Wunda Chair

Ponte, Cisne modificado no solo, Flexão de braço unilateral, Tríceps em decúbito ventral, Cisne básico, *Leg press* em pé, Afundo frontal, Descida de degraus para trás.

## DISFUNÇÃO DA ARTICULAÇÃO SACROILÍACA

| Patologia | Contraindicações gerais e precauções | Problemas comuns | Objetivos |
|---|---|---|---|
| Disfunção da articulação sacroilíaca<br>• Instabilidade ou hipomobilidade | • Evitar exercícios de apoio de peso unilateral, quando sintomático<br>• Evitar exercícios de elevação inferior ou de ponte no estágio agudo | • Dor na área lombar e das nádegas e, geralmente, irradiada para a virilha ou face posterior da coxa<br>• Dor agravada por apoio de peso unilateral (postura em pé unipodal, deambulação, subir escadas)<br>• Instabilidade lombossacral<br>• Posteriores da coxa, flexores do quadril ou piriforme retesados<br>• Glúteos enfraquecidos | • Melhorar a estabilização lombopélvica<br>• Aumentar a força do *core*<br>• Fortalecer os músculos glúteos<br>• Melhorar a postura<br>• Melhorar a flexibilidade do MI |

## Exercícios recomendados

### Mat

Elevações unipodais, Rotação da coluna em decúbito dorsal, Elevação do tórax, Elevação do tórax com rotação, Preparação para o cem, O cem, Pré-preparação para o cem, Alongamento unilateral de perna, Alongamento unilateral modificado de perna, Apoio frontal, Elevação da perna de frente, Elevação lateral, Extensão básica das costas, Natação.

### Reformer

Trabalho com os pés, Séries de braços em decúbito dorsal, Preparação para o cem, O cem, Coordenação, Coordenação unilateral de braço, Aberturas abdominais, Séries de trabalho para os quadris, Alongamento dos adutores, Alongamento dos posteriores da coxa, Abdominais em quatro apoios, Abdominais em quatro apoios invertidos, Alongamento do quadrado do lombo, Bíceps sentado, Romboides 1, Romboides 2, Rotação lateral bilateral, Expansão ampla do tórax, Abraço na árvore, Tríceps em quatro apoios, Remadas modificadas, Expansão do tórax, Puxada diagonal de ombro, Círculos de braço, Bíceps ajoelhado, Puxadas em decúbito ventral 1, Puxadas em decúbito ventral 2, Alongamento superior 1, Alongamento superior 2, Alongamento superior 3, Alongamento longo, Alongamento inferior, Flexão de ombro, Deslizamento híbrido.

## Cadillac

Trabalho de quadril: exercícios com as duas pernas em decúbito dorsal, Alongamento dos flexores do quadril em decúbito dorsal com assistência manual, Séries laterais com uma perna, Alongamentos com barra de apoio na posição sentada, Agachamentos assistidos, Afundos resistidos[a], Séries de trabalho de braços em pé.

## Wunda Chair

Ponte, Cisne modificado no solo, Flexão de braço unilateral, Encolhimentos invertidos, Desenvolvimento de tríceps sentado, Tríceps em decúbito ventral, Cisne básico, Alongamento do piriforme, *Leg press* em pé[a], Afundo completo[a], Descida de degraus para trás[a], V invertido.

[a] Não apropriado para casos agudos.

# 11

# O ombro

Quando nos referimos ao complexo do ombro, não estamos falando apenas da articulação do ombro (glenoumeral). Devemos considerar toda a região: três ossos (úmero, clavícula e escápula), quatro articulações (glenoumeral, acromioclavicular, esternoclavicular e escapulotorácica) e vários músculos. A articulação glenoumeral é a articulação mais móvel do corpo humano. Com a complexidade dessa região e a extrema mobilidade, surge a falta de estabilidade e, portanto, um alto risco de lesão. Todos os músculos do cíngulo do membro superior devem trabalhar juntos para fornecer a coordenação do movimento chamado ritmo escapuloumeral. Isso envolve a estabilização da escápula, a elevação do úmero pelo deltoide e a contraforça ao deltoide fornecida pelo manguito rotador para manter a cabeça do úmero encaixada na articulação glenoumeral, de modo que não ocorram impactos. Quando todos esses movimentos acontecem adequadamente, o ombro pode ser elevado acima da cabeça sem dor.

Sem a mecânica correta, é provável que, em algum momento, ocorram problemas no ombro ou em áreas relacionadas, como a região cervical ou as costas. Esses problemas podem se manifestar na forma de tendinopatia, ruptura muscular, luxação ou simplesmente o uso excessivo de outros grupos musculares, como a porção descendente do trapézio, que, por sua vez, podem causar tensão na região cervical e no ombro. Como revisto no Capítulo 1, vários estudos descobriram que a má postura torácica, a biomecânica anormal do ombro e a instabilidade escapular frequentemente são causas ou efeitos dos distúrbios cervicais do ombro. Os resultados do estudo feito por Emery et al. (2010) forneceram evidências para sustentar que o treinamento de Pilates poderia ajudar a prevenir tais distúrbios.

Muitos exercícios de Pilates, especialmente no repertório avançado, impõem grandes demandas sobre a articulação do ombro. Portanto, uma compreensão clara da mecânica do ombro é essencial para ensinar corretamente esses exercícios e evitar lesões. Ao mesmo tempo, como muitos exercícios são de cadeia fechada, e alguns até mesmo de cadeia fechada unilateral, o Pilates, quando usado corretamente, é um excelente modo de obter estabilização escapular e, portanto, ombros fortes e saudáveis; veja as tabelas a seguir.

Observe que essas tabelas representam o que geralmente seria apropriado para pacientes com diagnósticos ou patologias associados. Entretanto, como cada pessoa se apresentará de maneira diferente e terá problemas diferentes, é crucial avaliar cada paciente de modo individual e omitir os exercícios ou escolher a modificação correta, conforme apropriado. Se o paciente não tiver força, flexibilidade ou controle para realizar um exercício corretamente, este não deve ser incluído em seu programa.

# Recomendações de exercícios para lesões e patologias comuns do ombro

### SÍNDROME DO IMPACTO, BURSITE E TENDINITE

| Patologia | Contraindicações gerais e precauções | Problemas comuns | Objetivos |
|---|---|---|---|
| Síndrome do impacto<br>Bursite<br>Tendinite | ■ Evitar movimentos ou a elevação de peso acima da cabeça | ■ Dor ao estender os membros superiores acima da cabeça<br>■ Dor ao estender os membros superiores para trás<br>■ Má postura (cabeça inclinada para a frente, ombros curvados)<br>■ Estabilização escapular inadequada<br>■ Hipermobilidade dos ombros<br>■ Biomecânica inadequada (ritmo escapuloumeral disfuncional) | ■ Aumentar a força dos estabilizadores escapulares<br>■ Fortalecer os músculos do manguito rotador<br>■ Melhorar a postura (fortalecer os músculos que direcionam os ombros para baixo e para trás)<br>■ Alongar os músculos que tracionam os ombros para a frente<br>■ Restaurar o ritmo escapuloumeral normal<br>■ Aumentar a força do *core* |

## Exercícios recomendados

*Mat*

Ponte, Elevações unipodais, Rotação da coluna em decúbito dorsal, Elevação do tórax (variação 4), Elevação do tórax com rotação (variação 4), Preparação para o cem, O cem, Alongamento unilateral de perna, Apoio frontal (sobre os cotovelos), Elevação da perna de frente (sobre os cotovelos), Elevação lateral (sobre os cotovelos), Extensão básica das costas, Esfinge, Preparação para a ponte sobre os ombros, Ponte sobre os ombros.

*Reformer*

Trabalho com os pés, Elevação inferior, Elevação inferior com extensão, Séries de braços em decúbito dorsal, Preparação para o cem, O cem, Coordenação, Coordenação unilateral de braço, Aberturas abdominais, Séries de trabalho para os quadris, Abdominais em quatro apoios, Abdominais em quatro apoios invertidos, *Scooter*, Bíceps sentado, Romboides 1, Romboides 2, Rotação lateral bilateral, Expansão ampla do tórax, Abraço na árvore, Tríceps em quatro apoios, Remadas modificadas, Expansão do tórax, Rotação medial do ombro, Rotação lateral do ombro, Bíceps ajoelhado, Puxadas em decúbito ventral 1, Puxadas em decúbito ventral 2, Alongamento inferior, Flexão de ombro, Controle de equilíbrio frontal modificado.

## Cadillac

Ponte com barra de rolagem, Protração e retração em decúbito dorsal sobre o rolo de espuma, Agachamentos assistidos, Séries de trabalho de braços em pé, Expansão do tórax, Abraço na árvore, Bíceps.

## Wunda Chair

Ponte, Flexão de braço unilateral, Encolhimentos invertidos, Desenvolvimento de tríceps sentado, Tríceps em decúbito ventral, Cisne básico, Desenvolvimento de tronco sentado, V invertido.

## LESÃO DO MANGUITO ROTADOR

| Patologia | Contraindicações gerais e precauções | Problemas comuns | Objetivos |
|---|---|---|---|
| **Lesão do manguito rotador**<br>• Ruptura do manguito rotador<br>• Estado pós-reparo do manguito rotador<br>• Para pós-operatório de reparo do manguito rotador, seguir protocolo específico do médico quando for iniciar os exercícios | • Evitar estender os membros superiores ou levantar peso acima da cabeça | • Dor no ombro que piora com a elevação do braço acima da cabeça ou ao estender os braços para trás<br>• Dor noturna<br>• Dor irradiada para a face lateral do braço<br>• Fraqueza dos músculos do ombro e braço<br>• Inclinação frontal da cabeça ou postura de ombros curvados<br>• Estabilização escapular deficiente<br>• Ritmo escapuloumeral deficiente | • Aumentar a força dos estabilizadores escapulares<br>• Melhorar a postura (fortalecer músculos que tracionam os ombros para trás e para baixo)<br>• Alongar os músculos que tracionam os ombros para a frente<br>• Fortalecer o manguito rotador<br>• Restaurar a amplitude de movimento completa<br>• Restaurar o ritmo escapuloumeral normal<br>• Aumentar a força do *core* |

## Exercícios recomendados

### Mat

Ponte, Elevações unipodais, Rotação da coluna em decúbito dorsal, Elevação do tórax (variação 4), Elevação do tórax com rotação (variação 4), Preparação para o cem, O cem, Pré-preparação para o cem, Alongamento unilateral de perna, Apoio frontal (sobre os cotovelos), Elevação da perna de frente (sobre os cotovelos), Elevação lateral (sobre os cotovelos), Extensão básica das costas, Esfinge, Trave, Preparação para a ponte sobre os ombros, Ponte sobre os ombros.

### Reformer

Trabalho com os pés (segurar o pino com a palma para cima), Elevação inferior, Elevação inferior com extensão, Séries de braços em decúbito dorsal, Preparação para o cem, O cem, Coordenação, Coordenação unilateral de braço, Aberturas abdominais, Séries de trabalho para os quadris, Abdominais em quatro apoios, Abdominais em quatro apoios invertidos, *Scooter*, Bíceps sentado, Rotação lateral bilateral, Expansão ampla do tórax, Tríceps em quatro apoios, Remadas modificadas, Expansão do tórax, Rotação medial do ombro, Rotação lateral do ombro, Bíceps ajoelhado, Puxadas em decúbito ventral 1, Puxadas em decúbito ventral 2, Alongamento inferior, Flexão de ombro, Controle de equilíbrio frontal modificado.

## Cadillac

Ponte com barra de rolagem, Protração e retração em decúbito dorsal sobre o rolo de espuma, Agachamentos assistidos, Séries de trabalho de braços em pé, Expansão do tórax, Abraço na árvore, Bíceps.

## Wunda Chair

Ponte, Flexão de braço unilateral (posição de quatro apoios), Encolhimentos invertidos, Desenvolvimento de tríceps sentado, Tríceps em decúbito ventral, Cisne básico.

## OMBRO CONGELADO

| Patologia | Contraindicações gerais e precauções | Problemas comuns | Objetivos |
|---|---|---|---|
| Capsulite adesiva (ombro congelado) | ▪ Evitar exercícios que causem dor<br>▪ Não forçar qualquer amplitude de movimento | ▪ Amplitude de movimento extremamente limitada (sobretudo em rotação lateral e abdução)<br>▪ Dor no ombro e braço que piora com o movimento<br>▪ Rigidez articular do ombro<br>▪ Hipomobilidade escapular<br>▪ Ombros curvos e, geralmente, postura da cabeça anteriorizada<br>▪ Atrofia ou fraqueza da musculatura do ombro<br>▪ Dificuldade ou incapacidade com atividades da vida diária (como escovar os cabelos ou fechar o sutiã) | ▪ Mobilização escapular<br>▪ Fortalecer a musculatura do ombro em posições livres de dor<br>▪ Melhorar a postura<br>▪ Restaurar a amplitude de movimento normal e o ritmo escapuloumeral<br>▪ Aumentar a força do *core* |

## Exercícios recomendados

### Mat

Ponte, Elevações unipodais, Rotação da coluna em decúbito dorsal, Elevação do tórax (variação 4), Elevação do tórax com rotação (variação 4), Preparação para o cem, O cem, Alongamento unilateral de perna, Apoio frontal (sobre os cotovelos), Elevação da perna de frente (sobre os cotovelos), Extensão básica das costas, Esfinge, Preparação para a ponte sobre os ombros, Ponte sobre os ombros.

### Reformer

Trabalho com os pés (segurar o pino com a palma para cima), Elevação inferior, Elevação inferior com extensão, Séries de braços em decúbito dorsal (em uma amplitude de movimento confortável), Preparação para o cem, O cem, Coordenação, Coordenação unilateral de braço, Aberturas abdominais, Séries de trabalho para os quadris, Abdominais em quatro apoios, Abdominais em quatro apoios invertidos, *Scooter*, Afundo em pé, Bíceps sentado (braços em uma altura confortável), Rotação lateral bilateral, Tríceps em quatro apoios, Remadas modificadas, Expansão do tórax, Rotação medial do ombro,

Rotação lateral do ombro, Puxadas em decúbito ventral 1, Puxadas em decúbito ventral 2, Alongamento inferior, Controle de equilíbrio frontal modificado.

## Cadillac

Ponte com barra de rolagem, Protração e retração em decúbito dorsal sobre o rolo de espuma (dependendo da amplitude de movimento disponível), Agachamentos assistidos, Séries de trabalho de braços em pé, Expansão do tórax, Bíceps.

## Wunda Chair

Ponte, Encolhimentos invertidos, Desenvolvimento de tríceps sentado, Tríceps em decúbito ventral, Cisne básico.

## RUPTURA DO LÁBIO GLENOIDAL

| Patologia | Contraindicações gerais e precauções | Problemas comuns | Objetivos |
|---|---|---|---|
| Ruptura do lábio glenoidal Instabilidade do ombro | ▪ Ter cuidado com exercícios de membros superiores acima da cabeça<br>▪ Ter cautela com posições de vulnerabilidade, como abdução e rotação lateral combinadas<br>▪ Evitar exercícios com apoio de peso mais avançados em braço de alavanca longo (p. ex., inclinação lateral ou alongamento superior 3, ou alongamento longo) | ▪ Instabilidade do ombro<br>▪ Dor no ombro ou no braço com o movimento e atividades<br>▪ Fraqueza dos músculos estabilizadores da escápula<br>▪ Articulações glenoumeral, acromioclavicular ou esternoclavicular hipermóveis<br>▪ Histórico de receio de subluxação do ombro<br>▪ Função do ombro limitada por apreensão<br>▪ Estalido ou apreensão com sensação de movimento do ombro<br>▪ Ritmo escapuloumeral inadequado | ▪ Aumentar a força dos estabilizadores escapulares<br>▪ Fortalecer o manguito rotador<br>▪ Realizar vários exercícios de cadeia fechada que necessitem de cocontração, promovendo a estabilidade articular<br>▪ Restaurar o ritmo escapuloumeral normal<br>▪ Aumentar a força do *core* |

## Exercícios recomendados

### Mat

Ponte, Elevações unipodais, Rotação da coluna em decúbito dorsal, Elevação do tórax (variação 4), Elevação do tórax com rotação (variação 4), Preparação para o cem, O cem, Alongamento unilateral de perna, Apoio frontal (sobre os cotovelos), Elevação da perna de frente (sobre os cotovelos), Elevação lateral (sobre o cotovelo), Extensão básica das costas, Natação, Esfinge, Trave, Preparação para a ponte sobre os ombros, Ponte sobre os ombros.

### Reformer

Trabalho com os pés (variação 1), Elevação inferior, Elevação inferior com extensão, Séries de braços em decúbito dorsal, Preparação para o cem, O cem, Coordenação, Coordenação unilateral de braço, Aberturas abdominais, Abdominais em quatro apoios, Abdominais em quatro apoios invertidos, *Scooter*, Bíceps sentado, Romboides 1, Romboides 2, Rotação lateral bilateral, Expansão ampla do tórax, Abraço na árvore, Tríceps em quatro apoios, Remadas modificadas, Expansão do tórax, Rotação medial do ombro, Rotação lateral do ombro, Puxada diagonal de ombro, Braços acima da cabeça, Bíceps ajoelhado, Puxadas em decúbito ventral 1, Puxadas em decúbito ventral 2, Alongamento superior 1, Alongamento superior 2, Alongamento inferior, Flexão de ombros, Controle de equilíbrio frontal modificado.

## Cadillac

Ponte com barra de rolagem, Respiração com barra de apoio, Protração e retração em decúbito dorsal sobre o rolo de espuma, Protração e retração na posição sentada, Agachamentos assistidos, Afundos resistidos, Séries de trabalho de braços em pé.

## Wunda Chair

Ponte, Cisne modificado no solo, Flexão unilateral de braço (na posição de quatro apoios ou meia prancha), Encolhimentos invertidos, Desenvolvimento de tríceps sentado, Tríceps em decúbito ventral, Cisne básico, V invertido (variação 1).

# 12

# O quadril

O quadril é uma das maiores articulações, possui o ligamento mais forte do corpo, e o fêmur proximal transmite cargas maiores do que qualquer outra parte do corpo. A estrutura articular do quadril e sua cápsula fibrosa forte, mas frouxa, permitem que ela tenha a segunda maior amplitude de movimento entre todas as nossas articulações e, ainda assim, seja capaz de suportar o peso do tronco, braços e cabeça. À medida que envelhecemos, a mobilidade do quadril diminui. A manutenção da amplitude de movimento do quadril adequada é necessária para atividades simples da vida diária, como caminhar, correr, subir escadas, sentar, levantar e sair de uma cadeira, pegar coisas no chão e amarrar sapatos. Muitos dos exercícios de cadeia aberta e alongamentos do repertório de Pilates (p. ex., série de trabalho para os quadris [pernas nas correias]) abordam essa questão de manutenção da mobilidade das articulações do quadril.

Apesar de as lesões do quadril não serem tão comuns como as do joelho, ou as da parte lombar da coluna, muitas vezes a disfunção ou a fraqueza dos quadris é um fator de contribuição, ou até mesmo causa, para problemas nessas outras áreas. Para atletas cujas atividades ocorrem sobretudo no plano sagital (corrida, ciclismo, batidas rápidas dos pés na natação), considero que os exercícios de Pilates apresentados neste livro são especialmente benéficos, porque desafiam os músculos do plano frontal que são subutilizados ou inibidos com frequência (glúteos e adutores).

A American Association of Hip and Knee Surgeons afirmou que, como as pessoas estão vivendo cada vez mais, a artrite se torna cada vez mais comum. Projeta-se que até 2030 a demanda por artroplastias totais do quadril aumentará em 174%, para 572 mil só nos Estados Unidos (Kurtz et al., 2007). Mas a maioria dos especialistas concorda que o exercício terapêutico de baixo impacto (Pilates) e o exercício aquático são bastante eficazes na redução da dor e no adiamento da necessidade de artroplastias do quadril.

Veja as tabelas a seguir para prescrições de exercícios nas condições relacionadas ao quadril. Observe que essas tabelas representam o que geralmente seria apropriado para pacientes com patologias ou diagnósticos associados. Entretanto, como cada pessoa se apresentará de maneira diferente e terá problemas diferentes, é crucial avaliar cada paciente individualmente e excluir os exercícios ou escolher a modificação correta, conforme apropriado. Se o paciente não possuir a força, flexibilidade ou controle para realizar um exercício corretamente, este não deve ser incluído em seu programa.

# Recomendações de exercícios para lesões e patologias comuns de quadril

### ARTROPLASTIA TOTAL DE QUADRIL

| Patologia | Contraindicações gerais e precauções | Problemas comuns | Objetivos |
|---|---|---|---|
| Estado pós-operatório de artroplastia total de quadril | ▪ As especificidades variam dependendo do cirurgião e do tipo de artroplastia (abordagem). É melhor consultar o cirurgião e seguir seu protocolo específico<br>▪ Nos últimos anos, muitos cirurgiões estão utilizando técnicas que não restringem o apoio de peso e não geram posições contraindicadas<br>▪ Entretanto, tradicionalmente, é contraindicado o apoio de peso total ou parcial por até seis semanas<br>▪ Para uma abordagem posterior ou posterolateral, evitar flexão do quadril > 90 graus, rotação medial do quadril, adução além da posição neutra<br>▪ Para uma abordagem anterior, evitar combinação de extensão e rotação lateral do quadril<br>▪ Geral: evitar exercícios de propulsão e de alto impacto (sem saltos na prancha) | ▪ Limitação da amplitude de movimento<br>▪ Rigidez<br>▪ Retesamento muscular<br>▪ Fraqueza muscular (principalmente abdutores e extensores)<br>▪ Fraqueza do *core*<br>▪ Anormalidades da marcha ou marcha antálgica<br>▪ Equilíbrio ou propriocepção inadequados<br>▪ Dor | ▪ Restaurar a amplitude de movimento do quadril<br>▪ Aumentar a flexibilidade do membro inferior (MI)<br>▪ Fortalecer os músculos do quadril e MI<br>▪ Melhorar o equilíbrio e a propriocepção<br>▪ Aumentar a força e a estabilidade do *core*<br>▪ Normalizar a marcha<br>▪ Reduzir a dor e o edema |

## Exercícios recomendados

*Mat*

Ponte, Elevações unipodais, Rotação da coluna em decúbito dorsal (variações 1 e 2), Alongamento unilateral de perna, Alongamento unilateral modificado de perna, Apoio frontal (variação sobre os cotovelos), Elevação da perna de frente (variação sobre os cotovelos), Elevação lateral, Natação, Preparação para a ponte sobre os ombros, Ponte sobre os ombros.

*Reformer*

Trabalho com os pés, Elevação inferior, Elevação inferior com extensão, Aberturas abdominais, Séries de trabalho para os quadris, Alongamento dos adutores, Alongamento dos posteriores da coxa, Abdominais em quatro apoios, *Scooter*, Afundo em pé, Alongamento superior 1, Alongamento superior 2, Alongamento inferior, Extensão terminal do joelho, Rosca de pernas para os posteriores da coxa (variação em pé somente se a flexão do quadril além dos 90 graus estiver contraindicada), Deslizamento híbrido, Agachamentos laterais.

*Cadillac*

Ponte com barra de rolagem, Respiração com barra de apoio, Trabalho de quadril: exercícios com as duas pernas em decúbito dorsal, Alongamento dos flexores do quadril em decúbito dorsal com assistência manual, Séries laterais com uma perna, Agachamentos assistidos (com progressões para desafiar o equilíbrio), Afundos resistidos, Séries de trabalho de braços em pé (com progressões para desafiar o equilíbrio).

*Wunda Chair*

Ponte, Rosca de pernas para os posteriores da coxa, Desenvolvimento de panturrilha, *Leg press* em pé, Afundo frontal (variação 4 para limitar o grau de flexão do quadril; começar com as variações 1, 2 ou 3), Descida de degraus para trás (variação 1 ou 2), Desenvolvimento de panturrilha no afundo frontal (variação 1 ou 2).

## OSTEOARTRITE DE QUADRIL

| Patologia | Contraindicações gerais e precauções | Problemas comuns | Objetivos |
|---|---|---|---|
| **Osteoartrite**<br>■ Osteoartrite<br>■ Doença articular degenerativa | ■ Evitar exercícios unilaterais com apoio de peso<br>■ Evitar exercícios de alto impacto<br>■ Evitar o carregamento excessivo da articulação do quadril | ■ Dor no quadril, virilha, nádegas ou coxa<br>■ Rigidez<br>■ Restrição da amplitude de movimento (ADM)<br>■ Fraqueza do core<br>■ Piora da dor ao deambular pela manhã ou após longos períodos de inatividade<br>■ Marcha antálgica<br>■ Dificuldade com as atividades de vida diária: agachamento, vestir-se, subir escadas, entrar e sair de um carro ou uma cadeira ou usar o vaso sanitário<br>■ O peso corporal excessivo acarreta cargas elevadas sobre a articulação do quadril | ■ Fortalecer os músculos do quadril e do membro inferior<br>■ Fortalecer os músculos do core<br>■ Melhorar a flexibilidade geral<br>■ Reduzir a carga sobre o quadril<br>■ Mobilizar a articulação do quadril (exercícios de cadeia aberta) |

## Exercícios recomendados

### Mat

Ponte, Elevações unipodais, Rotação da coluna em decúbito dorsal (variações 1 e 2), Alongamento unilateral de perna, Alongamento unilateral modificado de perna, Apoio frontal, Elevação da perna de frente, Elevação lateral, Natação, Preparação para a ponte sobre os ombros, Ponte sobre os ombros.

### Reformer

Trabalho com os pés, Elevação inferior, Elevação inferior com extensão, Aberturas abdominais, Séries de trabalho para os quadris, Alongamento dos adutores, Alongamento dos posteriores da coxa, Abdominais em quatro apoios, Abdominais em quatro apoios invertidos, Alongamento superior 1 (e variação elefante), Alongamento superior 2, Alongamento inferior, Flexão de ombro, Extensão terminal do joelho (variação sentada somente), Rosca de pernas para os posteriores da coxa (sentado).

*Cadillac*

Ponte com barra de rolagem, Respiração com barra de apoio, Trabalho de quadril: exercícios com as duas pernas em decúbito dorsal, Alongamento dos flexores do quadril em decúbito dorsal com assistência manual, Séries laterais com uma perna, Agachamentos assistidos.

*Wunda Chair*

Ponte, Rosca de pernas para os posteriores da coxa, Alongamento do piriforme.

## BURSITE DO QUADRIL

| Patologia | Contraindicações gerais e precauções | Problemas comuns | Objetivos |
|---|---|---|---|
| Bursite | Evitar posições que exerçam pressão sobre a bolsa:<br>• Do trocanter maior – não se posicionar em decúbito lateral<br>• Isquioglútea (IG) – não se sentar<br>• Do iliopsoas – evitar ativação excessiva dos flexores do quadril | • Dor<br>• Sensibilidade local sobre a bolsa<br>• Limitação da ADM<br>• Retesamento muscular (geralmente trato iliotibial e flexores do quadril)<br>• Fraqueza e desequilíbrio do MI<br>• Fraqueza do core | • Aumentar a flexibilidade do MI<br>• Fortalecer os músculos enfraquecidos do quadril e MI (geralmente glúteos)<br>• Aumentar a força e a estabilidade do core<br>• Melhorar o equilíbrio e a propriocepção |

## Exercícios recomendados

### Mat

Ponte, Elevações unipodais, Rotação da coluna em decúbito dorsal, Alongamento unilateral de perna, Alongamento unilateral modificado de perna, Apoio frontal, Elevação da perna de frente, Elevação lateral, Natação, Preparação para a ponte sobre os ombros, Ponte sobre os ombros.

### Reformer

Trabalho com os pés, Elevação inferior, Elevação inferior com extensão, Séries de trabalho para os quadris, Alongamento dos adutores, Alongamento dos posteriores da coxa, Abdominais em quatro apoios, Abdominais em quatro apoios invertidos[a], *Scooter*, Afundo em pé, Alongamento do quadrado do lombo[b], Alongamento superior 1, Alongamento superior 2, Alongamento superior 3, Alongamento longo, Alongamento inferior, Extensão terminal do joelho[c], Rosca de pernas para os posteriores da coxa[d], Deslizamento híbrido, Agachamentos laterais, Saltos em série.

### Cadillac

Ponte com barra de rolagem, Respiração com barra de apoio, Trabalho de quadril: exercícios com as duas pernas em decúbito dorsal, Alongamento dos flexores do quadril em decúbito dorsal com assistência manual, Séries laterais com uma perna, Agachamentos assistidos (progressão 2, 3 e 4), Afundos resistidos, Séries de trabalho de braços em pé (com progressões para desafiar o equilíbrio).

## Wunda Chair

Ponte, Rosca de pernas para os posteriores da coxa, Cisne modificado no solo, Desenvolvimento de tronco sentado[a], Alongamento do piriforme, Desenvolvimento de panturrilha, *Leg press* em pé, Afundo frontal, Descida de degraus para trás, Desenvolvimento de panturrilha no afundo frontal, V invertido.

[a] Não para iliopsoas.
[b] Em pé somente para isquioglútea.
[c] Variação em pé para isquioglútea, iliopsoas.
[d] Não para trocanter maior.

## SÍNDROME DO PIRIFORME

| Patologia | Contraindicações gerais e precauções | Problemas comuns | Objetivos |
|---|---|---|---|
| Síndrome do piriforme | ■ Se os sintomas se irradiam para o pé, seguir as precauções para problemas discais lombares | ■ Dor no quadril ou área das nádegas que irradia pela face posterior da coxa<br>■ Sensibilidade local sobre o músculo piriforme<br>■ Musculatura glútea fraca ou inativa<br>■ Flexores do quadril hiperativos, tensionados ou encurtados<br>■ Adutores de quadril tensionados<br>■ Músculos no plano sagital dominantes (quadríceps, posteriores da coxa)<br>■ Fraqueza do core<br>■ Disfunção da articulação sacroilíaca relacionada<br>■ Pés hiperpronados | ■ Aumentar a força e a estabilidade do core<br>■ Fortalecer os glúteos para reduzir a demanda sobre o piriforme<br>■ Aumentar a flexibilidade ou o comprimento dos flexores e adutores do quadril<br>■ Melhorar a força dos músculos do quadril e o controle neuromuscular<br>■ Reduzir o tempo gasto na posição sentada |

## Exercícios recomendados

### Mat

Ponte, Elevações unipodais, Rotação da coluna em decúbito dorsal, Elevação do tórax, Elevação do tórax com rotação, Pré-preparação para o cem, Alongamento unilateral modificado de perna, Apoio frontal, Elevação da perna de frente, Elevação lateral, Natação, Preparação para a ponte sobre os ombros, Ponte sobre os ombros.

### Reformer

Trabalho com os pés, Elevação inferior (variação 3), Elevação inferior com extensão (variação 3), Coordenação unilateral de braço, Preparação para o cem, Coordenação, Aberturas abdominais, Séries de trabalho para os quadris, Alongamento dos adutores, Alongamento dos posteriores da coxa, Abdominais em quatro apoios, Abdominais em quatro apoios invertidos, *Scooter*, Afundo em pé, Alongamento do quadrado do lombo, Alongamento superior 1 (e variação do elefante), Alongamento superior 2, Alongamento superior 3, Alongamento longo, Alongamento inferior, Deslizamento híbrido, Agachamentos laterais, Saltos em série.

## Cadillac

Ponte com barra de rolagem (variação 2), Respiração com barra de apoio, Trabalho de quadril: exercícios com as duas pernas em decúbito dorsal, Alongamento dos flexores do quadril em decúbito dorsal com assistência manual, Séries laterais com uma perna, Agachamentos assistidos (progressão 2, 3 e 4), Afundos resistidos, Séries de trabalho de braços em pé (com progressões para desafiar o equilíbrio).

## Wunda Chair

Ponte (variação 2), Desenvolvimento de tronco sentado, Alongamento do piriforme, *Leg press em pé*, Afundo frontal, Descida de degraus para trás, Desenvolvimento de panturrilha no afundo frontal, V invertido.

## LESÃO DOS FLEXORES DO QUADRIL

| Patologia | Contraindicações gerais e precauções | Problemas comuns | Objetivos |
|---|---|---|---|
| Distensão dos flexores do quadril | ▪ Evitar sobrecarga sobre os flexores do quadril<br>▪ Evitar períodos prolongados na posição sentada | ▪ Dor na área anterior do quadril, que pode irradiar pela frente da coxa<br>▪ Dor que aumenta com o movimento – elevação do joelho na direção do tórax<br>▪ Dor durante corridas, saltos, deambulação, uso de escadas<br>▪ Músculos flexores do quadril tensos e encurtados<br>▪ Fraqueza do core<br>▪ Pelve inclinada anteriormente, aumento da lordose lombar | ▪ Fortalecer glúteos<br>▪ Aumentar a flexibilidade ou o comprimento dos flexores do quadril<br>▪ Aumentar a força e a estabilidade do core<br>▪ Reduzir a carga sobre os flexores do quadril, encorajando a ativação dos músculos adutores e do assoalho pélvico<br>▪ Melhorar o equilíbrio e a propriocepção<br>▪ Reduzir a quantidade de tempo na posição sentada |

## Exercícios recomendados

*Mat*

Ponte (variação 2), Rotação da coluna em decúbito dorsal (variações 1 e 2), Elevação do tórax, Elevação do tórax com rotação, Preparação para o cem, Pré-preparação para o cem, Alongamento unilateral modificado de perna, Apoio frontal, Elevação da perna de frente, Elevação lateral, Natação, Preparação para a ponte sobre os ombros, Ponte sobre os ombros.

*Reformer*

Trabalho com os pés, Elevação inferior (variação 3), Elevação inferior com extensão (variação 3), Coordenação, Aberturas abdominais, Séries de trabalho para os quadris, Alongamento dos adutores, Alongamento dos posteriores da coxa, Abdominais em quatro apoios, Scooter, Afundo em pé, Alongamento do quadrado do lombo, Alongamento superior 1, Alongamento superior 2, Alongamento superior 3, Alongamento inferior, Extensão terminal do joelho, Deslizamento híbrido, Agachamentos laterais, Saltos em série.

*Cadillac*

Ponte com barra de rolagem (variação 2), Respiração com barra de apoio, Trabalho de quadril: exercícios com as duas pernas em decúbito dorsal, Alongamento dos flexores do quadril em decúbito dorsal com assistência manual, Séries laterais com uma perna,

Agachamentos assistidos (progressão 2, 3 e 4), Afundos resistidos, Séries de trabalho de braços em pé (com progressões para desafiar o equilíbrio).

## Wunda Chair

Ponte (variação 2), Rosca de pernas para os posteriores da coxa, Alongamento do piriforme, Desenvolvimento de panturrilha, *Leg press* em pé, Afundo frontal, Descida de degraus para trás, Desenvolvimento de panturrilha no afundo frontal, V invertido.

## LESÃO DO LÁBIO DO ACETÁBULO

| Patologia | Contraindicações gerais e precauções | Problemas comuns | Objetivos |
|---|---|---|---|
| **Ruptura ou lesão do lábio do acetábulo**<br>- Pode ser causada por<br>  – Trauma<br>  – Impacto femoroacetabular<br>  – Frouxidão capsular<br>  – Displasia<br>  – Degeneração | - Evitar a combinação de flexão e rotação medial do quadril<br>- Evitar trabalho de flexão do quadril além de 90 graus<br>- Evitar atividades da vida diária como períodos prolongados na posição sentada, corrida, movimentos de pivô sobre o quadril carregado, subir escadas<br>- Se o paciente estiver no pós-operatório, seguir os protocolos de reabilitação do médico, que podem variar de acordo com o procedimento (excisão ou desbridamento artroscópico ou osteotomia) | - Dor na face anterior do quadril ou profunda na virilha<br>- Desconforto dos flexores do quadril<br>- Estalidos, bloqueio apreensão ou falseio<br>- Instabilidade da articulação do quadril<br>- Limitação leve da ADM do quadril (principalmente em rotação)<br>- Músculos do plano sagital dominantes (quadríceps ou posteriores da coxa)<br>- Adução e rotação medial excessivas do quadril em atividades funcionais<br>- Rupturas labiais são precursoras de osteoartrite de início precoce | - Estabilizar quadril, pelve e *core* em posições livres de dor<br>- Otimizar o alinhamento da articulação do quadril e a precisão do movimento articular<br>- Restaurar a ADM normal<br>- Melhorar a força da musculatura do quadril e o controle neuromuscular<br>- Fortalecer os músculos nos planos frontal e transverso (abdutores do quadril, rotadores laterais profundos, glúteo máximo e iliopsoas)<br>- Melhorar o equilíbrio e a propriocepção<br>- Aumentar a força e a estabilidade do *core*<br>- Aumentar a flexibilidade do MI para prevenir desequilíbrios musculares<br>- Reduzir a quantidade de tempo na posição sentada |

## Exercícios recomendados

### Mat

Ponte, Rotação da coluna em decúbito dorsal (variações 1 e 2), Elevação do tórax, Elevação do tórax com rotação, Pré-preparação para o cem, Alongamento unilateral de perna, Apoio frontal, Elevação da perna de frente, Elevação lateral, Natação, Preparação para a ponte sobre os ombros, Ponte sobre os ombros.

## Reformer

Trabalho com os pés, Elevação inferior, Elevação inferior com extensão, Coordenação, Aberturas abdominais, Séries de trabalho para os quadris (amplitude de movimento menor), Alongamento dos adutores, Alongamento dos posteriores da coxa, Abdominais em quatro apoios, Abdominais em quatro apoios invertidos, *Scooter*, Afundo em pé, Alongamento superior 1, Alongamento superior 2, Alongamento superior 3, Alongamento longo, Alongamento inferior, Deslizamento híbrido, Agachamentos laterais.

## Cadillac

Ponte com barra de rolagem, Respiração com barra de apoio, Trabalho de quadril: exercícios com as duas pernas em decúbito dorsal, Alongamento dos flexores do quadril em decúbito dorsal com assistência manual, Séries laterais com uma perna, Agachamentos assistidos (progressão 2, 3 e 4), Afundos resistidos, Séries de trabalho de braços em pé (com progressões para desafiar o equilíbrio).

## Wunda Chair

Ponte, Desenvolvimento de tronco sentado, *Leg press* em pé, Afundo frontal, Descida de degraus para trás, Desenvolvimento de panturrilha no afundo frontal, V invertido.

# 13

# O joelho

As lesões do joelho representam a maior porcentagem das lesões nos membros inferiores, sobretudo entre os indivíduos fisicamente ativos. A estrutura da articulação do joelho o torna inerentemente instável, por isso a estabilidade dinâmica fornecida pelos músculos e ligamentos é crucial. Em virtude de fatores como diferenças anatômicas, menor força e circunferência musculares, bem como padrões biomecânicos alterados, as mulheres sofrem um número maior de lesões traumáticas e por uso excessivo do joelho em comparação aos homens.

Nos últimos anos, ficou bem estabelecido que os fatores proximais desempenham um papel contributivo para o surgimento de lesões no joelho. Uma revisão de estudos biomecânicos e clínicos pelo biocinesiologista, fisioterapeuta e importante pesquisador nessa área Dr. Christopher Powers (2010) indica que o controle muscular deficiente do quadril, pelve e tronco pode afetar a cinemática articular tibiofemoral e patelofemoral em múltiplos planos. Em particular, Powers destaca evidências de que deficiências no quadril podem estar por trás de lesões como ruptura do ligamento cruzado anterior, síndrome do trato iliotibial e dor na articulação patelofemoral. Dessa forma, ele estabeleceu um argumento biomecânico para a incorporação da pelve e a estabilidade do tronco, bem como o controle dinâmico da articulação do quadril, na criação de programas de reabilitação do joelho. Como todos os exercícios de Pilates incorporam a estabilidade pélvica e do tronco, bem como o controle do quadril, consideramos que é uma forma ideal de exercício para indivíduos que sofrem de patologias do joelho.

Os pacientes em pós-operatório de procedimentos no joelho geralmente têm restrições totais ou parciais de apoio de peso sobre o membro de até quatro semanas. Exercícios como o trabalho com os pés no Reformer em decúbito dorsal fornecem resistência pela mola com gravidade zero, permitindo, assim, a carga progressiva e o retreinamento funcional no período inicial de reabilitação após um procedimento cirúrgico. O retreinamento neuromuscular e os padrões funcionais podem ser aprendidos em atividades como agachamentos e afundos nessa posição segura, de modo que, quando as restrições ao apoio de peso do membro forem suspensas, os movimentos já tenham sido aprendidos. Estudos sugerem que isso pode reduzir o tempo de reabilitação em até quatro semanas, com o maior efeito observado nos primeiros dois meses de pós-operatório (Mętel, Milert e Szczygieł, 2012).

Veja as tabelas a seguir para um resumo das prescrições de exercícios para pacientes com problemas no joelho.

Observe que estas tabelas representam o que geralmente seria apropriado para pacientes com patologias ou diagnósticos associados. Entretanto, como cada pessoa se apresentará de maneira diferente e terá problemas diferentes, é crucial avaliar cada paciente individualmente, excluindo exercícios ou escolhendo a modificação correta, conforme apropriado. Se o paciente não possui a força, flexibilidade ou controle para realizar um exercício corretamente, este não deve ser incluído em seu programa.

# Recomendações de exercícios para lesões e patologias comuns de joelho

### OSTEOARTRITE DE JOELHO

| Patologia | Contraindicações e precauções gerais | Problemas comuns | Objetivos |
|---|---|---|---|
| **Osteoartrite**<br>• Osteoartrose<br>• Doença articular degenerativa | • Evitar exercícios de apoio de peso unilateral<br>• Evitar cargas elevadas sobre a articulação do joelho<br>• Evitar posições ajoelhadas | • Dor no joelho<br>• Rigidez do joelho<br>• Redução da amplitude de movimento (ADM)<br>• Edema<br>• Dor agravada pelas atividades de apoio de peso<br>• Dor que piora pela manhã ou após longos períodos na posição sentada<br>• Fraqueza dos músculos ao redor da articulação do joelho<br>• Marcha antálgica<br>• Dificuldades com as atividades da vida diária: agachamento, vestir-se, subir escadas, entrar e sair de um carro ou de uma cadeira ou do vaso sanitário<br>• Maior peso corporal aumenta a carga sobre a articulação do joelho | • Fortalecer os músculos do membro inferior por meio de exercícios com baixa carga e de cadeia aberta<br>• Fortalecer os músculos do *core*<br>• Melhorar a flexibilidade do membro inferior<br>• Diminuir a carga sobre o joelho (perder peso) |

## Exercícios recomendados

### Mat

Ponte, Elevações unipodais, Alongamento unilateral de perna, Alongamento unilateral modificado de perna, Apoio frontal (variação sobre os cotovelos), Elevação da perna de frente (variação sobre os cotovelos), Elevação lateral (variação sobre os cotovelos), Natação, Preparação para a ponte sobre os ombros, Ponte sobre os ombros.

### Reformer

Trabalho com os pés (mola mais leve, não unilateral se for doloroso), Elevação inferior, Elevação inferior com extensão, Coordenação, Coordenação unilateral de braço,

Aberturas abdominais, Séries de trabalho para os quadris, Alongamento dos adutores, Alongamento dos posteriores da coxa, Extensão terminal do joelho (variação sentada somente), Rosca de pernas para os posteriores da coxa (na posição sentada).

## Cadillac

Ponte com barra de rolagem, Respiração com barra de apoio, Trabalho de quadril: exercícios com as duas pernas em decúbito dorsal, Alongamento dos flexores do quadril em decúbito dorsal com assistência manual, Séries laterais com uma perna, Agachamentos assistidos.

## Wunda Chair

Ponte, Rosca de pernas para os posteriores da coxa, Alongamento do piriforme.

## ARTROPLASTIA TOTAL DE JOELHO

| Patologia | Contraindicações gerais e precauções | Problemas comuns | Objetivos |
|---|---|---|---|
| **Artroplastia total de joelho**<br>• Estado pós-operatório de artroplastia total de joelho<br>• Artroplastia parcial de joelho (unicompartimental) | • Evitar exercícios de alto impacto<br>• Evitar a flexão profunda do joelho<br>• Evitar a posição ajoelhada<br>• As especificidades variam dependendo do cirurgião e do tipo de artroplastia. É melhor consultar o cirurgião e seguir as especificidades de seu protocolo | • Limitação da ADM (especialmente flexão)<br>• Rigidez da articulação do joelho<br>• Edema da articulação do joelho<br>• Tensão da musculatura do MI<br>• Fraqueza muscular (quadríceps, posteriores da coxa, panturrilhas, glúteos)<br>• Fraqueza do *core*<br>• Anormalidades da marcha ou marcha antálgica<br>• Equilíbrio e propriocepção inadequados<br>• Dor | • Restaurar a ADM do joelho<br>• Aumentar a flexibilidade do membro inferior (MI)<br>• Fortalecer os músculos do MI<br>• Melhorar o equilíbrio e a propriocepção<br>• Aumentar a força e a estabilidade do *core*<br>• Normalizar a marcha<br>• Reduzir a dor e o edema<br>• Retreinar padrões funcionais em apoio de peso parcial, de modo que, quando o paciente estiver pronto para o apoio de peso total, o movimento já terá sido aprendido |

## Exercícios recomendados

### Mat

Ponte, Elevações unipodais, Alongamento unilateral de perna, Alongamento unilateral modificado de perna, Apoio frontal, Elevação da perna de frente, Elevação lateral (variação sobre o cotovelo), Natação, Preparação para a ponte sobre os ombros, Ponte sobre os ombros.

### Reformer

Trabalho com os pés (com a barra alta para aumentar a flexão do joelho), Elevação inferior, Elevação inferior com extensão, Coordenação, Coordenação unilateral de braço, Aberturas abdominais, Séries de trabalho para os quadris, Alongamento dos adutores, Alongamento dos posteriores da coxa, *Scooter*, Afundo em pé (almofada sob o joelho), Extensão terminal do joelho, Rosca de pernas para os posteriores da coxa, Deslizamento híbrido, Agachamentos laterais.

*Cadillac*

Ponte com barra de rolagem, Respiração com barra de apoio, Trabalho de quadril: exercícios com as duas pernas em decúbito dorsal, Alongamento dos flexores do quadril em decúbito dorsal com assistência manual, Séries laterais com uma perna, Agachamentos assistidos (com progressões para desafiar o equilíbrio), Afundos resistidos, Séries de trabalho de braço na posição em pé (com progressões para desafiar o equilíbrio).

*Wunda Chair*

Ponte, Rosca de pernas para os posteriores da coxa, Desenvolvimento de panturrilha (com almofada sob o joelho), *Leg press* em pé, Afundo frontal (variação 4 somente para limitar o grau de flexão; começar com a variação 1, 2 ou 3), Descida de degraus para trás (variação 1 ou 2), Desenvolvimento de panturrilha no afundo frontal (variação 1 ou 2).

## LESÃO MENISCAL

| Patologia | Contraindicações gerais e precauções | Problemas comuns | Objetivos |
|---|---|---|---|
| **Ruptura do menisco**<br>• Ruptura parcial<br>• Ruptura completa<br>• Pós-cirurgia artroscópica | • Evitar inclinação profunda do joelho com carga<br>• Evitar a posição ajoelhada<br>• Se o paciente estiver no pós-operatório, seguir as precauções de restrição de apoio de peso e protocolos específicos do cirurgião | • Dor no joelho<br>• Tolerância limitada enquanto está sentado<br>• Agravada por atividades de apoio de peso sobre o joelho (agachamento, deambulação, corrida), ajoelhar-se e giros com carga<br>• Bloqueio, estalos e cliques<br>• Sensibilidade localizada no joelho<br>• Restrição da ADM do joelho<br>• Marcha antálgica<br>• Equilíbrio e propriocepção deficientes | • Fortalecer todos os músculos ao redor e de suporte do joelho<br>• Fortalecer os músculos do *core*<br>• Restaurar a ADM normal<br>• Melhorar o equilíbrio e a propriocepção<br>• Normalizar a marcha |

## Exercícios recomendados

*Mat*

Ponte, Elevações unipodais, Alongamento unilateral de perna, Alongamento unilateral modificado de perna, Apoio frontal, Elevação da perna de frente, Elevação lateral, Natação, Preparação para a ponte sobre os ombros, Ponte sobre os ombros.

*Reformer*

Trabalho com os pés (com a barra em posição baixa), Elevação inferior, Elevação inferior com extensão, Coordenação, Coordenação unilateral de braço, Aberturas abdominais, Séries de trabalho para os quadris, Alongamento dos adutores, Alongamento dos posteriores da coxa, *Scooter*, Afundo em pé (almofada sob o joelho), Alongamento superior 1, Alongamento superior 2, Alongamento superior 3, Alongamento longo, Extensão terminal do joelho, Rosca de pernas para os posteriores da coxa, Deslizamento híbrido, Agachamentos laterais, Afundo em pé.

*Cadillac*

Ponte com barra de rolagem, Respiração com barra de apoio, Trabalho de quadril: exercícios com as duas pernas em decúbito dorsal, Alongamento dos flexores do quadril em decúbito dorsal com assistência manual, Séries laterais com uma perna, Agachamentos assistidos (com progressões para desafiar o equilíbrio), Afundos resistidos, Séries de trabalho de braços em pé (com progressões para desafiar o equilíbrio).

## *Wunda Chair*

Ponte, Rosca de pernas para os posteriores da coxa, Desenvolvimento de panturrilha (com almofada sob o joelho), *Leg press* em pé, Afundo frontal (variação 4 para limitar o grau de flexão; começar com a variação 1, 2 ou 3, se necessário), Desenvolvimento de panturrilha no afundo frontal.

## LESÃO DO LIGAMENTO CRUZADO ANTERIOR (LCA)

| Patologia | Contraindicações gerais e precauções | Problemas comuns | Objetivos |
|---|---|---|---|
| ▪ Lesão do LCA<br>▪ Ruptura do LCA (parcial ou completa)<br>▪ Pós-operatório de reparo do LCA | ▪ Não executar exercícios de extensão de joelho em cadeia aberta<br>▪ Evitar manobras de giros pelos primeiros meses após a cirurgia<br>▪ Dependendo do cirurgião e do método cirúrgico, pode haver precauções de restrição de apoio de peso, bem como instruções específicas para o retorno a atividades de alto impacto. Seguir o protocolo do médico | ▪ Dor no joelho<br>▪ Instabilidade de joelho<br>▪ Redução da ADM<br>▪ Edema<br>▪ Fraqueza dos músculos ao redor da articulação do joelho<br>▪ Ausência de força excêntrica ou de controle do quadríceps<br>▪ Equilíbrio e propriocepção inadequados<br>▪ Reabilitação demorada e tempo para retorno ao esporte após a cirurgia (seis meses a um ano) | ▪ Reduzir o edema<br>▪ Restaurar a ADM normal do joelho<br>▪ Fortalecer todos os músculos ao redor e de suporte do joelho<br>▪ Retreinar padrões funcionais em apoio de peso parcial, de modo que, quando o paciente estiver pronto para o apoio de peso total, o movimento já tenha sido aprendido<br>▪ Promover a estabilidade da articulação do joelho (exercícios de cadeia fechada)<br>▪ Fortalecer os músculos do *core*<br>▪ Melhorar o equilíbrio e a propriocepção<br>▪ Aumentar a força excêntrica e o controle do quadríceps |

## Exercícios recomendados

### Mat

Ponte, Alongamento unilateral de perna, Alongamento unilateral modificado de perna, Apoio frontal, Elevação da perna de frente, Elevação lateral, Natação, Preparação para a ponte sobre os ombros, Ponte sobre os ombros.

### Reformer

Trabalho com os pés, Elevação inferior, Elevação inferior com extensão, Coordenação, Coordenação unilateral de braço, Aberturas abdominais, Séries de trabalho para os quadris, Alongamento dos adutores, Alongamento dos posteriores da coxa, *Scooter*, Afundo em pé, Alongamento superior 1 (variação do elefante), Alongamento superior 2, Extensão terminal do joelho, Rosca de pernas para os posteriores da coxa, Deslizamento híbrido, Agachamentos laterais, Saltos em série[a].

## Cadillac

Ponte com barra de rolagem, Respiração com barra de apoio, Trabalho de quadril: exercícios com as duas pernas em decúbito dorsal, Alongamento dos flexores do quadril em decúbito dorsal com assistência manual, Séries laterais com uma perna, Agachamentos assistidos (com progressões para desafiar o equilíbrio), Afundos resistidos, Séries de trabalho de braços em pé (com progressões para desafiar o equilíbrio).

## Wunda Chair

Ponte, Rosca de pernas para os posteriores da coxa, Desenvolvimento de panturrilha, *Leg press* em pé, Afundo frontal (começar com a variação 1, 2 ou 3), Descida de degraus para trás (começar com variação 1 ou 2), Desenvolvimento de panturrilha no afundo frontal (começar com a variação 1, 2 ou 3).

[a] Aderir ao protocolo médico para quando o paciente puder retornar às atividades de alto impacto.

## SÍNDROME DA DOR PATELOFEMORAL

| Patologia | Contraindicações gerais e precauções | Problemas comuns | Objetivos |
|---|---|---|---|
| Síndrome da dor patelofemoral | <ul><li>Evitar flexão profunda do joelho (especialmente carregado)</li><li>Cuidado com as posições ajoelhada e de quatro apoios em virtude da pressão sobre a patela</li><li>Evitar longos períodos na posição sentada com os joelhos flexionados</li></ul> | <ul><li>Dor na face anterior do joelho</li><li>Dor agravada pela posição sentada com os joelhos flexionados, agachamento, saltos, ao usar escadas (especialmente descer)</li><li>Apreensão, estalidos, atrito durante a deambulação ou com movimento em cadeia aberta em flexão</li><li>Desequilíbrio da musculatura do MI (fraqueza do glúteo médio leva a um alinhamento patelar inadequado)</li><li>Tensão de posteriores da coxa, trato iliotibial ou musculatura da panturrilha</li><li>Desalinhamento ou biomecânica anormal dos quadris, joelhos ou pés</li><li>Fraqueza dos músculos ao redor da articulação do joelho</li><li>Falta de força ou controle excêntricos do quadríceps</li></ul> | <ul><li>Fortalecer todos os músculos que circundam e suportam a articulação do joelho</li><li>Fortalecer os músculos do plano frontal (principalmente glúteo médio) para normalizar a biomecânica do quadril e da pelve, melhorando o alinhamento patelar</li><li>Fortalecer os músculos do *core*</li><li>Alongar os posteriores da coxa, panturrilhas, trato iliotibial</li><li>Melhorar o equilíbrio e a propriocepção</li><li>Aumentar a força e controle excêntricos do quadríceps</li></ul> |

# Exercícios recomendados

*Mat*

Ponte, Alongamento unilateral de perna, Apoio frontal, Elevação da perna de frente, Elevação lateral, Natação, Preparação para a ponte sobre os ombros, Ponte sobre os ombros.

## Reformer

Trabalho com os pés, Elevação inferior, Elevação inferior com extensão, Coordenação, Aberturas abdominais, Séries de trabalho para os quadris, Alongamento dos adutores, Alongamento dos posteriores da coxa, *Scooter*, Afundo em pé (almofada sob o joelho), Alongamento superior 1 (variação do elefante), Alongamento superior 2, Extensão terminal do joelho, Rosca de pernas para os posteriores da coxa, Deslizamento híbrido, Agachamentos laterais, Saltos em série[a].

## Cadillac

Ponte com barra de rolagem, Respiração com barra de apoio, Trabalho de quadril: exercícios com as duas pernas em decúbito dorsal, Alongamento dos flexores do quadril em decúbito dorsal com assistência manual, Séries laterais com uma perna, Agachamentos assistidos (com progressões para desafiar o equilíbrio), Afundos resistidos, Séries de trabalho de braços em pé (com progressões para desafiar o equilíbrio).

## Wunda Chair

Ponte, Rosca de pernas para os posteriores da coxa, Alongamento do piriforme, Desenvolvimento de panturrilha, *Leg press* em pé, Afundo frontal (variação 4; começar com a variação 1, 2 ou 3, se necessário), Descida de degraus para trás (começar com a variação 1 ou 2), Desenvolvimento de panturrilha no afundo frontal.

[a] Quando a condição não é mais aguda e o paciente está retornando ao esporte.

## SÍNDROME DO TRATO ILIOTIBIAL

| Patologia | Contraindicações gerais e precauções | Problemas comuns | Objetivos |
|---|---|---|---|
| Síndrome do trato iliotibial | ■ Evitar atividades de alto impacto (saltos, corrida etc.) | ■ Dor na face lateral do joelho<br>■ Dor agravada pela atividade (corrida, salto) que se intensifica com o passar do tempo<br>■ Instabilidade lateral do joelho<br>■ Desequilíbrio da musculatura do MI (plano sagital dominante)<br>■ Fraqueza dos abdutores do quadril (principalmente glúteo médio)<br>■ Pés hiperpronados<br>■ Tensão de posteriores da coxa, trato iliotibial ou musculatura da panturrilha | ■ Fortalecer os músculos no plano frontal (principalmente glúteo médio)<br>■ Fortalecer todos os músculos ao redor e de suporte da articulação do joelho<br>■ Fortalecer os músculos do core<br>■ Alongar os posteriores da coxa, panturrilha e quadríceps<br>■ Melhorar o equilíbrio e a propriocepção<br>■ Promover a estabilidade da articulação do joelho (exercícios de cadeia fechada) |

## Exercícios recomendados

### Mat

Ponte, Alongamento unilateral de perna, Apoio frontal, Elevação da perna de frente, Elevação lateral, Natação, Preparação para a ponte sobre os ombros, Ponte sobre os ombros.

### Reformer

Trabalho com os pés, Elevação inferior, Elevação inferior com extensão, Coordenação, Aberturas abdominais, Séries de trabalho para os quadris, Alongamento dos adutores, Alongamento dos posteriores da coxa, Scooter, Afundo em pé, Alongamento do quadrado do lombo, Alongamento superior 1 (variação do elefante), Alongamento superior 2, Alongamento superior 3, Extensão terminal do joelho, Rosca de pernas para os posteriores da coxa, Deslizamento híbrido, Agachamentos laterais.

### Cadillac

Ponte com barra de rolagem, Respiração com barra de apoio, Trabalho de quadril: exercícios com as duas pernas em decúbito dorsal, Alongamento dos flexores do quadril em decúbito dorsal com assistência manual, Séries laterais com uma perna, Agachamentos assistidos (com progressões para desafiar o equilíbrio), Afundos resistidos, Séries de trabalho de braços em pé (com progressões para desafiar o equilíbrio).

## *Wunda Chair*

Ponte, Rosca de pernas para os posteriores da coxa, Alongamento do piriforme, Desenvolvimento de panturrilha, *Leg press* em pé, Afundo frontal, Descida de degraus para trás, Desenvolvimento de panturrilha no afundo frontal.

## TENDINOPATIA PATELAR

| Patologia | Contraindicações gerais e precauções | Problemas comuns | Objetivos |
|---|---|---|---|
| **Tendinopatia patelar**<br>• Tendinite (inflamação aguda)<br>• Tendinose (degeneração crônica) | • Evitar atividades de alto impacto (saltos, corrida etc.) | • Dor na face anterior do joelho (logo abaixo da patela)<br>• Dor agravada pela atividade (corridas, saltos)<br>• Tensão da musculatura do quadríceps ou posteriores da coxa<br>• Tensão ou fraqueza da musculatura da panturrilha<br>• Desalinhamento ou biomecânica anormal da pelve ou quadris<br>• Fraqueza dos abdutores do quadril (principalmente glúteo médio) | • Aumentar a força excêntrica e o controle do quadríceps<br>• Fortalecer os músculos da panturrilha (para ajudar a descarregar o tendão patelar durante saltos e aterrissagens)<br>• Normalizar o alinhamento e a biomecânica do quadril e da pelve (fortalecer o glúteo médio)<br>• Fortalecer os músculos do *core*<br>• Fortalecer os posteriores da coxa, quadríceps e panturrilha<br>• Melhorar o equilíbrio e a propriocepção<br>• Tendinose: fortalecimento excêntrico do quadríceps |

## Exercícios recomendados

### Mat

Ponte, Preparação para o cem, O cem, Alongamento unilateral de perna, Apoio frontal, Elevação da perna de frente, Elevação lateral, Natação, Preparação para a ponte sobre os ombros, Ponte sobre os ombros.

### Reformer

Trabalho com os pés (se estiver na posição de calcanhares e dedos dos pés paralelos, pode enfatizar o fortalecimento excêntrico flexionando com ambas as pernas e retornando apenas com a perna não envolvida)[a], Elevação inferior, Elevação inferior com extensão, Coordenação, Aberturas abdominais, Séries de trabalho para os quadris, Alongamento dos adutores, Alongamento dos posteriores da coxa, *Scooter*, Afundo em pé (almofada sob o joelho), Alongamento do quadrado do lombo, Alongamento superior 1 (variação do elefante), Alongamento superior 2, Alongamento superior 3, Extensão terminal do joelho, Rosca de pernas para os posteriores da coxa, Deslizamento híbrido, Agachamentos laterais.

### Cadillac

Ponte com barra de rolagem, Respiração com barra de apoio, Trabalho de quadril: exercícios com as duas pernas em decúbito dorsal, Alongamento dos flexores do quadril em decúbito dorsal com assistência manual, Séries laterais com uma perna, Agachamentos assistidos (com progressões para desafiar o equilíbrio), Afundos resistidos, Séries de trabalho de braços em pé (com progressões para desafiar o equilíbrio).

### Wunda Chair

Ponte, Rosca de pernas para os posteriores da coxa, Alongamento do piriforme, Desenvolvimento de panturrilha, *Leg press* em pé, Afundo frontal[a] (começar com a variação 1, 2 ou 3), Descida de degraus para trás (começar com a variação 1 ou 2), Desenvolvimento de panturrilha no afundo frontal[a] (começar com variação).

[a] Não apropriado para tendinite aguda.

# 14

# O pé e o tornozelo

A maioria das lesões no pé e tornozelo é causada por uso excessivo ou trauma decorrente de corrida, salto e mudança de direção em atividades de alto impacto. Portanto, nas fases iniciais da reabilitação do pé e do tornozelo, o método Pilates é um excelente exercício terapêutico para manter a força global e o condicionamento geral durante a recuperação da região. Muito do repertório de exercícios do Pilates ainda pode ser feito, mesmo com o pé engessado ou usando uma bota ortopédica. Nos estágios posteriores da reabilitação do pé e do tornozelo, os exercícios de Pilates, como o trabalho com os pés e a série de saltos, são ótimas ferramentas para reaprender padrões neuromusculares adequados e reciclagem funcional antes do retorno ao esporte. A fisioterapeuta Deborah Cozen (2001), em seu artigo intitulado "Use of Pilates in Foot and Ankle Rehabilitation", afirma que, ao incorporar o Pilates ao programa de reabilitação, o processo de recuperação do paciente será aprimorado significativamente. Ela descreve o Pilates como uma forma funcional de exercício porque combina múltiplos planos de movimento, e aponta que os exercícios enfatizam o equilíbrio muscular entre os músculos opostos e entre os lados direito e esquerdo do corpo.

A força e a mobilidade adequadas do tornozelo são naturalmente essenciais para que os atletas possam correr, saltar e mudar subitamente de direção, mas também são necessárias para atividades diárias simples, como caminhar, se equilibrar em um pé ou levantar-se e sentar-se em uma cadeira. A função mais importante dos músculos da perna durante a marcha consiste nas contrações excêntricas, ou desaceleração. Por essa razão, consideramos o Pilates um método melhor de retreinamento funcional do que exercícios tradicionais de ginástica, que tendem a enfatizar apenas a fase concêntrica do movimento. Além disso, a maioria das nossas atividades da vida diária é, ao mesmo tempo, de cadeia aberta e fechada. Andar, por exemplo, é uma atividade de cadeia fechada na perna de apoio, mas de cadeia aberta na perna de balanço. Exercícios de Pilates como *scooter* (p. 177) e *leg press* em pé (p. 242) simulam esse tipo de ação, tornando-o um tipo de exercício muito funcional.

Nas lesões do pé e do tornozelo, bem como nas lesões do joelho, a força e o controle neuromuscular dos estabilizadores proximais (quadris, pelve e tronco) são muito importantes. Devemos obter uma estabilização adequada proximalmente para atingir a função ideal distalmente. Ao contrário da fisioterapia tradicional, ou dos exercícios de ginástica, o Pilates incorpora a estabilidade do tronco, da pelve e do quadril, de modo que não estamos apenas fortalecendo o segmento distal (pé), mas toda a cadeia cinética da parte inferior do corpo (Fig. 14.1).

Veja as tabelas a seguir para um resumo do que seria apropriado para pacientes com problemas no pé e no tornozelo.

Observe que as tabelas representam o que geralmente seria apropriado para pacientes com esses diagnósticos ou patologias. Entretanto, como cada pessoa se apresentará de maneira diferente e com problemas diversos, é essencial avaliar os pacientes individualmente e excluir ou escolher a modificação correta, conforme apropriado. Se o paciente não tiver força, flexibilidade ou controle para realizar um exercício corretamente, ele não deve ser incluído em seu programa.

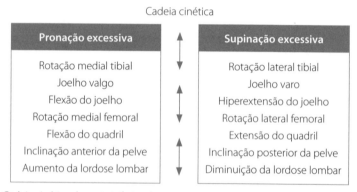

**FIGURA 14.1** Cadeia cinética da parte inferior do corpo.

## Recomendações de exercícios para lesões e patologias comuns do tornozelo e do pé

### LESÃO DO LIGAMENTO DO TORNOZELO (ENTORSE DE TORNOZELO)

| Patologia | Contraindicações gerais e precauções | Problemas comuns | Objetivos |
|---|---|---|---|
| ■ Entorse de tornozelo<br>■ Entorse lateral ou de inversão (85% das entorses de tornozelo). Pode ser:<br>　■ Leve (grau I) – estiramento parcial com algum dano às fibras<br>　■ Moderada (grau II) – Ruptura parcial do ligamento<br>　■ Grave (grau III) – ruptura completa do(s) ligamento(s)<br>■ Entorse medial (ligamento deltoide). Frequentemente acompanhada de fratura por avulsão e necessidade de cirurgia<br>■ Entorse de tornozelo alta ou sindesmótica (tempo de recuperação 2-3 vezes maior) | ■ Dependendo da localização e do grau da entorse, bem como da fase de reabilitação, evitar exercícios com apoio de peso e posições excessivamente supinadas ou pronadas dos pés | ■ Aguda: dor, edema, rigidez, incômodo, vermelhidão, calor, outras descolorações<br>■ Crônica: frouxidão ou instabilidade articular do tornozelo<br>■ ADM (amplitude de movimento) limitada no tornozelo<br>■ Perda do equilíbrio e propriocepção<br>■ Fraqueza proximal<br>■ Alta taxa de recorrência (70%) | ■ Diminuir o edema e a dor<br>■ Restaurar a ADM do tornozelo<br>■ Reciclar os padrões funcionais de apoio de peso parcial de modo que, quando o paciente estiver pronto para o apoio de peso, o movimento já tenha sido aprendido<br>■ Promover a estabilidade da articulação do tornozelo (exercícios de cadeia fechada)<br>■ Aumentar a força do *core*<br>■ Fortalecer os músculos proximais<br>■ Melhorar o equilíbrio e a propriocepção<br>■ Aumentar a força e o controle dos músculos da perna |

## Exercícios recomendados

### Mat

Ponte, Alongamento modificado de uma perna (nível 2), Apoio frontal, Elevação da perna de frente, Preparação para a ponte sobre os ombros, Ponte sobre os ombros.

### Reformer

Trabalho com os pés[a], Elevação inferior[b], Elevação inferior com extensão[b], Séries de trabalho para os quadris, Alongamento dos adutores, Alongamento dos posteriores da coxa, *Scooter*[b], Afundo em pé[b], Alongamento superior 1[b] e variação elefante, Flexão de ombro[b], Extensão terminal do joelho (aguda – variação sentada somente), Rosca de pernas para os posteriores da coxa (aguda – sentada apenas), Deslizamento híbrido[b], Agachamentos laterais[b], Saltos em série[b] (no retorno ao esporte).

## Cadillac

Ponte com barra de rolagem, Trabalho de quadril: exercícios com as duas pernas em decúbito dorsal, Alongamento dos flexores do quadril em decúbito dorsal com assistência manual, Séries laterais com uma perna, Agachamentos assistidos (com progressões para desafiar o equilíbrio)[b], Afundos resistidos[b], Séries de trabalho de braços em pé (com progressões para desafio do equilíbrio)[b].

## Wunda Chair

Ponte, Rosca de pernas para os posteriores da coxa, Alongamento do piriforme, Desenvolvimento de panturrilha (mola muito leve para o estágio agudo), *Leg press* em pé[b], Afundo frontal[b], Descida de degraus para trás[b], Desenvolvimento de panturrilha no afundo frontal[b], V invertido[b].

---

[a] Pacientes em fase aguda podem fazer o trabalho para os pés na prancha de salto em vez de utilizar a barra para os pés.
[b] Não apropriado para entorses agudas ou pacientes em pós-operatório com restrição parcial ou total de apoio de peso.

## TENDINOPATIA DO CALCÂNEO

| Patologia | Contraindicações gerais e precauções | Problemas comuns | Objetivos |
|---|---|---|---|
| ■ Tendinopatia do calcâneo<br>■ Tendinite (aguda, inflamação)<br>■ Tendinose (crônica, degeneração) | ■ Evitar corrida, saltos e outros exercícios de alto impacto | ■ Tendinite: dor, edema, sensibilidade palpável, vermelhidão, calor<br>■ Tendinose: dor crônica, espessamento tendíneo localizado, estrutura irregular e dor persistente com atividade<br>■ Cura lenta em virtude do suprimento de sangue limitado<br>■ ADM limitada no tornozelo<br>■ Problemas com o equilíbrio e a propriocepção<br>■ Fraqueza proximal<br>■ Músculos da panturrilha encurtados ou retesados<br>■ Fraqueza muscular na perna<br>■ Hiperpronação | ■ Diminuir o edema e a dor<br>■ Restaurar a ADM normal da articulação do tornozelo<br>■ Alongamento suave do gastrocnêmio e sóleo<br>■ Promover a estabilidade da articulação do tornozelo (exercícios de cadeia fechada)<br>■ Fortalecer os músculos proximais<br>■ Aumentar a força do *core*<br>■ Melhorar o equilíbrio e a propriocepção<br>■ Aumentar a força e controle dos músculos da perna<br>■ Tendinose: fortalecimento excêntrico da panturrilha |

## Exercícios recomendados

*Mat*

Ponte, Apoio frontal, Elevação da perna de frente, Preparação para a ponte sobre os ombros, Ponte sobre os ombros.

*Reformer*

Trabalho com os pés (com a panturrilha na posição elevada, pode enfatizar o fortalecimento excêntrico pressionando com ambas as pernas, mas abaixando apenas com a perna envolvida)[a], Elevação inferior, Elevação inferior com extensão, Séries de trabalho para os quadris, Alongamento dos adutores, Alongamento dos posteriores da coxa, *Scooter*, Afundo em pé, Alongamento superior 1 e variação elefante, Alongamento superior 2, Alongamento superior 3, Alongamento longo, Alongamento inferior, Flexão de ombro, Extensão terminal do joelho, Rosca de pernas para os posteriores da coxa, Deslizamento híbrido, Agachamentos laterais.

## Cadillac

Ponte com barra de rolagem, Trabalho de quadril: exercícios com as duas pernas em decúbito dorsal, Alongamento dos flexores do quadril em decúbito dorsal com assistência manual, Séries laterais com uma perna, Agachamentos assistidos (com progressões para desafiar o equilíbrio), Afundos resistidos, Séries de trabalho de braços em pé (com progressões para desafiar o equilíbrio).

## Wunda Chair

Ponte, Rosca de perna para os posteriores da coxa, Alongamento do piriforme, Desenvolvimento de panturrilha (mola muito leve para o estágio agudo), *Leg press* em pé, Afundo frontal, Descida de degraus para trás, Desenvolvimento de panturrilha no afundo frontal[a], V invertido.

[a] Não apropriado para pacientes com tendinite aguda.

## CANELITE

| Patologia | Contraindicações gerais e precauções | Problemas comuns | Objetivos |
|---|---|---|---|
| - Canelite<br>- Síndrome do estresse tibial medial | - Evitar atividades de alto impacto (corrida, saltos, dança) | - Dor ao longo da metade inferior da região tibial<br>- Dor no início do exercício de alto impacto que muitas vezes diminui com a progressão da atividade<br>- Nódulos ou edema ocasionalmente palpáveis<br>- Músculos da panturrilha encurtados ou tensionados<br>- Fraqueza relativa da musculatura anterior da perna<br>- Hiperpronação<br>- Fraqueza proximal (rotadores e abdutores laterais do quadril)<br>- Canelites não tratadas podem levar a uma fratura por estresse | - Aumentar a força muscular e o controle da parte anterior da perna<br>- Reduzir a hiperpronação funcional, fortalecendo os músculos que sustentam o arco do pé (tibial posterior e fibular longo)<br>- Aumentar a força do *core*<br>- Fortalecer os músculos proximais (rotadores e abdutores laterais do quadril) |

## Exercícios recomendados

### Mat

Ponte, Apoio frontal, Elevação da perna de frente, Preparação para a ponte sobre os ombros, Ponte sobre os ombros.

### Reformer

Trabalho com os pés, Elevação inferior, Elevação inferior com extensão, Séries de trabalho para os quadris, Alongamento dos adutores, Alongamento dos posteriores da coxa, *Scooter*, Afundo em pé, Alongamento superior 1 (variação elefante), Alongamento longo, Alongamento inferior, Flexão de ombro, Extensão terminal do joelho, Rosca de pernas para os posteriores da coxa, Deslizamento híbrido, Agachamentos laterais.

### Cadillac

Ponte com barra de rolagem, Trabalho de quadril: exercícios com as duas pernas em decúbito dorsal, Alongamento dos flexores do quadril em decúbito dorsal com assistência manual, Séries laterais com uma perna, Agachamentos assistidos (com progressões para desafiar o equilíbrio), Afundos resistidos, Séries de trabalho de braços em pé (com progressões para desafiar o equilíbrio).

## Wunda Chair

Ponte, Rosca de pernas para os posteriores da coxa, Alongamento do piriforme, Desenvolvimento de panturrilha, *Leg press* em pé, Afundo frontal, Descida de degraus para trás, Desenvolvimento de panturrilha no afundo frontal.

## FASCITE PLANTAR

| Patologia | Contraindicações gerais e precauções | Problemas comuns | Objetivos |
|---|---|---|---|
| - Fascite plantar | - Evitar atividades de alto impacto (corrida, saltos, dança) | - Dor ao longo da parte inferior do pé ou arco<br>- Dor pior na primeira pisada do dia<br>- Agravada pela caminhada, corrida, períodos prolongados em pé<br>- Irritação e edema na superfície plantar<br>- Falhas biomecânicas, como pronação excessiva ou arco elevado<br>- Músculos da panturrilha encurtados ou tensionados | - Reduzir a hiperpronação funcional, fortalecendo os músculos que sustentam o arco do pé (tibial posterior e fibular longo)<br>- Fortalecer os músculos proximais que ajudam a evitar a pronação excessiva do pé (rotadores e abdutores laterais do quadril)<br>- Aumentar a força do *core*<br>- Melhorar o equilíbrio e a propriocepção |

## Exercícios recomendados

### Mat

Ponte, Apoio frontal, Elevação da perna de frente, Preparação para ponte sobre os ombros, Ponte sobre os ombros.

### Reformer

Trabalho com os pés (ênfase na posição de preensão), Elevação inferior, Elevação inferior com extensão, Séries de trabalho para os quadris, Alongamento dos adutores, Alongamento dos posteriores da coxa, *Scooter*, Afundo em pé, Círculos de braço, Bíceps ajoelhado, Alongamento superior 1 (variação elefante), Alongamento superior 2, Alongamento superior 3, Alongamento longo, Alongamento inferior, Flexão de ombro, Extensão terminal do joelho, Rosca de pernas para os posteriores da coxa, Deslizamento híbrido, Agachamentos laterais.

### Cadillac

Ponte com barra de rolagem, Trabalho de quadril: exercícios com as duas pernas em decúbito dorsal, Alongamento dos flexores do quadril em decúbito dorsal com assistência manual, Séries laterais com uma perna, Agachamentos assistidos (com progressões para desafiar o equilíbrio), Afundos resistidos, Séries de trabalho de braços em pé (com progressões para desafiar o equilíbrio).

## Wunda Chair

Ponte, Rosca de pernas para os posteriores da coxa, Alongamento do piriforme, Desenvolvimento de panturrilha, *Leg press* em pé, Afundo frontal, Descida de degraus para trás, Desenvolvimento de panturrilha no afundo frontal, V invertido.

# Referências bibliográficas

Abe, T., N. Kusuhara, N. Yoshimura, T. Tomita, and P.A. Easton. 1996. Differential respiratory activity of four abdominal muscles in humans. *Journal of Applied Physiology* 80 (April): 1379-89.

Adler, S., D., Beckers, and M. Buck. 1993. *PNF in practice: an illustrated guide.* Berlin Heidelberg: Spring-Verlag. p. 131.

Akbas, E., and E. U. Erdem. 2016. Does Pilates-based approach provide additional benefit over traditional physiotherapy in the management of rotator cuff tendinopathy? A randomized controlled trial. *Annals of Sports Medicine and Research* 3(6): 1083.

Alfredson, H., and R. Lorentzon. 2000. Chronic Achilles tendinosis: Recommendations for treatment and prevention. *Sports Medicine* 29: 135-46.

Alves de Araujo, M.E., E. Bezerra da Silva, M. Bragade Mello, S.A. Cader, A. Shiguemi Inoue Salgado, and E.H. Dantas. 2012. The effectiveness of the Pilates method: reducing the degree of non-structural scoliosis, and improving flexibility and pain in female college students. *Journal of Bodywork and Movement Therapies* 16(2): 191-8.

Anderson, B., and A. Spector. 2000. Introduction to Pilates-based rehabilitation. *Orthopedic Physical Therapy Clinics of North America* 9 (September): 395-410.

Bahr, R., B. Fossan, S. Loken, and L. J. Engebretsen. 2006. Surgical treatment compared with eccentric training for patellar tendinopathy (jumper's knee): A randomized, controlled trial. *Journal of Bone and Joint Surgery American volume* 88 (8): 1689-98.

Bullock, J., J. Boyle, and M. Wang. 2001. Muscle contraction. In *NMS physiology,* 37-56. 4th ed. Baltimore: Lippincott Williams and Wilkins.

Brourman, S. 2010. Workshop: Using yoga therapeutically. San Pedro, CA.

Cala, S. J., J. Edyvean, and L. A. Engel. 1992. Chest wall and trunk muscle activity during inspiratory loading. *Journal of Applied Physiology* 73 (December): 2373-81.

Campos de Oliveira L, R. Gonçalves de Oliveira, D.A. Pires-Oliveira. 2015. Effects of Pilates on muscle strength, postural balance and quality of life of older adults: a randomized, controlled, clinical trial. *Journal of Physical Therapy Science* 27(3):871–76.

Celik, D., and N. Turkel. 2017. The effectiveness of Pilates for partial anterior cruciate ligament injury. *Knee Surgery, Sports Traumatology, Arthroscopy* 25 (8): 2357-64.

Childs, M.J., J.M. Fritz, S.R. Piva, and J.M. Whitman. 2004. Proposal of a classification system for patients with neck pain. *Journal of Orthopaedic and Sports Physical Therapy* 34 (11): 686-700.

Comerford, M. J., and S. L. Mottram. 2001. Functional stability re-training: Principles and strategies for managing mechanical dysfunction. *Manual Therapy* 6 (1): 3-14.

Cote, P., G. van der Velde, J. D. Cassidy, L. J. Carroll, S. Hogg-Johnson, L. W. Holm, et al. 2008. The burden and determinants of neck pain in workers: Results of the Bone and Joint Decade 2000-2010 Task Force on Neck Pain and its Associated Disorders. *Spine* 33: S60-74.

Cozen, D. M. 2001. Use of Pilates in foot and ankle rehabilitation. *Sports Medicine and Arthroscopy Review* 8 (October-December): 395-403.

De Troyer, A., M. Estenne, V. Ninane, D. Van Gansbeke, and M. Gorini. 1990. Transversus abdominis muscle function in humans. *Journal of Applied Physiology* 68 (March): 1010-16.

Donatelli, R. 2009. Golf: Conditioning for the hip/trunk and compensatory swing mechanics. Educata online seminars. http://www.educata.com/professorprofile.aspx?i=11

Dunleavey, K., K. Kava, A. Goldberg, M. H. Malek, S. A. Talley, V. Tutag-Lehr, and J. Hildreth. 2016. Comparative effectiveness of Pilates and yoga group exercise interventions for chronic mechanical neck pain: Quasi-randomised parallel controlled study. *Physiotherapy* 102: 236-42.

Ekstrom, R. A., R. A. Donatelli, and K. C. Carp. 2007. Electromyographic analysis of core trunk, hip, and thigh muscles during 9 rehabilitation exercises. *Journal of Orthopaedic and Sports Physical Therapy* 37 (12): 754-61.

Emery, K., S. J. De Serres, A. McMillan, and J. N. Cote. 2010. The effects of a Pilates training program on arm-trunk posture and movement. *Clinical Biomechanics* 25: 124-30.

Endleman, I., and D. J. Critchley. 2008. Transversus abdominis and obliquus internus activity during Pilates exercises: Measurement with ultrasound scanning. *Archives of Physical Medicine and Rehabilitation* 89: 2205-12.

Ferreira, P.H, M.L. Ferreira, C.G. Maher, R.D. Herbert, and K. Refshauge. 2006. Specific stabilization exercise for spinal and pelvic pain: a systematic review. Australian Journal of Physiotherapy 52(2): 79-88.

Geriland, J. 1996. Go with the flow (Mihaly Csikzentmihaly interview). *Wired*. September 1, 196. https://www.wired.com/1996109/czik/. Accessed March 19, 2018.

Herrington, L., and R. Davies. 2005. The influence of Pilates training on the ability to contract the transversus abdominis muscle in asymptomatic individuals. *Journal of Bodywork and Movement Therapies* 9 (1): 52-57.

Hides, J. A., C. A. Richardson, and G. A. Jull. 1996. Multifidus muscle recovery is not automatic after resolution of acute, first-episode low back pain. *Spine* 21 (23): 2763-69.

Hides, J., W. Stanton, M. D. Mendis, and M. Sexton. 2011. The relationship of transversus abdominis and lumbar multifidus clinical muscle tests in patients with chronic low back pain. *Manual Therapy* 16 (6): 573-77.

Hodges, P. W., and S. C. Gandevia. 2000. Changes in intra-abdominal pressure during postural and respiratory activation of the human diaphragm. *Journal of Applied Physiology* 89 (September): 967-76.

Hodges, P. W., and C. A. Richardson. 1996. Inefficient muscular stabilization of the lumbar spine associated with low back pain. A motor control evaluation of transversus abdominis. *Spine* 21 (November): 2640-50.

Hodges, P. W., and C. A. Richardson. 1998. Delayed postural contraction of transversus abdominis in low back pain associated with movement of the lower limb. *Journal of Spinal Disorders* 11 (February): 46-56.

Hodges, P. W., and C. A. Richardson. 1999. Transversus abdominis and the superficial abdominal muscles are controlled independently in a postural task. *Neuroscience Letters* 265 (2): 91-94.

Hoy, D., L. March, A. Woolf, F. Blyth, P. Brooks, E. Smith, et al. 2014. The global burden of neck pain: Estimates from the global burden of disease 2010 study. *Annals of the Rheumatic Diseases* 73: 1309-15.

Isacowitz, R. 2005. *Body Arts and Science International movement analysis workbooks (reformer, wunda chair and ladder barrel, Cadillac, auxiliary, mat)*. Costa Mesa, CA: Body Arts and Science International.

Isacowitz, R. 2006. *Achieving core strength at every level of the Pilates repertoire. Workshop handout*. Ventura, CA.

Isacowitz, R. 2006. *Pilates, biomechanics and reality. Positive biomechanical concepts can transform into negative movement patterns. Workshop handout*. Costa Mesa, CA.

Isacowitz, R. 2008. *Comprehensive course study guide*. Costa Mesa, CA: Body Arts and Science International.

Isacowitz, R. 2009. *The Mentor Program course manual*. Costa Mesa, CA: Body Arts and Science International.

Isacowitz, R. 2014. *Pilates*. 2nd ed. Champaign, IL: Human Kinetics.

Isacowitz, R., and K. Clippinger. 2011. *Pilates anatomy*. Champaign, IL: Human Kinetics.

Jull, G. A., S. P. O'Leary, and D. L. Falla. 2008. Clinical assessment of the deep cervical flexor muscles: The craniocervical flexion test. *Journal of Manipulative Physiological Therapeutics* 31 (7): 525-33.

Jull, G. A., and C. A. Richardson. 2000. Motor control problems in patients with spinal pain: A new direction for therapeutic exercise. *Journal of Manipulative Physiological Therapy* 23(February): 115-17.

Jull, G. A., P. Trott, H. Potter, G. Zito, K. Niere, D. Shirley, J. Emberson, I. Marschner, and C. Richardson. 2002. A randomized controlled trial of exercise and manipulative therapy for cervicogenic headache. *Spine* 27: 1835-43.

Kamkar, A., J.J. Irrgang, and S.L. Whitney. 1993. Nonoperative management of secondary shoulder impingement syndrome. *Journal of Orthopaedic and Sports Physical Therapy* 17(5):212-24.

Kao, Y. H., T. H. Liou, Y. C. Huang, Y. W. Tsai, and K. M. Wang. 2015. Effects of a 12-week Pilates course on lower limb muscle strength and trunk flexibility in women living in the community. *Health Care for Women International* 36 (3): 303-19.

Klein, G. R., B. R. Levine, W. J. Hozack, E. J. Strausse, J. A. D'Antonio, W. Macaulay, and P. E. Di Cesare. 2007. Return to athletic activity after total hip arthroplasty. Consensus guidelines based on a survey of the Hip Society and American Association of Hip and Knee Surgeons. *Journal of Arthroplasty* 22: 171-75.

Kloubec, J. A. 2010. Pilates for improvement of muscle endurance, flexibility, balance and posture. *Journal of Strength and Conditioning Research* 24 (March): 661-67.

Kolar, P., J. Sulc, M. Kyncl, J. Sanda, O. Cakrt, R. Andel, K. Kumagai, and A. Kobesova. 2012. Postural function of the diaphragm in persons with and without chronic low back pain. *Journal of Orthopaedic and Sports Physical Therapy* 42 (4): 352-62.

Kuo, Y. L., E. A. Tully, and M. P. Galea. 2009. Sagittal spinal posture after Pilates-based exercise in healthy older adults. *Spine* 34 (May): 1046-51.

Kurtz S., K. Ong, E. Lau, F. Mowat, and M. Halpern. 2007. Projections of primary and revision hip and knee arthroplasty in the United States from 2005 to 2030. *Journal of Bone and Joint Surgery. American Volume* 89(4): 780-5.

Lee S., C. Lee, D. O'Sullivan, J. Jung, and J. Park. 2016. Clinical effectiveness of a Pilates treatment for forward head posture. *Journal of Physical Therapy Science* 28 (7): 2009-13.

Levine, B., B. Kaplanek, and W. L. Jaffe. 2009. Pilates training for use in rehabilitation after total hip and knee arthroplasty: A preliminary report. *Clinical Orthopaedics and Related Research* 467: 1468-75.

Limba da Fonseca, J., M. Magini, and T. de Freitas. 2009. Laboratory gait analysis in patients with low back pain before and after a Pilates intervention. *Journal of Sport Rehabilitation* 18: 269-82.

Lugo-Larcheveque, N., L. S. Pescatello, T. W. Dugdale, D. M. Veltri, and W. O. Roberts. 2006. Management of lower extremity malalignment during running with neuromuscular retraining of the proximal stabilizers. *Current Sports Medicine Reports* 5 (May): 137-40.

Lumley, M. A., J. L. Cohen, G. S. Borszcz, A. Cano, A. M. Radcliffe, L. S. Porter, et al. 2011. Pain and emotion: A biopsychosocial review of recent research. *Journal of Clinical Psychology* 67: 942-68.

Machado G.C., C.G. Maher, P.H. Ferreira, J. Latimer, B.W. Koes, D. Steffens, and M.L. Ferreira. 2017. Can recurrence after an acute episode of low back pain be predicted? *Physical Therapy*. 97 (9): 889-895.

Mafi, N., R. Lorentzon, and H. Alfredson. 2001. Superior short-term results with eccentric calf muscle training compared to concentric training in a randomized prospective multicenter study on patients with chronic Achilles tendinosis. *Knee Surgery, Sports Traumatology, Arthroscopy* 9: 42-47.

Metel, S., A. Milert, and E. Szczygieł. 2012. Pilates based exercise in muscle disbalances prevention and treatment of sports injuries: An international perspective on topics in sports medicine and sports injury. K. R. Zaslav (Ed.). InTech, doi:10.5772/25557.

Moffett J. and S. McLean. 2006. The role of physiotherapy in the management of non-specific back pain and neck pain. *Rheumatology* 45: 371-78.

Natour, J., L. Araujo Cazotti, L.H. Ribeiro, A. S. Baptista, and A. Jones. 2015. Pilates improves pain, function and quality of life in patients with chronic low back pain: A randomized controlled trial. *Clinical Rehabilitation* 29 (1): 59-68.

Oliveira, L. C., C.A. Guedes, F.J. Jassi, F.A.N. Martini, and R.G. Oliveira. 2016. Effects of the Pilates method on variables related to functionality of a patient with a traumatic spondylolisthesis at L4-L5: A case study. *Journal of Bodywork and Movement Therapies* 20 (January): 123-31.

Orozco-Levi, M., J. Gea, J. Monells, X. Aran, M.C. Aguar, and J.M. Broquetas. 1995. Activity of latissimus dorsi muscle during inspiratory threshold loads. *European Respiratory Journal* 8: 441-45.

Page, P., C. Frank, and R. Lardner. 2010. *Assessment and treatment of muscle imbalance: the Janda approach.* Champaign, IL: Human Kinetics.

Page, P. 2011. Cervicogenic headaches: An evidence-led approach to clinical management. *International Journal of Sports Physical Therapy* 6 (3): 254-66.

Paine, R., and M. L. Voight. 2013. The role of the scapula. *International Journal of Sports Physical Therapy* 8 (5): 617-29.

Pilates, J. H. 1945. *Return to life through contrology.* Miami, FL: Pilates Method Alliance.

Powers, C. 2010. The influence of abnormal hip mechanics on knee injury: A biomechanical perspective. *Journal of Orthopaedic and Sports Physical Therapy* 40 (February): 42-51.

Richardson, C. A., C.J. Snijders, J.A. Hides, L. Damen, M.S. Pas, and J. Storm. 2002. The relation between the transversus abdominis muscles, sacroiliac joint mechanics and low back pain. *Spine* 27 (4): 339-405.

Richardson, C., G. Jull, and P. Hodges. 2004. *Therapeutic exercise for spinal segmental stabilization.* 2nd ed. London: Churchill Livingstone.

Rydeard, R., A. Leger, and D. Smith. 2006. Pilates-based therapeutic exercise: Effect on subjects with nonspecific chronic low back pain and functional disability; A randomized controlled trial. *Journal of Orthopaedic and Sports Physical Therapy* 36 (July): 472-84.

Sapsford, R.R., P.W.Hodges, C.A. Richardson, D.H. Cooper, S.J. Markwell, and G.A. Hull. 2001. Co-activation of the abdominal and pelvic floor muscles during voluntary exercises. *Neurourology and Urodynamics* 20 (1): 31-42.

Seeto, W. 2011. Pilates for injury recovery. *Advance for Physical Therapy and Rehab Medicine.* http://physical-therapy.advanceweb.com/Features/Articles/Pilates-for-Injury-Recovery.aspx (Last updated July 15, 2011).

Segal, N. A., J. Hein, and J. R. Basford. 2004. The effects of Pilates training on flexibility and body composition: An observational study. *Archives of Physical Medicine and Rehabilitation* 85 (December): 1977-80.

Sekendiz, B., O. Altun, F. Korkusuz, and S. Akin. 2007. Effects of Pilates exercise on trunk strength, endurance and flexibility in sedentary adult females. *Journal of Bodywork and Movement Therapies* 11 (October): 318-26.

Troup J.D., J.W. Martin, and D.C. Lloyd. 1981. Back pain in industry. A prospective survey. *Spine* 6 (1): 61-9.

Tsao, H., and P. W. Hodges. 2007. Immediate changes in feedforward postural adjustments following voluntary motor training. *Experimental Brain Research* 181 (4): 537-46.

Urquhart, D. M., P. W. Hodges, T. J. Allen, and I. H. Story. 2005. Abdominal muscle recruitment during a range of voluntary exercises. *Manual Therapy* 10: 144-53.

Viera, F. T., L. M. Faria, J. I. Wittmann, W. Teixeira, and L. A. Nogueira. 2013. The influence of Pilates method in quality of life of practitioners. *Journal of Bodywork Movement Therapies* 17: 483-87.

Wells, C., G. Kolt, P. Marshall, B. Hill, and A. Bialocerkowski. 2014. The effectiveness of Pilates exercise in people with chronic low back pain: A systematic review. *PLoS ONE* 9 (7): e100402. doi:10.1371/journal.pone.0100402.

Wilson, D. 2005. A kinder, gentler rehab: Pilates provides effective rehabilitation for both body and mind. *Advance for Physical Therapists and PT Assistants* 16 (18) (August) 37.

Withers, G. and B. Bryant. 2011. *Introducing APPI Pilates for rehabilitation: Matwork level 1 course workbook.* Fresno, CA.

Wood, S. 2004. A cash-based Pilates niche can boost your bottom line. Advance for Physical Therapists. 15(10) (April 26, 2004): 49.

Zazulak, B.T, T. E. Hewett, N. P. Reeves, B. Goldberg, and J. Cholewicki. 2007. Deficits in neuromuscular control of the trunk predict knee injury risk: A prospective biomechanical-epidemiologic study. *American Journal of Sports Medicine* 35 (7): 1123-30.

# Índice remissivo

## A

Abaixadores da escápula  30
Abdominais  27, 62-75, 78, 79, 81, 83, 87, 103, 105, 112, 114, 116, 117, 119, 155, 157, 160, 161, 163, 164, 165, 167, 168, 177, 190, 192, 224, 237, 250
    em quatro apoios (alongamento de joelho modificado)  155
    em quatro apoios invertidos  157
Aberturas  126
    abdominais  119
Abordagem holística  24
    do bem-estar  16
Abraço na árvore  141
    em pé  217
Acidente vascular encefálico  35
Adução de braços em decúbito dorsal  108
Adutores
    do quadril  123, 126, 127, 171, 194, 203
    e extensores do quadril  124, 196
    e extensores e flexores do quadril  206
    e rotadores laterais do ombro  182
    horizontais  219
Afundo(s)
    em pé  179
    frontal  243

resistidos  214
Agachamentos
    assistidos  212
    laterais  171
Agilidade  31
Alinhamento  40, 43
    em pé  42
    geral  219
    pélvico  41
Alongamento(s)
    com barra de apoio na posição sentada  210
    do piriforme  238
    do quadrado do lombo  184
    dos adutores  127
    dos flexores do quadril em decúbito dorsal com assistência manual  199
    dos posteriores da coxa  129
    inferior  165
    longo  163
    manual  189
    superior 1  160
    superior 2  161
    superior 3  164
    unilateral de perna  76
    unilateral modificado de perna  75
Amplitude de movimento  9, 32

Anti-inflamatórios não esteroides 6
Aparelhos de Pilates 36, 53
Apoio
  de uma perna no calcanhar 100
  de uma perna nos dedos 101
  frontal 81
Aptidão física 16
Articulação(ões) 294
  da coluna 61
  glenoumeral (do ombro) 284
  patelofemoral 307
Artrite 35
Artroplastia total
  de joelho 13, 35, 311
  de quadril 13, 35, 295
  de ombro 35
Assoalho pélvico 3, 21, 44
Ativação
  da parte ascendente do trapézio e serrátil anterior 48
  dos abdominais profundos 4
  muscular 22
Atividade
  muscular 3, 22
  terapêutica 38
Atleta 22
Avaliação 37
  e ativação dos flexores profundos do pescoço 47

## B

BASI Pilates 43
Bem-estar 26, 36, 37
Bíceps 130, 153, 212, 221
  ajoelhado 153
  em pé 221
  sentado 130
Biocinesiologista 307
*Biofeedback* 5

Bota ortopédica 323
Braços 30
  acima da cabeça 150
Bursite 286
  do quadril 299

## C

Cabeça 9, 43
Cadeia cinética 324
Cadillac 36, 53, 54, 189, 257, 259, 261, 263, 264, 267, 270, 271, 274, 275, 278, 281, 283, 287, 289, 291, 293, 296-299, 302, 303, 306, 310, 312, 313, 316, 318, 319, 322, 326, 328, 329, 331
Caixa torácica 19, 43, 44
Calcanhares
  em V aberto 99
  paralelos 98
Canelite 329
Carga parcial sobre a parte lombar da coluna 71
Cavidade abdominal 28
Cem, o 5, 73
  no Reformer 5
Cenário terapêutico 48
Centro de força (*core*) 3, 21, 26, 40
Cervicalgia 255
Ciência por trás do Pilates para reabilitação 3
Cíngulo do membro superior 43
Circulação 34
Círculo(s)
  com a perna no *mat* 5
  com o quadril 196
  de braço ajoelhado 151
  de braço em decúbito dorsal 110
  de braço em pé 219
  para a frente e para trás 206
  para baixo 125, 152

para baixo e para cima  124
para cima  125, 152
para cima em pé  220
Cirurgia artroscópica (joelho, tornozelo, quadril, ombro)  35
Cisne
　básico (extensão das costas)  236
　modificado no solo  227
Clippinger, karen  32
Coluna
　neutra  41
　vertebral  3, 19, 65
Concentração  20, 40
Condicionamento
　físico  25
　mental  35
　mente-corpo  15, 35
Conexão
　espiritual  39
　mente-corpo  15, 20
Consciência  17, 20, 40
　corporal  17, 61
Contrações musculares concêntricas e excêntricas  32, 33
Controle  21, 40
　abdominal  65
　de equilíbrio frontal modificado  168
　lombopélvico  5
　motor  3
Contrologia  16, 21
Coordenação  116
　do padrão respiratório com o movimento  61
　unilateral de braço  117
Core  3, 4, 21, 27, 44, 45, 223
　inferior (core lombopélvico)  8, 44
　lombopélvico  44
　superior (região cervicotorácica)  8, 45
Cortisona  15

## D

Dedos
　em V aberto  99
　paralelos  98
Deltoides  150, 151
Descida de degraus para trás  246
Desempenho  25
Desenvolvimento
　da dissociação do quadril  79
　de panturrilha  240
　de panturrilha no afundo frontal  248
　de tríceps sentado  232
　de tronco sentado  237
Desequilíbrios musculares  29
Deslizamento híbrido  170
Diafragma  19, 21, 29
Diretrizes de segurança  57
Disfunção da articulação sacroilíaca  35, 282
Disparo muscular  22
Distúrbios cervicais e do ombro  10
Doença de Parkinson  35
Dor
　cervical  30, 35
　cervical aguda  67, 69
　cervical crônica  10
　ciática  280
　e rigidez ou instabilidade após acidente automobilístico  35
　lombar  5, 35, 38
　lombar crônica  6
　lombar crônica inespecífica  5

## E

Educação física  25
Eficiência  22, 40
Elevação(ões)
　da panturrilha  96, 100
　da perna de frente  83

do tórax 67
do tórax com rotação 68
inferior 103
inferior com extensão 105
lateral 84
unipodais 64
Encolhimentos invertidos 231
Entorse de tornozelo 35, 325
Equilíbrio 18, 38, 40
    postural 3
Equipamentos de Pilates 36, 48, 49
Escala de Equilíbrio de Berg 18
Escápula 219
Esclerose
    lateral amiotrófica 35
    múltipla 35
Escoliose 35
Esfinge (preparação para o mergulho do cisne) 89
Espinha ilíaca anterossuperior 41
Espondilolistese 275
    traumática em L4-L5 7
Estabilidade 31
    do tronco 20
    escapular 31
    lombopélvica 7, 67, 75, 77
Estabilização 61
    cervical 8
    da coluna 20, 27
    do tronco 83
    lombopélvica 79
Estabilizadores
    cervicais 8
    escapulares 81, 83, 84, 163, 164, 167, 168
Estenose 260
    cervical 260
    lombar 273
Esternocleidomastóideo 44
Estilo de vida saudável 24
Estresse 255

Estudo de caso 14
Evidências científicas 3
Exercício(s) 59
    abdominal 23
    básicos de Pilates no *mat* 37
    clássicos de Pilates 5
    com as duas pernas em decúbito dorsal 194
    de cadeia cinética fechada e de cadeia cinética aberta 32
    de ginástica 324
    domiciliares 47
    para o manguito rotador na posição de "trave" 135
    recomendados 38, 256, 258, 260, 262, 264, 266, 269, 271, 273, 275, 277, 279, 280, 282, 286, 288, 290, 292, 295, 297, 299, 301, 303, 305, 309, 311, 313, 315, 317, 319, 321, 325, 327, 329, 331
Exercícios na Wunda Chair 223
    Afundo frontal 243
    Alongamento do piriforme 238
    Cisne básico (extensão das costas) 236
    Cisne modificado no solo 227
    Descida de degraus para trás 246
    Desenvolvimento de panturrilha 240
    Desenvolvimento de panturrilha no afundo frontal 248
    Desenvolvimento de tríceps sentado 232
    Desenvolvimento de tronco sentado 237
    Encolhimentos invertidos 231
    Flexão de braço unilateral 229
    *Leg press* em pé 242
    Ponte 224
    Rosca de pernas para os posteriores da coxa 225
    Tríceps em decúbito ventral 234
    V invertido 250
Exercícios no Cadillac 189
    Abraço na árvore em pé 217

Afundos resistidos  214
Agachamentos assistidos  212
Alongamento dos flexores do quadril em decúbito dorsal com assistência manual  199
Alongamentos com barra de apoio na posição sentada  210
Bíceps em pé  221
Círculos com o quadril  196
Círculos de braço em pé  219
Círculos (para a frente e para trás)  206
Expansão do tórax em pé  216
Marcha  198
Modificações  203
Ponte com barra de rolagem  189
Protração e retração em decúbito dorsal sobre o rolo de espuma  201
Protração e retração na posição sentada (modificação de adução de ombros na posição sentada para a frente)  208
Respiração com barra de apoio  192
Sapo  194
Tesoura  205
Exercícios no *mat*  61
  Alongamento unilateral de perna  76
  Alongamento unilateral modificado de perna (deslizamentos de membro inferior)  75
  Apoio frontal  81
  Elevação da perna de frente  83
  Elevação do tórax  67
  Elevação do tórax com rotação  68
  Elevação lateral  84
  Elevações unipodais  64
  Esfinge (preparação para o mergulho do cisne)  89
  Extensão básica das costas  87
  Natação  93
  O cem  73
  Ponte  62
  Ponte sobre os ombros  79
  Preparação para a ponte sobre os ombros  78
  Preparação para o cem  72
  Pré-preparação para o cem  70
  Rotação da coluna em decúbito dorsal  65
  Trave (preparação para o mergulho do cisne)  91
Exercícios no Reformer  95
  Abdominais em quatro apoios (alongamento de joelho modificado)  155
  Abdominais em quatro apoios invertidos  157
  Aberturas  126
  Aberturas abdominais  119
  Abraço na árvore  141
  Adução de braços em decúbito dorsal  108
  Afundo em pé  179
  Agachamentos laterais  171
  Alongamento do quadrado do lombo  184
  Alongamento dos adutores  127
  Alongamento dos posteriores da coxa  129
  Alongamento inferior  165
  Alongamento longo  163
  Alongamento superior 1  160
  Alongamento superior 2  161
  Alongamento superior 3  164
  Bíceps ajoelhado  153
  Bíceps sentado  130
  Braços acima da cabeça  150
  Círculos de braço ajoelhado  151
  Círculos de braço em decúbito dorsal  110
  Círculos para baixo e para cima  124
  Controle de equilíbrio frontal modificado  168
  Coordenação  116
  Coordenação unilateral de braço  117
  Deslizamento híbrido  170
  Elevação inferior  103

Elevação inferior com extensão 105
Exercício para o manguito rotador na posição de "trave" 135
Expansão ampla do tórax 139
Expansão do tórax 144
Extensão de braços em decúbito dorsal 106
Extensão do quadril 121
Extensão terminal do joelho 173
Flexão de ombro 167
O cem 114
Preparação para o cem 112
Puxada diagonal de ombro (puxada de braço cruzado modificada) 148
Puxadas em decúbito ventral 1 180
Puxadas em decúbito ventral 2 182
Remadas modificadas 142
Romboides 1 132
Romboides 2 134
Rosca de pernas para os posteriores da coxa 175
Rotação lateral bilateral 137
Rotação lateral do ombro 147
Rotação medial do ombro 146
Saltos em série 186
Sapo 123
*Scooter* 177
Trabalho com os pés 96
Tríceps 111
Tríceps em quatro apoios 158
Expansão
  ampla do tórax 139
  do tórax 144
  do tórax em pé 216
Extensão
  básica das costas 87
  de braços em decúbito dorsal 106
  do quadril 121
  terminal do joelho 173

Extensores
  da coluna vertebral 210
  da parte superior das costas 165
  das costas 27, 28, 78, 79, 87, 89, 93, 103, 105, 160, 161, 164, 182, 192, 236, 237
  de ombro 219
  do joelho 177
  do quadril 83, 93, 121, 177, 198
  dos ombros e das costas 180
  e flexores do quadril 205

# F

Facilitação neuromuscular proprioceptiva 189
Faixas elásticas 15
Fascite plantar 331
Fisioterapeuta 25, 37, 307
Fisioterapia 3, 36
Flexão
  craniocervical 29
  de braço unilateral 229
  de ombro 167
Flexibilidade 3, 50, 255
  insatisfatória 35
Flexores
  do quadril 18, 64, 157, 179, 199
  e abdutores do ombro 148
  plantares do pé 240
  profundos do pescoço 46, 89
Fluxo 22, 40
Força 50, 61
  abdominal 67, 75, 77
  do *core* 26, 44
  extensora do quadril 79
  funcional 38
  muscular 3, 33
Fortalecimento do *core* 12
Fraqueza generalizada 35
Funcionalidade 34

## G

Gastrocnêmio  96, 186, 248
Glúteo  212, 214, 246
  máximo  62, 78, 79, 103, 105, 190
  médio  84, 170, 242, 243

## H

Harmonia  23, 40
Hipermobilidade  31
Hipomobilidade  31

## I

*Imprint* da coluna  4, 5
Inclinação
  anterior  41
  posterior  41
Infraespinal  147
Inspiração  19, 20
Instabilidade  31
Isacowitz, Rael  17, 18, 21, 22, 27, 42

## J

Joelhos  43, 307

## L

Latíssimo do dorso  106, 108, 110, 142, 144, 208, 216
*Leg press* em pé  242
Lesão(ões)
  do lábio do acetábulo  305
  do ligamento cruzado anterior  315
  do ligamento do tornozelo (entorse de tornozelo)  325
  do manguito rotador  288
  dos flexores do quadril  303
  em chicote  264
  lombares específicas  7
  meniscal  313
  recorrentes dos membros inferiores  14
  traumática específica  7
Ligamento cruzado anterior (LCA)  14
Literatura  3
Lombalgia  3

## M

Manobra abdominal *drawing-in*  4
Marcha  198
*Mat*  6, 49, 61, 256, 258, 260, 262, 264, 266, 269, 271, 273, 275, 277, 280, 282, 286, 288, 290, 292, 295, 297, 299, 301, 303, 305, 309, 311, 313, 315, 317, 319, 321, 325, 327, 329, 331
Membros
  inferiores  12, 13
  superiores  223
Método BASI Pilates  17, 27
Metodologia
  e equipamentos necessários para uma prática efetiva  40
  pré-Pilates  40
Método Pilates  3
Mobilidade  31
Mobilização
  da região pélvica  61
  de articulações e tecidos moles  189
Modificações  203
Molas  49, 95, 195
Movimento  3, 20, 24, 34, 61
Multífido  21, 27, 28
Musculatura
  abdominal  3
  do *core*  3
  do manguito rotador  148

Músculos
　abdominais 45
　anteriores do pescoço 44
　do assoalho pélvico 28
　do centro ou *core* 26
　do *core* superior 29
　estabilizadores do corpo 32
　globais 42
　intercostais 19
　profundos do tronco 4
　profundos e intrínsecos do tronco 21
　superficiais anteriores do pescoço 46

# N

Natação 93

# O

Oblíquos 65, 68
　do abdome 84
　externos 27
　internos 27
O cem 114
Ombro(s) 9, 30, 79, 219, 284
　congelado 290
Osteoartrite 258
　cervical ou torácica 258
　de joelho 309
　de quadril 297
　lombossacral 271
Osteoporose 62, 67, 69, 266

# P

Pacientes 35
Padrão(ões)
　de movimentos funcionais 20
　respiratório 61
Parte(s)
　ascendente do trapézio e serrátil anterior 47
　ascendente e transversa do trapézio 208
　cervical da coluna 9, 43
　cervical e torácica da coluna 255
　da Wunda Chair 55
　do Cadillac 53
　do Reformer 51
　espinal do deltoide 132, 134, 135, 139, 216
　inferior do abdome 44
　inferior do corpo 324
　lombar da coluna 268
　posterior do manguito rotador 135, 137
　superior do tronco 8
　torácica e lombar da coluna 43
　transversa do trapézio 137, 139, 142, 201
　transversa e ascendente do trapézio 227, 231
Patologia(s) 38, 253
　de disco cervical 256
　discais 67, 69
　discais lombares 269
　do joelho 307
Peitoral(is)
　maior 217
　maior e menor 141, 229
Pelve 43, 307
　neutra 41
Pés 43
Pescoço 8, 29, 46, 47
Pilates, Joseph 16
Pilates
　após artroplastia total do quadril 13
　e ativação dos abdominais profundos 4
　e controle lombopélvico 5
　e qualidade de vida para pacientes com dor lombar crônica 6
　para a parte superior do tronco 8

para artroplastia total do quadril ou total do
  joelho 13
para dor cervical crônica 10
para dor lombar crônica inespecífica 5
para lesões e patologias comuns 253
para lesões lombares específicas 7
para lesões recorrentes dos membros inferiores 14
para o *core* 3
para os membros inferiores 12
para o tratamento da dor lombar crônica 6
para o tratamento da tendinopatia do manguito rotador 11
para prevenção de distúrbios cervicais e do ombro 10
para rupturas parciais do ligamento cruzado anterior (LCA) 14
para tratamento da postura anteriorizada da cabeça 9
Piriforme 238
Ponte 62, 224
  com barra de rolagem 189
  sobre os ombros 79
Pontos
  de segurança específicos no Cadillac 58
  de segurança específicos no Reformer 57
Populações diferentes de pacientes 35
Porção ascendente do trapézio 89
Posição de dedos em V 98
Posteriores da coxa 32, 62, 78, 79, 96, 103, 105, 129, 175, 179, 190, 210, 224, 225, 242, 243, 246
Postura 3, 10
  defeituosa 29
  ideal 38
Prática
  clínica 3, 17
  de reabilitação 223

do Pilates 23
Precisão 23, 40
Preensão 101
Preparação
  para a ponte sobre os ombros 78
  para o cem 72, 112
Pré-preparação para o cem 70
Pré-reabilitação do pilates 16
Prevenção de lesões 26
Princípios
  de BASI Pilates 17
  do Pilates 17, 22
  orientadores 40
  orientadores do Pilates 16
Problema de saúde 268
Protração e retração
  em decúbito dorsal sobre o rolo de espuma 201
  na posição sentada (modificação de adução de ombros na posição sentada para a frente) 208
Puxada(s)
  diagonal de ombro (puxada de braço cruzado modificada) 148
  em decúbito ventral 1 180
  em decúbito ventral 2 182

## Q

Quadrado do lombo 84, 184
Quadríceps 96, 170, 173, 186, 212, 214, 243, 246
Quadril 294
Qualidade de vida para pacientes com dor lombar crônica 6

## R

Reabilitação 16, 26
  da coluna vertebral 31

de lesões 48
Recomendações de exercícios para lesões
  e patologias cervicais comuns 256
  e patologias comuns de joelho 309
  e patologias comuns de quadril 295
  e patologias comuns do ombro 286
  e patologias comuns do tornozelo e do pé 325
  e patologias lombares comuns 269
Recrutamento
  correto do *core* 61
  dos estabilizadores profundos da coluna 5
  muscular 22
Redondo menor 147
Reeducação
  dos músculos posturais 8
  neuromuscular 24, 35, 38
Reformer 6, 36, 50, 51, 57, 256, 258, 260, 262, 264, 266, 269, 271, 273, 275, 277, 280, 282, 286, 288, 290, 292, 296, 297, 299, 301, 303, 306, 309, 311, 313, 315, 318, 319, 321, 325, 327, 329, 331
Região
  cervicotorácica 45
  lombopélvica 8, 27
Remadas modificadas 142
Reparo do manguito rotador 35
Resistência 61
  da mola 95
  progressiva 49
Respiração 18-20, 34, 40, 42
  com barra de apoio 192
  lateral 34
  natural ou diafragmática 19
Reto do abdome 27
Retreinamento neuromuscular 208
Revisão da pesquisa sobre Pilates 4, 6-9, 13
Revistas médicas 3
Ritmo do movimento 20
Rolamento para cima 5

Romboides 132-137, 139, 142, 201
  1 132
  2 134
Rosca de pernas para os posteriores da coxa 175, 225
Rotação
  da coluna em decúbito dorsal 65
  lateral bilateral 137
  lateral do ombro 147
  medial do ombro 146
Rotinas de exercícios 26
Ruptura(s)
  do lábio glenoidal 292
  ou lesão do lábio do acetábulo 305
  parciais do ligamento cruzado anterior 14

## S

Saltos em série 186
Sapo 123, 194
*Scooter* 177
Segurança 56
Séries
  de braços em decúbito dorsal 106
  de trabalho para os quadris (membros inferiores nas alças) 120
  laterais com uma perna 203
Serrátil anterior 89, 201, 250
Serviços pós-reabilitação de Pilates 37
Síndrome
  cruzada superior 29
  cruzada superior com disfunção cervical 29
  da dor patelofemoral 35, 317
  da faceta articular lombossacral 277
  do desfiladeiro torácico 262
  do impacto 286
  do impacto do ombro 35
  do piriforme 35, 301
  do trato iliotibial 319

postural 279
Sínfise púbica 41
Sistema muscular 21
Subescapulares 146
Supraespinal 147

## T

Tendinite 286
Tendinopatia
  do calcâneo 327
  do manguito rotador 11
  patelar 321
Tensão da mola 49, 95
Tesoura 205
Tórax 67
Trabalho
  com os pés 96
  de braço na posição em pé 216
  de quadril 194
Transverso do abdome 3, 21, 27
Trapézio 30
Tratamento
  da dor lombar crônica 6
  da postura anteriorizada da cabeça 9
  da tendinopatia do manguito rotador 11
  fisioterapêutico 12
Trave (preparação para o mergulho do cisne) 91
Treinamento esportivo 15
Tríceps 111, 158, 232, 234
  em decúbito ventral 234
  em quatro apoios 158
Tronco 3, 8

## V

V invertido 250

## W

Wunda Chair 36, 55, 56, 223, 257, 259, 261, 263, 265, 267, 270, 272, 274, 276, 278, 281, 283, 287, 289, 291, 293, 296, 298, 300, 302, 304, 310, 312, 314, 316, 318, 320, 322, 326, 328, 330, 332